热带医学特色高等教育系列教材

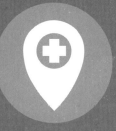

黎药学基础

田建平　张俊清　主编

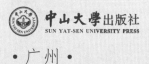
中山大學出版社
SUN YAT-SEN UNIVERSITY PRESS

·广州·

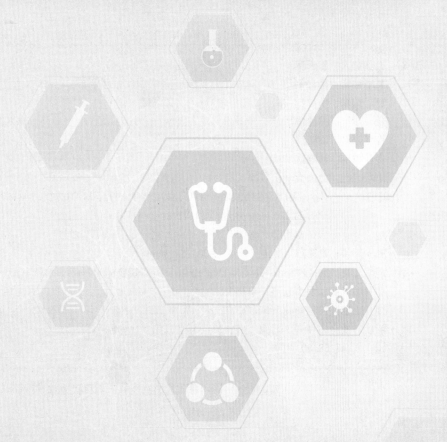

图书在版编目（CIP）数据

黎药学基础/田建平，张俊清主编．--广州：中山大学出版社，2024.9.
（热带医学特色高等教育系列教材）．-- ISBN 978 - 7 - 306 - 08169 - 8

Ⅰ. R298.1

中国国家版本馆 CIP 数据核字第 2024RF7020 号

出　版　人：**王天琪**
策划编辑：**吕肖剑**
责任编辑：**吕肖剑**
封面设计：**林绵华**
责任校对：**周明恩**
责任技编：**靳晓虹**
出版发行：**中山大学出版社**
电　　话：编辑部 020 - 84110283，84113349，84111997，84110779，84110776
　　　　　发行部 020 - 84111998，84111981，84111160
地　　址：广州市新港西路 135 号
邮　　编：510275　传　　真：020 - 84036565
网　　址：http://www.zsup.com.cn　E-mail：zdcbs@mail.sysu.edu.cn
印　刷　者：广州市友盛彩印有限公司
规　　格：787 mm×1092mm　1/16　17.25 印张　448 千字
版次印次：2024 年 9 月第 1 版　2024 年 9 月第 1 次印刷
定　　价：68.00 元

编 委 会

Preface   前 言

　　自古以来，中国就是一个汉族和少数民族聚居的多民族国家，各少数民族在长期的医疗实践过程中形成了一套符合居住地特点和本民族生活习惯的防治疾病的方法，由此形成了民族医药学。民族医药学是依据民族医学理论或传统用药经验，利用现代科学手段和方法，研究在不同文化背景下的民族怎样利用药用植物、动物和矿物防治疾病的一门学科，其也是中医药学的重要组成部分。民族医药学研究的内容涉及民族医药文化、民族药物种类与分布、药用部位、采集加工、用法用量、资源保护与利用和现代民族医药学研究等范畴。其架起了民族传统医药文化和现代科学技术衔接的桥梁，使民族传统医药文化得到保护、传承和可持续发展，从而更好地为少数民族地区的生态保护、社会发展、经济建设和整个人类的健康服务。

　　黎族作为世代聚居在海南岛上的民族，是我国少数民族大家庭的一员。作为中国民族医药的重要一员，与众多少数民族医药一样，黎族医药也是黎族人民传统用药经验的积累和总结，至今仍然在黎族地区的疾病防治方面发挥着极其重要的作用。特别是随着社会发展和生态环境的巨大变化，人类疾病谱也发生了重大改变，黎药在治疗常见病和多发病的同时，又在一些疑难病症的治疗方面具有较好的疗效，将其加以整理并深入研究，能为治疗癌症、肝病和风湿等顽症提供新的途径。但由于黎族没有自己的文字，黎药学知识只能靠口口相传，再加上现代社会经济文化的迅速变迁和生态环境遭到不同程度的破坏，原来丰富的药用动植物资源和黎族传统医药知识正悄然消失，使得这一珍稀的非物质医药文化遗产濒临失传的境地，亟待我们进行抢救性保护和发掘创新。

　　在我国"十三五"和"十四五"期间，党中央、国务院和地方政府更加重视中医药和民族医药的发展，先后出台了《中华人民共和国中医药法》（2016 年），《关于加强新时代少数民族医药工作的若干意见》（2018 年），《中共中央、国务院关于促进中医药传承创新发展的意见》（2019 年），《中共海南省委、海南省人民政府关于促进中医药在海南自由贸易港传承创新发展的实施意见》（2020 年）、《海南省中医药发展"十四五"规划》等法律法规和相关措施，大力支持海南黎族医药的发展和进步。在这些措施中，编写黎药学教材是培养熟悉黎族医药人才的摇篮，是传承、保护和发展黎族医药的基础，对于振兴黎族医药具有重要的意义。

自海南医学院药学院刘明生教授于 2008 年主编出版了《黎药学概论》以来，通过开设该选修课程，有 3000 多名药学和中药学本科学生熟悉、了解黎药知识并进行了传承。其间我校在黎药的资源调查和科学研究方面又有了较大的进展。为了更好地体现黎族医药的特色，传承、保护和利用黎药学的理论、方药，我们启动了《黎药学基础》的编写工作。在《黎药学概论》的基础上，结合近年来海南医科大学和校外专家在黎药学资源调查和科学研究所取得的最新成果，我们对本教材内容（包括品种、应用等）做了较大的补充和完善工作，选取 140 多种常见黎药，对"黎药名""别名""来源""产地""植物形态""采收加工""药材性状""化学成分""现代药理与毒理研究""传统功效、民间与临床应用""黎医用药"进行介绍，通过促进教学改革和科学研究过程，进一步惠及人才培养，以期能更好地促进黎药知识的传承和发展。

本教材的编写，得到了海南医科大学教材出版基金的资助和中山大学出版社的大力支持。同时，我们还要感谢海南省中医药管理局、各相关少数民族市县卫生健康委员会和各乡镇领导的大力支持，对所有受访及协助标本采集的乡镇工作人员、黎族医生和当地百姓一并表示感谢！

该书可作为中药学和药学等相关本科专业特色课程的专用教材和学生野外实习的重要参考书。通过本教材的学习，学生可初步掌握中国黎族传统医药学知识，在此鼓励他们积极投身黎族医药传承、保护和发掘创新的事业中。同时，本书也可作为致力于黎族医药发掘创新或对民族药物学感兴趣的同仁的有价值的黎药学参考书。

由于编者水平有限，书中难免有不当之处，恳请使用本教材的广大师生和读者给予批评和指正。

田建平

2024 年 5 月

Contents

目 录

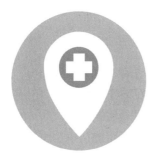

绪　论

　　黎族是海南岛最早的居民，主要聚居在海南琼中、陵水、五指山、白沙、昌江、保亭、乐东、东方、三亚等市县，是中华民族不可分割的组成部分。黎族医药，是黎族人民在长期与疾病斗争的医疗实践中不断积累的宝贵经验，是中华民族传统医药的重要组成部分。黎药学是依据黎族传统用药经验，借助现代科学技术的方法与手段，研究黎药相关内容的一门学科。整理、发掘、创新黎族医药知识，对弘扬我国优秀传统民族医药文化具有重要意义。

 第一节　黎族医药理论

　　查考黎族原始社会的历史、经济、医药文化，无不记载着崇神信仰与祖先崇拜。受制于历史和地理条件，在特定的生活环境和文化背景下，黎族先民除了崇神治病外，还由黎族民间医生采集草药治疗，形成了独具区域性特色的黎族传统民族医药文化。

　　黎族同胞在长期的生产生活实践中，对一些习用药物功效有一定的认识，掌握了一些疾病的诊断、治疗和预防方法，积累了一定的医疗经验，并将这些经验口传身授、世代相传至今。

一、对药物的认识

　　黎族医生的医疗活动以草药为主，可将草药的根、茎、叶直接入药。黎族民间对草药的形态、功效、性味、采集、加工及分类有着一定的认识和了解。他们认为草药的药性和功效源于土、水、火、气四行。土为药物生长之本，水为药物生长之液，火为药物生长之热，气为药物生长运行之动力。药物的药性与其生长的自然条件和生态环境有着因果互动的关系。水土偏盛，药味甘；火土偏盛，药味酸；土气偏盛，药味涩[1]。黎医将药物的性能分为寒、热、温、凉、清、轻、重等，认为其性能与地理、气候关系密切，如生长在阳光强烈照射地带的草药，其性能燥热，而生长在阴凉地带的草药，其药性寒凉。黎医治疗疾病强调辨证施治，要求将药物的性能和疾病病因相对应，如寒性疾病用热性药物治疗。

　　此外，黎族医生用药有以下几个特点：一是以毒攻毒，带有毒性的植物可消肿解毒，如花叶芋等；二是以黄治黄，开黄花或黄色植物器官可治疗黄疸型肝炎，如田基黄等；三是以白治白，如白背叶根等治疗白带；四是以红补红，带红树汁或红色彩的植物可养血祛风，如海南龙血树等；五是以汁相濡，含有乳汁的植物可治产后缺乳，如番木瓜等。

二、对疾病的认识及诊断方法

　　黎医对疾病的命名以形状、症状来定，如小儿科的身形瘦小、皱纹多、臀部肌肉少、形状似猴的小儿病，则称其为猴子病。这种小儿病，现代医学认为是小儿营养不良、消化系统功能紊乱，缺少钙、锌、铁等元素造成。

　　黎医在疾病的诊断方面积累了丰富经验，通过正确的诊断来确定病位和病因，包括临床诊病、望闻问切、全面诊察、四诊合参、突出重点。其中，望诊内容尤其丰富，包括了面部望诊、目诊、舌诊、耳诊、甲诊、手诊、指诊等[2]。

1. 望诊

黎医通过观察病人的神态，舌、皮肤、眼球，以及尿、粪便等的颜色和形状等来判断疾病。如舌诊，着重于舌的颜色、舌苔和舌质，是通过与舌有关的各种疾病的特殊病症来判断疾病种类。尿诊则把尿液倒入干净的瓷碗中，并迅速搅拌，观察出现的泡沫形状，尿液的气味、颜色，以及碗底的沉淀物；有的医生则取尿液一滴在自己的指甲上，通过尝尿液的味道来判断疾病的类型与轻重。

2. 闻诊

闻诊包括听声音和嗅气味，即耳闻和鼻嗅。通过听觉和嗅觉，来分辨声音和气味的异常。

3. 问诊

医生询问病人的相关症状及病史，包括何时得病、曾接受过什么治疗、服用过何种药物等，以进一步了解病情。

4. 脉诊

脉诊时，若患者为女性，先诊右手脉后诊左手脉，男性则先诊左手脉后诊右手脉。医生用右手诊病人左手脉，左手诊病人右手脉。诊脉常用的手指为食指、中指和无名指。诊脉时，主要注意脉的长短、宽窄、浮沉、滑涩等特征。黎医认为，人体各器官的病症分别反映在人的左右手脉象，如脾在左手触诊，肝、胆在右手触诊，肾可以左右两手触诊。在脏腑阴阳属性方面，黎医与中医相仿，都认为五脏属阴，六腑属阳。

三、治疗方法

黎族医生在疾病诊疗时，尚需要考虑黎族历法。如猴子病的治疗及用药是选猴日，用滋补的草药煮水内服，同时用芳香性的草药煮水洗澡，用同样的方法治疗几次后，患儿逐渐恢复健康。

黎医治病，突出的特点是简便实用。药方配伍比较简单，多用单方。随着与汉族医药的交流，受中医药文化的影响，药物间的配伍使用增多。黎医处方配药时有主次之分，但没有严格的用量及配伍比例，只凭祖辈传承及实践经验积累，针对患者病情、年龄和性别，来确定用药的种类和数量。按药物的主次搭配，每种药抓取适量，即配伍成方。

黎药材的炮制加工分为切制法、磨捣法、炒制法、泡制法、煨制法、灸制法、露制法和漂制法八种。泡制法，有清水泡、白酒泡、米泔水泡。煨制法常用芭蕉叶、铜钱叶及粽子叶等包裹好药物，埋于热火炭中，以包裹物的表面呈焦黑状为宜，如曼陀罗花、叶捣烂后用芭蕉叶包裹煨以减低毒性，可外用于疮疡。

在临床用药中，黎族医生用药方式简朴。对于急症如骨折、毒蛇咬伤等，多数为鲜品用药。临时采集草药，一般不经过炮制，仅加入酒或米汤中加热消毒后捣烂外敷患处。只有少数具有季节性的草药，才需采集晾晒炮制。

黎药的使用有内服与外用等多种方法。

1. 内服

内服药有水煎内服、水煎冲酒内服、鲜品榨汁内服和泡酒内服之分。例如，治疗感冒发热，可采用黎茶（五指山茶）洗净，放入土罐中加水煎后内服；治疗大腹病（包括肠寄生虫、疟疾脾肿大），可用槟榔果煮水内服，或用苦楝根皮煮水服用；对急性腹痛、腹泻，可用经盐腌渍的益智果捣烂后冲盐水内服，或用草豆蔻果捣烂冲盐水内服，可止泻止痛；治疗疟疾发冷发热，可用鲜青蒿榨取药汁服用。

2. 外用

外用包括外敷疗法、熏洗疗法、熏蒸疗法、骨伤疗法、拔罐疗法、佩药疗法、灯草疗法、刮痧疗法、火针疗法、针挑疗法、挑痔疗法、挑疳积疗法、艾灸疗法和放血疗法等。

（1）外敷疗法：多用于疮疡疾病的治疗。外敷常选用草药的叶子、果实、全草、块根捣烂入药。外敷药可加酒，或盐，或米粥，或过夜发酸的冷饭以增强疗效。对红肿热疮用凉性药物加酸冷饭或酸粥，对于不红肿的寒性疮疡则用热性药物加酒或酒糟加热外敷提脓。此外，敷药法又有热药和冷药之分。热药即将药加热后使用，如将植物叶子在火上烘热，外敷患者前额治头痛发烧，或将烘热的叶子铺于地上让病人躺在上面并盖上被子，治发冷、发热及头痛；又如将新鲜的植物药捣烂并在砂锅中炒热后外敷治跌打损伤。冷药则为不加热的外敷药，如治疗外伤肿痛、皮肤化脓溃烂，可用大青叶、一点红（蒲公英）、石榴叶等洗净捣烂外敷患部，每日换药一次，至脓液排出，可去腐生新。

（2）熏洗疗法：以数十种植物合齐，药量大，用大锅煎出药水，放于大盆内，盆上放置长板凳，患者服用一大碗药后，坐于板凳上，用草席围身，任药水的蒸汽蒸腾而上，患者身上的汗水直流而下，直到药水冷却到能洗浴时，即用药水泡浴洗身。本法用于皮肤病可杀灭细菌，用于风湿病可通经活络，用于肾炎水肿可通过出汗而消肿。例如，治疗皮肤病疥癞，可用苦楝叶、紫珠叶、黄果叶和艾叶等药物，放入大锅中加水煎煮后倒入盆中，患者坐在盆上方用药气熏蒸，促使患者身体皮肤出汗，待药水冷却到适当温度时，再用其冲洗患处。

（3）熏蒸疗法：用药物燃烧的烟气或煮药的蒸汽熏患处，以达到治病的一种方法。如取软筋藤、沉香、人发和槟榔渣等药物一起烧后，用其产生的烟气熏患处，同时用毛毯覆盖患者。此法常用于治疗外伤，如骨折、扭伤等。又如可用生姜、大枫叶等，用法同上，可治疗感冒、周身关节酸痛等，以患者出汗效果最好。治疗急性腰扭伤时，用穿破石、大枫叶等，煮浓汤连药渣约 2 L，置于自制熏蒸床的蒸汽发生器中，熏蒸床是用竹板制作的，中部开方孔，使药物蒸汽蒸于患者腰部，温度调节至患者能耐受为止，每次熏蒸半小时左右，每日 1 次，5 次为一疗程。

（4）佩药疗法：是黎医独特的用药技法。选用芳香药物，如将香茅、沉香或降香，或用其他芳香植物药加上动物晒干的皮或角，一起用红布包裹，红色丝线扎紧，让患者佩戴在颈项、胸前、手腕或腰部，多用于体弱多病的妇女、儿童和老年人，其芳香气味可提神醒脑，以达到医疗保健的目的。

（5）骨伤疗法：黎族医生治疗骨伤疾病有着极其丰富的经验，如跌打损伤、扭伤、封闭性骨折、开放性骨折等，无须采用西医的治疗方法，仅用植物药治疗即可。

（6）拔罐疗法：工具多用水牛角、黄牛角、羊角或鹿角等。选择痛处施术，如头痛可用水牛角拔附额部治疗。将水牛角尖部 3 厘米长磨平，放入火炭后对着患处盖上牛角，自火炭灭后 20 分钟牛角落下。此疗法与中医拔罐疗法类似，用于治疗感冒或风湿腰腿痛等。

（7）刮痧疗法：用铜钱、光洋等物在病人身体上进行刮治的一种治疗方法。用碗装上烟筒水，刮时用手指沾碗中烟水，涂在病人某些部位，右手握铜钱，从头颈、背部、四肢向下由近往远反复刮，刮的动作要求轻柔有力，以病人有酸、胀、轻度痛感为度，以皮肤出现微红为宜，可以起到散热解热、通里透表、祛风活络、调节胃肠功能的作用，用于治疗痧症、外感及胃肠疾病等。

第二节　黎族医药的起源、传承与发展

一、黎族医药的起源

从医学史料查考，黎族医术在原始时代主要是祖先崇拜，如鸡卜、杀牲祭神治病的崇神医学模式。在原始社会和封建社会，黎族民众对大自然中的事物和现象缺乏真正的认识，相信万物皆有灵，认为神灵决定每个人的生存和祸福，并期望通过巫术与神灵沟通，以求得恩赐与宽待。人们遇到伤痛疾病时，由于不能科学地认识病因，往往认为是鬼怪在作祟，是病人的灵魂被鬼摄走所致。既然是鬼在作祟，就必然请求巫医来祭灵赶鬼，杀牲畜献祭。巫医曾在黎族历史上盛行，他们以宗教仪式的形式，行草药医治的内容，达到给人防病治病目的。在黎族社会，巫医也是一般的生产劳动者，但被人们视为沟通阳间和阴间的桥梁，即全知全能的"使者"和"通话人"。古老和原始的疾病治疗方式往往是鸡卜和祭神等巫术，或巫术和药物相结合。黎族以巫术治病基于对疾病的理解，是在特定的历史时期和文化背景下民族宗教意识的反映。巫术对黎族整个民族有着广泛而深刻的影响，民间普遍相信巫术能驱除病魔、消灾解难。因此，行使巫术能让患者得到心灵的慰藉和康复的希望。巫医治病时的场景要始终维持肃静的气氛，同时要求患者敛心神、息杂念，通过实行巫术咒语，消除患者的焦虑、悲观和忧郁情绪，以调节心理平衡，从而起到"精神疗法"的作用。巫医常治的病症一般为烧伤、烫伤、异物卡喉、跌打肿痛、各种惊风、难产、羊痫风和精神病等。

在古代，巫医是黎药知识的积累者。一些古文献对当时黎族地区的风土民情也作了这样的记载："病不服药，唯事寨祭，或信巫鬼，重淫祀，从古然也。"这从一个侧面反映了巫医在黎族民间的盛行。宋代《太平寰宇记》记载："俚（黎）人以草药医治跌打损伤及疮疖、疮毒外科一切杂症。每有奇效，然亦以迷信出之。予尝见一患痈者，俚（黎）仁老治疾，其人到病家里以鸡公一只，小尖刀一把，酒、水、米、饭，诸陈列于堂，求者先取尖刀，纳袋中，脱草履于地，取火刀念咒，喷患处，操刀割之，脓血尽流而病者无痛苦，脓尽后，敷上药而愈。"这是古文献对黎族巫医进行治疗的较为详尽的记载。

巫医是黎族社会中有知识的人，了解和掌握一些动物药和植物药的知识。他们在神灵的外衣下，不知不觉地使用药物和其他一些含有一定合理药物成分的治疗方法。新中国成立后，随着社会的发展、文化和科学知识的普及，黎族人民对疾病也有了新的科学认识。黎族医学逐步摆脱巫术的束缚，以植物为主的药物疗法成为疾病防治的主要手段，黎族医疗模式从宗教神学逐步向药物学转变。

二、黎族医药知识的传承

黎族没有本民族文字，无法记录其民族的历史沿革与发展。黎族医药知识的传授主要

靠口传身授，师徒传教，代代相传。传授方法，开始由"药母"带着学徒上山去识别药物，这被称为"踏草"，包括药用植物（草药）的特征，如根、茎、叶、果的形态，生长的地方等。黎医平时就留心察看，哪些草药生长在什么地方，遇到病人需要用时，就前往那里采集。学徒先掌握草药的作用、识别草药方法后，就由"药母"杀鸡祭神，举行传授药方的登药仪式，黎族人称为"交刀"。交刀后，学徒才可单独采药行医[3]。正是这种口头传授的方式，使黎族医药知识在传承过程中容易产生误传、讹传和失传的现象，使部分医药经验在传播过程中自然地遗失，这也在很大程度上制约着黎族医药知识的传承和发展。

目前，黎族医生年龄多处于60～90岁，大部分医生已年迈，60岁以下的黎族医生极少。部分年迈的黎族医生已经无法上山采药，他们的药材靠平时在自家庭院少量种植以及当地识药的黎人上山采集后供应。依据国家及地方现行相关政策法规，黎族医生不具有有效的行医资格，具有独特疗效的黎药也没有纳入国家民族药管理的范畴。由于得不到法律的保护，且没有合理的收费标准，邻里乡亲前来问症，只象征性收取少量费用甚至免费，使得许多黎医无法仅靠行医来维持生计。此外，黎族医生的社会地位较低，却要承担较大的医疗风险，使黎医的后辈缺乏学习和继承黎族传统医药知识的动力。同时，黎族医药知识不外传，对黎族医药感兴趣的外姓人没有学习的机会。目前，仅有少数子承父业者将黎族医药知识传承下来，而多数黎医后辈不愿继承，使这些黎族传统医药知识面临永久失传的困境。由于长期以来对黎族传统医药知识收集整理不够，黎族医药理论体系尚未确立，多方面因素制约其传承与发展，宝贵的黎族医药文化遗产濒临失传，亟待抢救性发掘和创新发展[4]。

自从国家施行新型农村合作医疗政策后，村民们可以到医院看病，收费较为低廉。但对于治疗周期较长、所需治疗费用相对较高的病种，就地采用黎族医药进行治疗更为便捷、费用更低，且疗效独特。因此，黎医日常治疗的病种逐渐减少，多集中在一些黎族医药特色病种。首先是外伤类疾病，如骨折、外伤出血和毒蛇咬伤等，这与他们的生活环境和其古朴的用药方式相关。黎族同胞长期居住在边远山区，交通状况很差，摩托车是主要代步工具。山路崎岖，翻山越岭，容易引发车祸，导致骨折等；在山区生活，也容易被毒蛇咬伤。其次是肝病（肝腹水）、风湿、疮疡肿毒、中毒、疟疾、瘴气、结石、妇科病。此外，对肿瘤等疑难杂症的治疗，黎族医药也有着奇特的疗效。

由于长期受到汉族文化的影响，现有的很多黎族医生都曾学习过一定的中医知识。在他们的临床实践中，也经常采用中医的治疗方法进行治疗，如针灸治疗中风后瘫痪等。

三、黎族药用植物资源

海南黎族地区地处热带北缘，气候温和（年平均温度23～25℃），终年无霜雪，热量充足（太阳辐射量为120～140 kcal/cm^2），雨量充沛（年平均降雨量为1500～2000 mm）；以五指山（海拔1826 m）为最高，呈中间高四周低的环形多层状结构的地形，土壤肥沃，植被资源极其丰富。特殊的地理位置和气候条件使海南黎族地区成为生物多样性最为丰富的区域之一，被称为"天然药库"。黎族医药也因此在药材种类、适用范围和治疗效果方面均具有独特的区域性和民族性特点。黎族地区特有的植物种类和优良的药用植物种质资源使科学界对黎族医药有了更广泛的关注。

黎医所选用的药物多是在居处周边能采到的植物。黎医平时特别注意观察药用植物的分布情况和生长习性，并有意识地加以保护。他们不会采用毁灭性的采集方式，总要有一定的保留。老一辈的黎医，总是亲自上山或让徒弟跟着有经验的人上山采药。其目的一是确保采集物种的准确，二是确保不会因为采集不当造成资源的破坏。他们认为大量收购药材肯定会对药物资源的保护不利。因此，他们采集药物所用的只是砍刀之类的小型工具，不会对周围的植物和环境造成严重的影响。多部位可入药的植物，能用叶子的则不用茎秆，能用地上部分的就不用地下部分，因此，在黎族传统植物药中，常用的是地上部分。黎人认为，植物具有生命和灵魂，它为人类提供食物和药物，人类应善待植物，随意采伐是对神灵的冒犯。他们禁忌砍伐村寨周围的植物，特别是生长年限较长的树木。黎族"万物皆有灵"的思想对药用植物资源的保护起着积极的作用。此外，黎医和有一定草药知识的人也常在自己的庭院中种植一些较常用或不容易采集的药用植物，这不仅有利于医药知识的传播，同时也有利于物种的保存。

与此同时，由于缺乏对传统道地药材资源的收集、整理、提纯、复壮，部分黎药材被过度采集，导致许多具有特殊疗效的野生药材资源如海南粗榧、胆木、花梨等正迅速减少或消失。对濒危和紧缺药材急需采取措施进行保护，并加强野生品种的人工栽培研究，防止过度采集和生态环境恶化，做到中药资源的永续利用和可持续发展。

四、黎族医药现代研究与制剂应用

步入 21 世纪，党中央、国务院加大对民族医药的扶持力度，《少数民族事业"十一五"规划》就实施少数民族传统医药发展计划进行了详细描述。2017 年的政府工作报告指出："支持中医药、民族医药事业发展。"2018 年，国家 13 个部委局联合制定《关于加强新时代少数民族医药工作的若干意见》，少数民族医药事业发展迎来新的历史机遇。

黎族医药的研究开发利用是海南省医药科研工作的重点领域，黎族医药是海南省独具特色和最具发展潜力的医药产业之一。近十余年来，以海南医科大学热带药用植物研究开发省级重点实验室等为骨干研发单位，在国家自然科学基金、海南省和海口市重点科技计划项目的支持下，部分重点黎药品种的资源、质量标准、药理毒理等的基础研究工作大举发展。规模生产的黎药品种主要有胆木片、胆木浸膏糖浆、木麻黄片、荔花鼻窦炎片、裸花紫珠片和枫蓼肠胃康等。黎族医药今后的目标是将更多有特色的黎药资源进行深入研究，使之得到科学保护、可持续利用和综合发展。

参考文献

[1] 诸国本. 五指山区黎医药：海南岛黎族医药调查报告 [J]. 亚太传统医药，2006（3）：11 - 16.

[2] 王学萍. 中国黎族 [M]. 北京：民族出版社，2004：360.

[3] 黄春荣. 海南黎族医疗史话 [J]. 中国民族民间医药杂志，1995，25（3）：22 - 23.

[4] 曾渝，刘明生，杨俊斌. 海南黎族医药亟待抢救发展 [J]. 中国药业，2006，15（11）：22.

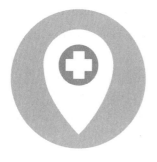

各 论

艾纳香

【黎药名】爱龙。

【别名】大风艾、牛耳艾、大风叶。

【来源】菊科 Asteraceae 艾纳香 *Blumea balsamifera*（Linn.）DC 的干燥叶及嫩枝。

【产地】产于中国海南、云南、贵州、广西、广东、福建和台湾等地区，常见于林缘、河床谷地或草地上；在南亚及东南亚也有分布。

【植物形态】多年生草本或亚灌木。茎粗壮，直立，具纵条棱和髓部，上部被黄褐色密柔毛。下部叶常宽椭圆形，基部渐狭，具柄，腹面被柔毛，背面被密绢状棉毛，中脉在背面凸起，侧脉 10～15 对；上部叶常长圆状，披针形，全缘。头状花序多数，排列成开展具叶的大圆锥花序；花序梗被黄褐色密柔毛；花黄色，花冠管状，被短柔毛。瘦果具 5 条棱，被密柔毛（图 1，见附录三）。

【采收加工】全年可采，但以秋季采的质量较好；采后晒干。

【药材性状】枝圆柱形，大小不等。表面灰褐色或棕褐色，有纵条棱，节间明显，分枝，密生黄褐色柔毛。木质部松软，黄白色，中央有白色的髓。干燥的叶略皱缩或破碎，边缘具细锯齿，腹面灰绿色，略粗糙，被短毛，背面密被白色长绢毛。嫩叶两面均密被银色长绢毛，叶脉带黄色，背面突出较显。叶柄半圆形，密被短毛。叶质脆，易碎。气清凉、香，味辛。

【化学成分】

（1）黄酮类：黄酮类化合物是艾纳香中含量相对较高的主要化学成分类别之一[1]，含艾纳香素、槲皮素、鼠李素、柽柳黄素、木樨草素、木樨草素 - 7 - 甲醚等。

（2）挥发油类：艾纳香挥发油类成分为其主要有效成分类别之一，含量最多的为樟脑、（－）龙脑、反式石竹烯、α - 荜烯、β - 荜烯、荜烯 6 种成分，占挥发油类的 86.31%。

（3）萜类：其含有艾纳香烯 N 和艾纳香烯 F 等单萜和倍半萜化合物[2]。

（4）甾醇类：木栓酮、木栓醇、β - 谷甾醇、山柰酚、邻苯二甲酸二丁酯、原儿茶醛、原儿茶酸、咖啡酸、水杨酸等。

（5）多糖类：鼠李糖、果糖和半乳糖、木樨草素 - 7 - O - β - D - 葡糖醛酸甲酯、木樨草素 - 7 - O - β - D - 葡萄糖苷、芹菜素、咖啡酸乙酯、花椒油素。

（6）绿原酸类：3,5 - O - 二咖啡酰奎尼酸乙酯、3,5 - O - 二咖啡酰奎尼酸甲酯、3,4 - O - 二咖啡酰奎尼酸、3,5 - O - 二咖啡酰奎尼酸等。

部分化合物分子结构图如下：

艾纳香素　　　　　　　　槲皮素　　　　　　　　　樟脑

【现代药理与毒理研究】

（1）抑菌作用。艾纳香挥发油对金黄色葡萄球菌具有良好的抑菌作用，同时对红毛癣菌也具有较强的抑制作用[2]。

（2）抗炎活性。艾纳香挥发油中（－）－芳樟醇、反式石竹烯抗炎活性最佳，通过抑制多种炎症介质和细胞因子以及 NF-κB p65 的表达来发挥抗炎作用。

（3）抗肿瘤作用。艾纳香挥发油中龙脑成分具有穿透生理学屏障的能力，同时诱导肿瘤细胞凋亡，如肝肺鳞癌、肺上皮癌和鼻咽癌的治疗。

（4）抗病毒作用。艾纳香提取物中的倍半萜类化合物对体外甲型流感病毒（H3N2）具有显著抑制作用。

【传统功效、民间与临床应用】味辛、苦，性温；辟秽、温中、杀虫、祛风除湿。用于治疗瘟疫、疟疾、感冒、寸白虫病、毒蛇咬伤、癣疮、寒湿泻痢、头风头痛、风湿痹痛、跌打伤痛。内服：10 ～ 15 g，鲜品加倍，水煎。外用：水煎，洗患处；或捣敷。

【黎医用药】干燥叶或嫩枝，6 ～ 9 g，水煎，用于风寒感冒、目赤肿痛、热闭神昏、小儿惊风；艾纳香干根 25 ～ 50 g，水煎服，用于腹痛。

参考文献

[1] 韦睿斌，庞玉新，杨全，等. 艾纳香黄酮类化学成分研究进展［J］. 广东药学院学报，2014，30（1）：123 – 127.

[2] 马海霞，杨广安，谭琪明，等. 艾纳香化学成分及药理活性研究进展［J］. 化工管理，2021（10）：69 – 70，72.

芭 蕉

【黎药名】脉众。

【别名】山芭蕉、牛角蕉。

【来源】芭蕉科 Musaceae 芭蕉 *Musa basjoo* Siebold & Zucc. ex Iinuma 的叶。

【产地】产于中国江苏、浙江、江西、湖南、湖北、四川、贵州、云南、福建、广东、广西、台湾等地区，多见于庭园及农舍附近种植，少数野生。

【植物形态】多年生草本，植株高 2.5 ～ 4 m。根茎伸长，达 1 m 以上。叶长圆形，长 2 ～ 3 m，宽 25 ～ 30 cm，先端钝，基部圆或不对称，腹面鲜绿色，有光泽，叶鞘上部及叶背面无蜡粉或微被蜡粉；叶柄粗壮，长达 30 cm。花序顶生，下垂，苞片红褐或紫色，雄花生于花序上部，雌花生于花序下部；雌花在每苞片内 10 ~ 16，排成 2 列；合生花被片长 4 ~ 4.5 cm，具 5 (3 + 2) 齿裂，离生花被片几与合生花被片等长，先端具小尖头。浆果，棱状长圆形，长 5 ~ 7 cm，具 3 ~ 5 棱，近无柄，肉质，具多数种子。种子黑色，具疣突及不规则棱角（图 2，见附录三）。

【采收加工】全年均可采收野生叶片，切碎，鲜用或晒干。

【药材性状】叶柄粗壮，长达 30 cm；叶片长圆形，长 2 ~ 3 m，宽 25 ~ 30 cm，先端钝，基部圆形或不对称。叶面鲜绿色，有光泽。气微，味微甘。

【化学成分】

（1）酚类化合物：如没食子酸、咖啡酸甲酯、3, 4 - 二羟基苯甲醛、阿魏酸乙酯等；酚苷类如 leonuriside A 等；黄酮类如槲皮素、异槲皮苷等；姜黄素类如 bisdemethoxycurcumin 等。

（2）phenalenone 类：此类化合物属于植物抗毒素，为主要活性成分类别之一，如 2-methoxy-9-(3′-methoxy-4′-hydroxyphenyl)-1H-phenalen-1-one、irenolone、3, 3′-bis-hydroxyanigorufone、4′-dehydroxy-irenolone 等。

（3）苊的衍生物类：位于根茎中[1]，为主要活性成分类别之一，常用于杀虫剂，如 trans-(1S, 2S)-3-(4′-methoxyphenyl)-acenaphthene-1, 2-diol 等。

（4）生物碱类：为主要活性成分类别之一，如 3 - 吲哚乙酸、3 - 吲哚丁酸、腺苷、尿苷。

（5）蛋白质类：天冬氨酸、苏氨酸、异亮氨酸、亮氨酸、缬氨酸等 7 种必需氨基酸以及组氨酸等 10 种非必需氨基酸。特征型成分为成熟芭蕉中的类甜蛋白。

（6）其他：三萜类如豆甾醇、β - 谷甾醇、羽扇豆烯酮；倍半萜类如脱落酸；芳香酯如 2 - (1 - 萘基)乙酸、邻苯二甲酸二丁酯；糖类、维生素、胡萝卜素等物质。

部分化合物分子结构图如下：

2-methoxy-9-(3′-methoxy-4′-hydroxyphenyl)-1H-phenalen-1-one

3-2-phenylnaphthalic anhydride

尿苷

【现代药理与毒理研究】

（1）抗炎镇痛作用。芭蕉根、茎、叶均有抗炎镇痛作用，以叶的效果最显著。

（2）促进骨形成。可升高碱性磷酸酶，促进钙离子和骨钙素的分泌，从而促成骨细胞增殖及分化。

（3）其他作用。具有降血糖作用、抗菌作用、抗肿瘤作用、降压作用等。

【传统功效、民间与临床应用】味甘、淡，性寒；归心、肝经；清热、利尿、解毒。用于治疗热病、中暑、水肿、脚气、痈肿、烫伤。内服：6～9 g；或烧存性研末，每次0.5～1 g；水煎。外用：捣敷，或烧存性研末调敷。

【黎医用药】野芭蕉根30 g水煎，加红糖温热内服，用于宫寒引发的痛经、子宫炎、肾炎水肿、皮肤病、牙痛等；果实能润肠通便，芭蕉花蕾与猪瘦肉适量炖服，用于胸闷、水肿；嫩叶适量，捣烂外敷，用于催乳。

参考文献

[1] 张宝，杨红，赵珊，等. 芭蕉化学成分和药理作用研究进展 [J]. 中成药，2022，44（6）：1888－1894.

八角枫

【黎药名】千意王。

【别名】华瓜木、白龙须、木八角。

【来源】八角枫科 Alangiaceae 八角枫 *Alangium chinense*（Lour.）Harms. 的叶和根。

【产地】产于中国华南、华中、华东及西南各地区，见于山坡疏林中；在东南亚及非洲东部各国也有分布。

【植物形态】多年生落叶乔木或灌木，高3～5 m；小枝略呈"之"字形，幼枝紫绿色，无毛或有稀疏的柔毛。叶纸质，近圆形或椭圆形、基部两侧常不对称；叶腹面深绿色，无毛，背面淡绿色。聚伞花序腋生，被稀疏微柔毛；小苞片线形或披针形；总花梗常分节。核果卵圆形，幼时绿色，成熟后黑色，顶端有宿存的萼齿和花盘。种子1颗（图3，见附录三）。

【采收加工】叶夏季可采收、鲜用或晒干研粉；根全年可采，挖取支根或须根，洗净，晒干。

【药材性状】新鲜叶的叶柄长2.5～3.5 cm，叶纸质。干燥叶常卷缩，完整者近圆形或椭圆形、卵形，顶端锐尖或卬尖。基部阔楔形，两侧不对称，长13～19 cm，宽9～15 cm；不分裂或3～7裂，裂片短锐尖或钝尖，叶腹面无毛，背面脉腋有丛状毛，掌状基出脉常3～5，气微，味辛，微苦。干燥支根，粗约5 mm，略弯曲，根皮浅黄棕色，稍平滑，栓皮常有纵纹或剥脱。须根众多，直径约1 mm，黄白色。质坚脆，断面纤维性，淡黄色。气微，味淡。

【化学成分】

（1）生物碱类：生物碱类成分有八角枫碱，为其特征类化学成分[1]。

（2）挥发油类：挥发油类成分中，含量最多的是1,8－桉叶素，其次为β－侧柏烯、丁香酚甲醚、α-松油醇、α-蒎烯等，组成八角枫独特香气。

（3）苷类：水杨苷为主要有效成分之一，其他如（6S,9R）-玫瑰花苷、lagionosides A/H/K和 linarionoside C、葡糖苷、樱草苷、吡喃木糖水杨苷、咖啡酰水杨苷。

（4）其他：须根和根部含有酸类、氨基酸、有机酸和树脂。

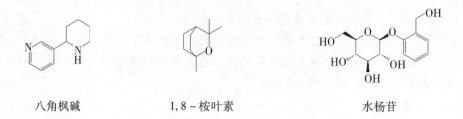

八角枫碱　　　　　　　1,8-桉叶素　　　　　　　水杨苷

【现代药理与毒理研究】

（1）抗炎作用。八角枫丸剂能减少大鼠足厚度、关节炎指数评分，缓解踝关节组织滑膜增生、炎细胞浸润、血管翳生成、骨破坏，降低血清炎症因子的表达[1]。

（2）抗肿瘤作用。八角枫中含有丰富的水杨苷。水杨苷能有效减少直肠癌细胞的增殖及运动，也可以抑制二甲基肼诱导结肠癌的进程。

毒性作用：

（1）对肝脏的毒性。八角枫能够在一定程度上诱导肝代谢紊乱，其机制可能与八角枫影响肝脏的脂质代谢、氧化应激、氨基酸代谢有关[1]。

（2）对血浆与尿液代谢的毒性。八角枫可导致大鼠血浆中尿素升高，血浆葡萄糖、磺胺酸和琥珀酰胺酸降低。八角枫能导致大鼠血浆与尿液代谢紊乱。

【传统功效、民间与临床应用】根入药，味辛、苦，性微温，有小毒；归肝、肾、心经；祛风除湿、舒筋活络、散瘀止痛；用于风湿痹痛、瘫痪、鹤膝风、无名肿毒、跌打损伤。煎汤内服，须根 1～3 g，根 3～6 g，或浸酒。外用捣敷或煎汤洗。叶入药，味苦、辛，性平，有小毒；归肝、肾经；解毒消肿，化瘀止痛；用于疮肿、乳痈、乳头皲裂、漆疮、疥癣、鹤膝风、跌打瘀肿、骨折、外伤出血。鲜品捣敷外用或煎汤洗，研末撒患处。

【使用注意】根入药时内服不宜过量，小儿及体虚者慎用，孕妇忌服。

【黎医用药】干燥根或皮，10～30 g，水煎内服，配伍刺竹用于风湿痹痛；配伍益母草用于乳汁不通。

参考文献

[1] 徐佳佳，翟科峰，董璇，等. 八角枫的研究进展 [J]. 黑龙江农业科学，2016（2）：143-146.

巴戟天

【黎药名】买雅能。

【别名】鸡肠风、鸡眼藤、黑藤钻。

【来源】茜草科 Rubiaceae 巴戟天 *Morinda officinalis* How 的干燥根。

【产地】产于中国海南、福建、广东、广西等地区，见于山地林下；在中南半岛也有分布。

【植物形态】多年生藤本；肉质根不定位肠状缢缩，根肉略紫红色，干后紫蓝色；嫩枝被粗毛，后脱落，老枝无毛，具棱，棕色或蓝黑色。叶薄或稍厚，纸质，干后棕色，长圆形，卵状长圆形或倒卵状长圆形，顶端急尖或具小短尖，基部纯、圆或楔形，边全缘。花序 3～7 伞形排列于枝顶；花萼倒圆锥状。核果具分核；分核三棱形，外侧弯拱，被毛状物，内面具种子 1，果柄极短。种子熟时黑色，略呈三棱形，无毛（图 4，见附录三）。

【采收加工】全年均可采挖；洗净，除去须根，晒至 6～7 成干，轻轻捶扁，晒干。

【药材性状】为扁圆柱形，略弯曲，长短不等，直径 0.5～2 cm。表面灰黄色或暗灰色，具纵纹及横裂纹，有的皮部横向断离露出木部；质韧，断面皮部厚，紫色或淡紫色，易与木部剥离；木部坚硬，黄棕色或黄白色，直径 1～5 mm。无臭，味甘而微涩。

【化学成分】

巴戟天所含成分种类较多，其中主要有效成分为糖类和环烯醚萜苷类[1]。

（1）环烯醚萜苷类：如水晶兰苷、四乙酰车叶草苷、车叶草苷、去乙酰车叶草苷、水晶兰苷甲醚、去乙酰车叶草苷酸、环烯醚萜苷、环烯醚萜苷内酯等。

（2）糖类：如耐斯糖、1F－果呋喃糖基耐斯糖、菊淀粉型六聚糖、2－O－丁基－β－D－呋喃果糖苷、菊淀粉型七聚糖、葡萄糖、甘露糖、巴戟素等。

（3）蒽醌类：如大黄素甲醚、甲基异茜草素、甲基异茜草素－1－甲醚、2－羟基－3－羟甲基蒽醌、2－甲基蒽醌、1,2－二甲氧基－3－羟基蒽醌、蒽醌－2－羧酸等。

（4）挥发油类：如十九烷、龙脑、樟脑、2,6－二叔丁基对甲酚、顺－9－十八烯酸、顺－9－十八烯酸乙酯、十六酸、十六酸乙酯、9－十六烯酸、L－龙脑等。

（5）甾醇类：如 24－乙基胆甾醇、豆甾醇、胡萝卜苷、β－谷甾醇、3β,20（R），丁基－5－烯基－胆甾醇、3β,5－烯基螺旋甾。

（6）有机酸类：如阿魏酸、熊果酸、棕榈酸、琥珀酸、反式丁烯二酸、3β,19α－二羟基－12－烯－28－乌苏酸、geniposidic acid。

部分化合物分子结构图如下：

水晶兰苷

2－O－丁基－β－D－呋喃果糖苷

【现代药理与毒理研究】

（1）抗抑郁作用。巴戟天中含有多种糖类成分，其中以低聚糖（又称寡糖）为主，如巴戟天寡糖已被用于治疗轻度和中度抑郁发作[1]。

（2）脑缺血保护作用。巴戟天醇提物（RMOEE），已有研究表明，其对心脏、肾脏的缺血再灌注损伤具有一定的保护作用。RMOEE 干预后能够有效降低脑缺血再灌注大鼠模型中炎症因子的表达。

（3）调节肠道。巴戟天醇提物可恢复大鼠肠道微生物代谢多样性的平衡，对慢性应激大鼠具有明显的微生态调节作用。

（4）抗炎作用。巴戟天根中所含两对新的甲基 - 2 - 萘甲酸对映体（1a/1b, 2a/2b）可以剂量依赖性地抑制脂多糖刺激的促炎症因子（COX-2 和 iNOS）的产生，并阻断 NF-κB 的核转位。故合理食用巴戟天可能有助于预防和减少炎症的发生。

【传统功效、民间与临床应用】味甘、辛，性微温；归肾、肝经；补肾阳、强筋骨、祛风湿。用于治疗阳痿遗精、宫冷不孕、月经不调、少腹冷痛、风湿痹痛、筋骨痿软。内服：煎汤，3 ～10 g；或入丸、散；亦可浸酒或熬膏。

【使用注意】阴虚火旺及有湿热之症者禁服。

【黎医用药】干燥根 15 g，水煎或泡酒内服，单方或配伍，用于腰膝酸软、阳痿早泄、月经不调、小便失禁。

参考文献

[1] 黄清霞，覃川娴，何泽源，等. 巴戟天化学成分、药理作用及质量标志物预测分析［J］. 中华中医药学刊，2022，40（7）：251 -258.

白背叶

【黎药名】雅布拉拢。

【别名】叶下白、白背木、白背娘。

【来源】大戟科 Euphorbiaceae 白背叶 *Mallotus apelta*（Lour.）Müll. Arg. 的新鲜或干燥叶和根。

【产地】产于中国云南、广西、湖南、江西、福建、广东和海南等地区，见于疏林下；在越南也有分布。

【植物形态】多年生灌木或小乔木；小枝、叶柄和花序均密被淡黄色星状柔毛和散生橙黄色颗粒状腺体。叶互生，卵形或阔卵形，长和宽均 6 ～16 cm，顶端急尖或渐尖，基部截平或稍心形，边缘具疏齿，腹面干后黄绿色或暗绿色，背面被灰白色星状绒毛，散生橙黄色颗粒状腺体；基出脉 5 条，最下一对常不明显，侧脉 6 ～7 对；基部近叶柄处有褐色斑状腺体 2 个；叶柄长 5 ～15 cm。花雌雄异株，雄花序为圆锥花序或穗状开展，长 15 ～30 cm，苞片卵形，雄花多朵簇生于苞腋；花蕾卵形或球形，长约 2.5 mm，花萼裂片 4，外面密生淡黄色星状毛，内面散生颗粒状腺体；雄蕊 50 ～75 枚；雌花序穗状，长 15 ～30 cm，花序梗长 5 ～15 cm，苞片近三角形雌花梗；极短；花萼裂片 3 ～5 枚，外面密生灰白色星状毛和颗粒状腺体；花柱 3 ～4 枚，基部合生，柱头密生羽毛状突起。近球形蒴果密生被灰白色星状毛的线形软刺，黄褐色。褐色或黑色种子近球形，具皱纹（图 5，见插图）。

【采收加工】根全年可采，洗净，切片，晒干。叶多鲜用，或夏、秋采集，晒干研粉。

【药材性状】主根圆锥形，横切面为近圆形或椭圆形，支根 3 ～5 条，周皮黄褐色，皮较薄，可撕离。质地坚硬，不易折断，断面纤维性。木质部淡黄白色，密布小孔，具放射状纹理；叶皱缩，边缘多内卷，完整叶片展平后呈阔卵形，长 7 ～17 cm，宽 5 ～14 cm，上表面绿色或黄绿色，下表面灰白色或白色。顶端渐尖，基部近截平或略呈心形，全缘或顶部微 3 裂，有钝齿，上表面近无毛，下表面被星状毛，基出脉 5 条，叶脉于下表面隆起。叶柄长 4 ～20 cm，质脆。气微香，味微苦、辛。

【化学成分】

(1) 黄酮类：主要有效成分为黄酮类。叶含有蒲公英赛醇、β - 谷甾醇、5,7 - 二羟基 - 6 - 异戊烯基 - 4′- 甲氧基二氢黄酮(白背叶素)、洋芹素、洋芹素 - 7 - O - β - D - 葡萄糖苷；根含槲皮素和勾儿茶素。

(2) 苯并吡喃类及其衍生物：如 4 - 羟基 - 2,6 - 二甲基 - 6 - (3,7 - 二甲基 - 2,6 - 辛二烯基) - 8 - 3 - 甲基 - 2 - 丁烯基 - 2H - 1 - 苯并吡喃 - 5,7(3H,6H) - 二酮等。

(3) 香豆素类：如东莨菪内酯、异东莨菪内酯。

(4) 萜类：如乙酸基油桐酸、高根二醇醋酸酯、malloapelin D、油桐酸、对羟基苯甲酸 - 2α - 羟基油桐酸酯、β - 香树脂醇乙酸酯、α - 香树脂醇乙酸酯等。

(5) 挥发油类：如橙花叔醇、1,6 - 辛二烯 - 3 - 醇、冰片基胺、己二酸二异辛酯和 2,7 - 二甲基 - 1,6 - 辛二烯等，种仁油中还含有油酸、棕榈酸、亚油酸、硬脂酸等。

(6) 其他：如氰碱、大黄酚、烟酸和对甲氧基苯甲酸、没食子酸、3′- O - 甲基鞣花酸 - 4 - O - α - L - 吡喃鼠李糖苷、熊果酸及 β - 谷甾醇等化学成分。

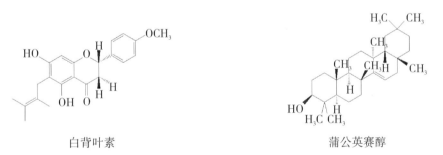

白背叶素　　　　　　　　　　　　蒲公英赛醇

【现代药理与毒理研究】

(1) 抗肝纤维化作用。白背叶根水提取物可明显抑制 p65 及 IκBα 蛋白的表达，抑制肝脏炎症反应，从而发挥其改善肝纤维化的作用[1]。

(2) 抗肿瘤作用。白背叶提取物芹菜素可致裸鼠移植瘤大量细胞发生凋亡，通过抑制肿瘤细胞增殖、诱导细胞凋亡而发挥抗肿瘤作用。

【传统功效、民间与临床应用】叶入药，微苦、涩，性平；清热，解毒，祛湿，止血；用于治疗疮疖、中耳炎、鹅口疮、湿疹、跌打损伤、外伤出血；外用捣敷，或研末撒，或煎水洗，或滴耳；内服煎汤，1.5 ～9 g。根入药，微苦、涩，平。清热，祛湿，收涩，活血；用于肝炎、肠炎、淋浊、带下、脱肛、子宫脱垂、肝脾肿大、跌打扭伤；内服煎汤，15 ～30 g；外用研末撒，或浸酒擦，或煎水洗。

【黎医用药】根、叶 50 ～60 g，配伍水煎内服，用于肝腹水、子宫脱垂、脱肛、肠炎、不孕。

参考文献

[1] 章波，檀燕君，梁秋云，等. 白背叶化学成分与药理活性的研究进展 [J]. 中华中医药杂志，2019，34（8）：3650 – 3654.

白花丹

【黎药名】雅扁布。

【别名】一见消、山波苓、白雪花。

【来源】白花丹科 Plumbaginaceae 白花丹 *Plumbago zeylanica* Linn. 的新鲜或干燥全草及根。

【产地】产于中国海南、台湾、福建、广东、广西、贵州南部、云南和四川等地区，见于阴湿处或半遮阴的地方；在南亚和东南亚各国也有分布。

【植物形态】多年生常绿半灌木，高约 1 ～3 m，直立，多分枝；枝条开散或上端蔓状，常被明显钙质颗粒，除具腺外无毛。叶薄，通常长卵形，长约 5 ～8 cm，宽 2.5 ～4 cm，先端渐尖，下部骤狭成钝或截形的基部而后渐狭成柄；叶柄基部无或有常为半圆形的耳。穗状花序，常含花多枚；总花梗长 5 ～15 mm；花轴与总花梗皆有头状或具柄的腺；苞片狭长卵状三角形至披针形，先端渐尖或有尾尖；小苞线形；花萼先端有 5 枚三角形小裂片，几全长沿绿色部分着生具柄的腺；花冠白色或微带蓝白色，花冠筒长 1.8 ～2.2 cm，裂片长约 7 mm，宽约 4 mm，倒卵形，先端具短尖；雄蕊约与花冠筒等长，花药长约 2 mm，蓝色；子房椭圆形，有 5 棱，花柱无毛。蒴果长椭圆形，淡黄褐色。种子红褐色，先端尖（图6，见附录三）。

【采收加工】全年均可采；切段晒干或鲜用。

【药材性状】主根呈细长圆柱形，多分枝，长可达 30 cm，直径约 5 mm，略弯曲，上端着生多数细根，表面灰褐色或棕黄色。茎圆柱形，直径 4 ～6 mm，有分枝，表面黄绿色至淡褐色，节明显，具细纵棱；质硬，易折断，断面皮部呈纤维状，淡棕黄色。中间呈颗粒状，淡黄白色，髓部白色。叶片多皱缩、破碎，完整者展平后呈卵形或长圆状卵形，长 4 ～9 cm，宽 3 ～6 cm；腹面淡绿色至黄绿色，背面淡灰绿色至淡黄绿色。穗状花序顶生，萼管状，被有柄腺体，花白色至淡黄色。气微，味辛辣。

【化学成分】

白花丹的化学成分主要包括萘醌类、香豆素类、有机酸类、甾体类、酚类。白花丹素、白花丹酸、白花丹醌为主要有效成分，同时也是白花丹中含量最多的成分[1]。

部分化合物分子结构图如下：

白花丹酸　　　　　　　白花丹素　　　　　　　　　白花丹醌

【现代药理与毒理研究】

（1）抗肿瘤作用。白花丹醌通过调控 miR-218-5p/CNTN1 表达，降低子宫内膜癌 HEC-1 - A 细胞增殖、迁移及侵袭能力，发挥抗肿瘤作用。

（2）抗肝纤维化作用。白花丹醌能降低肝窦内皮毛细血管化的程度，对非酒精性脂肪性肝病也有一定的治疗效果。

（3）抗氧化应激。白花丹醌可明显减少因氧化应激而过量产生的活性氧。

（4）抗炎活性。白花丹醌能够抑制细胞炎性因子 TNF-α、IL-1β 的分泌、降低 MMP 3 蛋白表达，可用于治疗类风湿性关节炎[2-3]。

【传统功效、民间与临床应用】味辛、苦、涩，性温，有毒；祛风除湿、行气活血、解毒消肿；用于治疗风湿痹痛、血瘀经闭、跌打扭伤、痈肿瘰疬、疥癣瘙痒、毒蛇咬伤。内服煎汤，9 ～15 g，或浸酒；外用煎水洗，或捣敷，或研末调敷。

【使用注意】孕妇禁服。外用时间不宜过长，以免起泡。

【黎医用药】根、茎 9 ～ 15 g，水煎内服，用于风湿关节炎、目赤肿痛、血瘀经痛；鲜叶适量，捣烂，黄酒调，热敷搽患处，用于跌打损伤、骨折。

参考文献

[1] 唐晓光，王超，马骁驰，等. 白花丹地上部分的化学成分研究 [J]. 中药材，2016，39（7）：1541 - 1544.

[2] 王培红，周健. 白花丹中酚类成分及其抗氧化活性研究 [J]. 中草药，2019（22）：5419 - 5423.

[3] 李文娟. 中药白花丹化学成分及药理作用研究进展 [J]. 大众科技，2020，22（6）：47 - 50.

白花蛇舌草

【黎药名】开爱赶。

【别名】蛇舌草、羊须草、蛇总管。

【来源】茜草科 Rubiaceae 白花蛇舌草 *Hedyotis diffusa* Willd. 的新鲜或干燥全草。

【产地】产于中国广东、香港、广西、海南、安徽、云南等地区；多见于水田、田埂和湿润的旷地；在日本和亚洲其他热带地区也有分布。

【植物形态】一年生无毛纤细披散草本，高 20 ～ 50 cm；茎稍扁，从基部开始分枝。叶对生，无柄，膜质，线形，长 1 ～3 cm，宽 1 ～3 mm，顶端短尖，边缘干后常背卷，腹面光滑，背面有时粗糙；中脉在腹面下陷，侧脉不明显；托叶长 1 ～2 mm，基部合生，顶部芒尖。花 4 数，单生或双生于叶腋；花梗略粗壮；萼管球形，萼檐裂片长圆状披针形，顶部渐尖，具缘毛；花冠白色，管形，喉部无毛，花冠裂片卵状长圆形，顶端钝；雄蕊生于冠管喉部，花丝长 0.8 ～ 1 mm，花药突出，长圆形，与花丝等长或略长。蒴果膜质，扁球形，直径 2 ～2.5 mm，宿存萼檐裂片长 1.5 ～2 mm，成熟时顶部室背开裂。种子具棱，干后深褐色，有深而粗的窝孔（图 7，见附录三）。

【采收加工】夏、秋采收，晒干或鲜用。

【药材性状】全株扭缠成团状，枝条呈灰绿色至灰棕色。主根细长，粗约 2 mm，须根纤细，淡灰棕色。茎细，卷曲，质脆，易折断，中心髓部白色。叶多皱缩，破碎，易脱落；托叶短。花、果单生或成对生于叶腋，花常具短而略粗的花梗。蒴果扁球形，室背开裂，宿萼顶端 4 裂，边缘具短刺毛。气微，味淡。

【化学成分】

（1）主要成分。

黄酮类：含山奈酚、槲皮素等。

酚酸类：含苯甲酸、香豆酸、咖啡酸、阿魏酸及各自衍生物、对甲氧基肉桂酸、二苯环丁烷二羟酸衍生物、十八烷基(E) – P – 香豆酸和奎宁酸衍生物。其中，（E）– 6 – O – 香豆酰鸡屎藤苷甲酯的含量最高，是白花蛇舌草的指标性化合物。

（2）主要活性成分及特征性成分。

蒽醌类：如 2 – 羟基 – 3 – 甲基蒽醌和 2 – 羟基 – 3 – 甲氧基 – 6 – 甲基蒽醌等。

环烯醚萜类和三萜类：环烯醚萜是重要的特征性成分之一，含 32 种环烯醚萜及其衍生物；三萜类化合物含熊果酸、齐墩果酸、丝石竹酸、乙酰羽扇豆醇酯，其中熊果酸和齐墩果酸是已知的主要活性成分[1 - 3]。

部分化合物分子结构图如下：

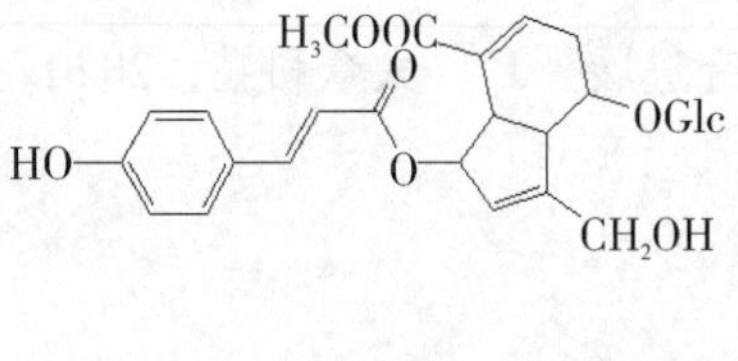

（E）– 6 – O – 香豆酰鸡屎藤苷甲酯 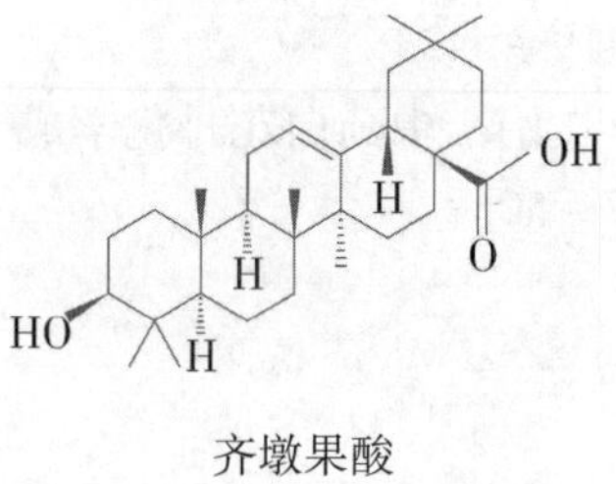　　　　　　　齐墩果酸

【现代药理与毒理研究】

（1）抑菌作用。白花蛇舌草乙醇提取物对大肠杆菌、枯草芽孢杆菌和金黄色葡萄球菌均具有较强的抑菌作用[1]。

（2）抗肿瘤作用。白花蛇舌草能抑制人胃癌 SGC-7901 细胞增殖并诱导其凋亡，且呈时间和剂量依赖性[3]。

【传统功效、民间与临床应用】味苦、甘，性寒；归心、肺、肝、大肠经；清热解毒、活血消肿、利湿退黄；用于肺热喘嗽、肺痈、咽喉肿痛、肠痈、疖肿疮疡、毒蛇咬伤、热淋涩痛、水肿、痢疾肠炎、湿热黄疸、癌肿。内服煎汤，15～30 g，大剂量可用至60 g，或捣汁或外用捣敷。

【使用注意】孕妇慎用。

【黎医用药】全草鲜用，30～50 g，捣烂外敷，用于毒蛇或狗咬伤。干燥全草10～15 g，水煎内服，用于肿瘤、咽喉肿痛、尿路感染。

参考文献

[1] 浦飞飞，陈凤霞，夏平. 白花蛇舌草抗肿瘤化学成分和作用机制的研究进展 [J]. 癌症进展，2019，17 (17)：1985－1988，1996.

[2] 林艾和，刘海鹏，张艳娇，等. 正交试验优化白花蛇舌草4种五环三萜类成分提取工艺 [J]. 中国中医药信息杂志，2021，28 (6)：83－87.

[3] 马青琳，姜珊，徐桐，等. 白花蛇舌草黄酮类成分及其药效学和药动学研究进展 [J]. 山东化工，2019，48 (23)：86－89，93.

白 茅

【黎药名】弯雅。

【别名】茅根、兰根、茹根、茅草根。

【来源】禾本科 Poaceae 白茅 *Imperata cylindrica* (L.) Raeusch. 的干燥根茎。

【产地】中国各地均有分布，可见于空旷地、果园地、撂荒地以及田坎、堤岸和路边；在东半球和温暖地区广布。

【植物形态】多年生草本，具粗壮的长根状茎；高30～80 cm，具1～3节，节无毛。叶鞘聚集于秆基，质地较厚；叶舌膜质，长约2 mm，紧贴其背部或鞘口具柔毛，分蘖叶片长约20 cm，宽约8 mm，扁平，质地较薄；秆生叶片长1～3 cm，窄线形，常内卷，顶端渐尖呈刺状，下部渐窄，或具柄，质硬，被白粉，基部腹面具柔毛。圆锥花序稠密，长20 cm，小穗长4.5～5 mm，基盘具长12～16 mm的丝状柔毛；两颖草质及边缘膜质，近相等，具5～9脉，顶端渐尖或稍钝，常具纤毛，脉间疏生长丝状毛，第一外稃卵状披针形，长为颖片的2/3，透明膜质，无脉，顶端尖或齿裂；第二外稃与其内稃近相等，长约为颖之半，顶端具齿裂及纤毛；雄蕊2枚，柱头2，紫黑色，羽状，自小穗顶端伸出。颖果小，长约1 mm（图8，见附录三）。

【采收加工】春、秋二季采挖，洗净晒干，除去须根及膜质叶鞘，捆成小把。

【药材性状】呈长圆柱形，长30～60 cm，直径0.2～0.4 cm。表面黄白色或淡黄色，微有光泽，具纵皱纹，节明显，稍突起，节间长短不等，一般长1.5～3 cm。体轻，质略脆，断面皮部白色，多有裂隙，放射状排列，中柱淡黄色，易与皮部剥离。无臭，味微甜。

【化学成分】

（1）糖类：如多糖、葡萄糖、果糖、蔗糖和木糖等。

（2）有机酸类：如绿原酸、棕榈酸、反式对羟基桂皮酸等。

（3）三萜类：如芦竹素、白茅素、羊齿烯醇、西米杜鹃醇、乔木萜醇、异乔木萜醇、乔木萜醇甲醚、乔木萜酮以及木栓酮等。

（4）甾醇类：如甾醇、油菜甾醇、豆甾醇等。

（5）苯丙素类：如 graminones A、graminones B、4,7 - 二甲氧基 - 5 - 甲基香豆素、1 - (3,4,5 - 三甲氧基苯基) - 1,2,3 - 丙三醇、1 - O - 对香豆酰基甘油酯等。

（6）色原酮类和黄酮类：前者有 5 - 羟基 - 2 - 苯乙烯基色原酮、5 - 羟基 - 2 - 苯乙基色原酮、5 - 2 - [2 - (2 - 羟基苯基)乙基]色原酮等；后者有 5 - 甲氧基黄酮等。

（7）内酯类：如白头翁素和薏苡素等。

（8）其他类：水杨苷、对羟基苯甲酸乙酯、5 - 羟甲基糠醛、血管收缩抑制物 Cylindrene 及抑制血小板聚集物 Imperanerie、α - 联苯双酯、十四酸、十五烷酸等。

部分化合物分子结构图如下：

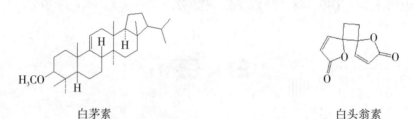

白茅素　　　　　　　　　　　　　　　白头翁素

【现代药理与毒理研究】

（1）抗炎作用。白茅根提取物对阿霉素肾病大鼠有保护作用。这可能与降低大鼠肾组织中 NF-κB p65 和 TGF-β1 的表达及 TNF-α 的含量减少肾组织炎症有关[1]。

（2）抗肿瘤作用。白茅根提取物对人口腔鳞癌细胞系 SCC-9 有抑制作用。

（3）驱虫作用。从白茅根植物提取物中鉴定出 22 种化合物对绦虫和蛔虫都有显著的损伤效果，并显示出与阿苯达唑相同的剂量依赖性驱虫活性。

【传统功效、民间与临床应用】味甘，性寒；归肺、胃、膀胱经；凉血止血、清热利尿；用于血热吐血、衄血、尿血、热病烦渴、湿热黄疸、水肿尿少、热淋涩痛。内服煎汤，干品9～30 g，鲜品 30～60 g，或捣汁或外用鲜品捣汁涂。

【使用注意】虚寒出血、呕吐、溲多不渴者禁服。

【黎医用药】新鲜根茎适量，水煎内服，用于尿血、水肿、黄疸。干品配伍 6 g，水煎内服，用于虚劳、痰中带血。

参考文献

[1] 刘金荣. 白茅根的化学成分、药理作用及临床应用 [J]. 山东中医杂志，2014，33 (12)：1021 - 1024.

百足藤

【黎药名】雅西德。

【别名】蜈蚣藤、细蜈蚣草、细叶石柑。

【来源】天南星科 Araceae 百足藤 *Pothos repens* （Lour.）Druce. 的干燥全草。

【产地】主产于中国海南、广东南部及沿海岛屿、广西南部、云南东南等地区，可见附生在林内石及树干上。

【植物形态】多年生附生藤本，长 1 ～ 20 m；分枝较细，营养枝具棱，常曲折，节间长 0.5 ～ 1.5 cm。花枝圆柱形，节间长 1 ～ 1.5 cm，亦常无气生根，多披散或下垂。叶披针形，长 3 ～ 4 cm，与叶柄均具平行脉，细脉网结，极不明显；叶柄长楔形，顶端微凹，长 13 ～ 15 cm。总花序梗腋生和顶生，长 2 ～ 3 cm；苞片 3 ～ 5，披针形，长 1 ～ 5 cm，覆瓦状排列或疏生；花序腋内生，序梗细，基部有线形小苞片；佛焰苞绿色，线状披针形，长 4 ～ 6 cm；肉穗花序黄绿色，其中雄蕊黄，雌蕊淡绿，细圆柱形，果实长达 10 cm。卵圆形浆果成熟时焰红色（图 9，见附录三）。

【采收加工】全年可采，洗净，鲜用或切段晒干。

【药材性状】茎节上常有气生根。叶互生，长披针形，长 10 ～ 15 mm，宽 1 ～ 2 mm，先端长尖，全缘，革质，叶柄长楔形，先端微凹，叶与叶柄均具有平行纵脉。肉穗花序黄绿色，气微。

【化学成分】暂无相关文献报道。

【现代药理与毒理研究】暂无相关文献报道。

【传统功效、民间与临床应用】味辛，性温；散瘀接骨、消肿止痛；用于治疗劳伤、跌打肿痛、骨折、疮毒。内服煎汤，15 ～ 30 g，或浸酒；外用适量，捣烂，或酒炒敷。

【黎医用药】全草 20 ～ 30 g，水煎内服或鲜品捣烂外敷，用于跌打损伤、骨折、坐骨神经痛、手足不利、腰骨痛等。与猪蹄同炖可用于治疗骨质增生。

半边莲

【黎药名】敢飞补。

【别名】瓜仁草、急解索、细米草。

【来源】桔梗科 Campanulaceae 半边莲 *Lobelia chinensis* Lour. 的干燥全草。

【产地】主要分布于中国长江中、下游及以南各地区，见于水田边、沟边及潮湿草地上；在印度以东的亚洲其他各国也有分布。

【植物形态】多年生草本；茎匍匐，节上生根，分枝直立；高达 15 cm。叶互生，无柄或近无柄，椭圆状披针形或线形，长 0.8 ～ 2.5 cm，先端急尖，基部圆或宽楔形，全缘或顶部有明显的锯齿。花通常1朵，生分枝的上部叶腋；花梗长1.2～2.5 cm，基部有长约1 mm的小苞片2枚、1枚或无；花萼筒倒长锥状，基部渐细而与花梗无明显区分，长3～5 mm，裂片披针形，约与萼筒等长，全缘或下部有1对小齿；花冠粉红或白色，喉部以下生白色柔毛，裂片全部平展于下方，呈一个平面，2侧裂片披针形，较长，中间3枚裂片椭圆状披针形，较短；雄蕊长约8 mm。蒴果。种子椭圆状，稍扁压，近肉色（图10，见附录三）。

【采收加工】夏季采收，除去泥沙，洗净，晒干。

【药材性状】常缠结成团。根茎直径1～2 mm，表面淡棕黄色，平滑或有细纵纹。根细小，黄色，侧生纤细须根。茎细长，有分枝，灰绿色，节明显。叶互生，无柄；叶片多皱缩，绿褐色，展平后叶片呈狭披针形，长1～2.5 cm，宽0.2～0.5 cm；边缘具疏而浅的齿。花梗细长，花小，单生于叶腋，花冠基部筒状，上部5裂，偏向一边，浅紫红色，花冠筒内有白色茸毛。气微特异，味微甘而辛。

【化学成分】

（1）主要活性成分。

生物碱类：山梗菜碱及其衍生物，如异山梗菜酮碱、山梗菜醇碱、山梗菜酮碱等。

黄酮类：如木樨草素、芹菜素、蒙花苷、槲皮苷、槲皮素－3－O－B－D－葡萄糖苷、槲皮素－7－O－B－D－葡萄糖苷、苜蓿素－7－O－β－D－葡萄糖苷、3′－羟基芫花素等。

多糖类：如正丁基－β－D－呋喃果糖苷、正丁基－O－β－D－吡喃果糖苷等。

（2）其他。

萜烯类和甾醇类：如β－谷甾醇、β－香树脂醇乙酸酯、环胺烯醇、24－亚甲基环木波罗醇、植物醇、植物烯醛等。

香豆素类：如6,7－二甲氧基香豆素、6－羟基－5,7－二甲氧基香豆素、5－羟基－7－甲氧基 香豆素、5－羟基－6,7－甲氧基香豆素[1]等。

部分化合物分子结构图如下：

山梗菜碱　　　　　　　　　　　　　　　　　　山梗菜醇碱

【现代药理与毒理研究】

（1）免疫调节。复方半边莲口服液可增强小鼠免疫调节作用，且没有明显毒性。

（2）抗高血压病（脑血管重构）。半边莲生物碱可明显降低高血压诱导的脑基底动脉血管外膜成纤维细胞的迁移活性[2]。

（3）其他作用。还有抗肥胖、抗病毒等作用。

【传统功效、民间与临床应用】味辛，性平；归心、小肠、肺经；清热解毒、利尿消肿；用于痈肿疔疮、蛇虫咬伤、臌胀水肿、湿热黄疸、湿疹湿疮、跌打扭伤肿痛。内服：

煎汤，9～15 g，或捣汁。外用：捣敷，或捣汁调涂，或滴耳。脾胃虚寒者慎用。

【黎医用药】全草 20～30 g，水煎内服，配伍用于治疗肝硬化腹水、肿瘤、咽喉肿痛、湿热黄疸、肠炎。

参考文献

［1］卢杰，邹凯，蔡锦源，等. 半边莲有效成分分离提取研究进展［J］. 轻工科技，2015，31（9）：33－34.

［2］林雪群，刘明珠，熊欢. 半边莲生物碱对高血压大鼠脑动脉外膜成纤维细胞迁移活性的作用［J］. 南昌大学学报（医学版），2018，58（2）：5－8.

半边旗

【黎药名】排赶。

【别名】半边蕨、半凤尾草、半边风药。

【来源】凤尾蕨科 Pteridaceae 半边旗 *Pteris semipinnata* L. 的新鲜或干燥带根全草。

【产地】产于中国海南、广东、广西、湖南及西南东部，见于疏林下荫处、溪边或岩石旁的酸性土壤上；在琉球群岛、东南亚及南亚也有分布。

【植物形态】多年生草本，根状茎长而横走，先端及叶柄基部被褐色鳞片。叶簇生，近一型；叶柄长 15～55 cm；叶片长圆披针形，长 15～40 cm，宽 6～15 cm，二回半边深裂。顶生羽片阔披针形至长三角形，长 10～18 cm，基部宽 3～10 cm，先端尾状，篦齿状，深羽裂几达叶轴。裂片 6～12 对，对生，开展，镰刀状阔披针形，向上渐短，先端短渐尖，基部下侧呈倒三角形的阔翅沿叶轴下延达下一对裂片。侧生羽片 4～7 对，对生或近对生，开展。下部的有短柄，向上无柄，半三角形而略呈镰刀状，先端长尾头，基部偏斜，两侧极不对称，上侧仅有一条阔翅，不分裂或极少在基部有一片或少数短裂片；下侧篦齿状深羽裂几达羽轴，裂片 3～6 片或较多，镰刀状披针形；基部一片最长，向上的逐渐变短，先端短尖或钝，基部下侧下延，不育裂片的叶。有尖锯齿，能育裂片仅顶端有一尖刺或具 2～3 个尖锯齿。羽轴背面隆起，下部栗色，向上禾秆色，腹面有纵沟，纵沟两旁有啮蚀状浅灰色狭翅状边。侧脉明显，斜上，常二叉，小脉通常伸达锯齿的基部。叶干后草质，灰绿色，无毛（图 11，见附录三）。

【采收加工】全年可采，全草洗净，鲜用或晒干。

【药材性状】常缠绕成团状或束状，横生根茎粗短，长 2～7 cm，直径 0.3～1 cm，须根多。叶近一型；叶片草质，具孢子囊的叶片卵状，披针形，先端渐尖，一回羽状分裂，顶部为羽状深裂，下部羽片有短柄，近对生，半边羽状分裂。放大镜下观察可见孢子囊环带；不具孢子囊的羽片其裂片有细锯齿，叶两面无毛，叶脉二叉分枝。质脆，易折断。气微，味淡。

【化学成分】

（1）二萜及其苷类。半边旗中的二萜类化合物主要以 5F（Ent-11α-hydroxy-15-oxo-kaur-16-en-19-oic-acid）和 4F（Ent-11α-h15-oxo-kaur-16（R）methyl-19-oic-acid）形式存在，两者难以分离。5F 有很高的抗肿瘤活性，而 4F 则无。

（2）倍半萜类。以茚酮为基本骨架的化合物如 Norpterosin C、（2S, 3S）-Pterosin C，以及以蛇麻烷为基本骨架的代表性化合物如 Pterisemipol。

（3）其他。

黄酮类：如芹菜素、木樨草素和木樨草苷。

挥发油类：如 3 - 己烯 - 1 - 醇、1 - 正己醇、3 - 甲氧基 - 1，2 - 丙二醇等。

多糖类：非淀粉类植物多糖，主要由葡萄糖、阿拉伯糖、甘露糖、木糖、鼠李糖和半乳糖等组成[1-3]。

部分化合物分子结构图如下：

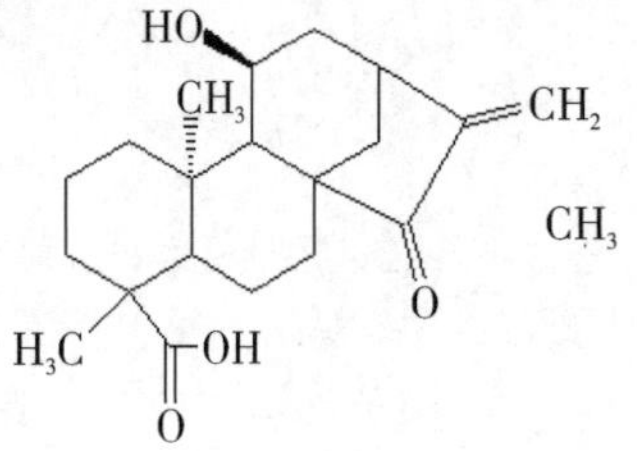

5F

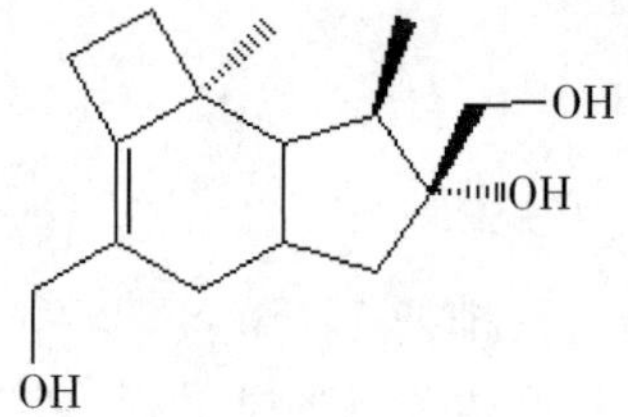

Pterisemipol

【现代药理与毒理研究】具抗肿瘤、抗炎等药理作用[3]。

【传统功效、民间与临床应用】味苦、辛，性凉；归肝、大肠经；清热利湿、凉血止血、解毒消肿；用于泄泻痢疾、黄疸、目赤肿痛、牙痛、吐血、痔疮出血、外伤出血、跌打损伤、疔疮疖肿、乳痈、皮肤瘙痒、毒蛇咬伤。内服：煎汤，9～15 g，捣汁；外用：捣敷，研末撒或水煎熏洗。

【黎医用药】全草 30 g，水煎内服，用于急性肠炎。与它药配伍用于刀伤出血、痢疾、水肿。取汁与黄酒同服，药渣外敷，用于毒蛇咬伤。

参考文献

[1] 吴科锋，梁念慈. 半边旗有效成分5F的研究现状 [J]. 广东医学院学报，2010，28
（5）：563-566.

[2] 杨宝. 半边旗的化学成分及含量测定研究 [D]. 广州：广州中医药大学，2016.

[3] 张娜，邹娟，叶江海，等. 半边旗化学成分及药理活性研究进展 [J]. 贵阳中医学院学报，2019，41（6）：95-98.

蓖 麻

【黎药名】雅托买。

【别名】大麻子、红大麻子。

【来源】大戟科 Euphorbiaceae 蓖麻 *Ricinus communis* Linn. 的干燥成熟种子。

【产地】广布于全世界热带地区或种植于热带至温暖带地区，野生者可见于村旁疏林或河流两岸冲积地。

【植物形态】一年生粗壮草本或草质灌木；株高达 5 m。叶互生，近圆形，直径 15 ～ 60 cm，掌状 7 ～11 裂，裂片卵状披针形或长圆形，具锯齿。叶柄粗，中空，盾状着生，顶端具 2 盘状腺体，基部具腺体，托叶长三角形，合生，长 2 ～3 cm，早落。花雌雄同株，无花瓣，无花盘；总状或圆锥花序，长 15 ～ 30 cm，顶生，后与叶对生，雄花生于花序下部，雌花生于上部，均多朵簇生苞腋。花梗细长；雄花花萼裂片 3 ～5，镊合状排列；雄蕊可达 1000，花丝合成多数雄蕊束，花药 2 室，药室近球形，分离；雌花萼片 5；子房密生软刺或无刺，3 室，每室 1 胚珠，花柱 3，顶部 2 裂，密生乳头状突起。蒴果卵球形或近球形，长 1.5 ～2.5 cm，具软刺或平滑。种子椭圆形，长 1 ～1.8 cm，光滑，具淡褐色或灰白色斑纹（图 12，见附录三）。

【采收加工】秋季采摘成熟果实，晒干，除去果壳，收集种子。

【药材性状】果实呈椭圆形或卵形，稍扁，长 0.9 ～1.8 cm，宽 0.5 ～1 cm。表面光滑，有灰白色与黑褐色或黄棕色与红棕色相间的花斑纹。一面较平，一面较隆起，较平的一面有 1 条隆起的种脊；一端有灰白色或浅棕色突起的种阜。种皮薄而脆。胚乳肥厚，白色，富油性，子叶 2，菲薄。无臭，味微苦辛。

【化学成分】

蓖麻主要化学成分有生物碱、酚类、甾醇类、脂质体和糖。

（1）萜类：主要活性成分之一。如 ficusic acid、callyspinol、acetylaleuritolic acid、叶绿醇、羽扇豆醇、30 - 降羽扇豆 -3β - 醇 -20 - 酮、羽扇豆 -20（29）- 烯 -3β，15α - 二醇。

（2）甾体类：主要活性成分之一。如豆甾 -4 - 烯 -3 - 酮、豆甾 -4 - 烯 -6β - 醇 - 3 - 酮、豆甾 -4 - 烯 -3，6 - 二酮、蓖麻碱、N - 去甲蓖麻碱[1-2]。

（3）酚类：如没食子酸甲酯、黄花菜木脂素 A、东莨菪内酯、反式阿魏酸、槲皮素。

部分化合物分子结构图如下：

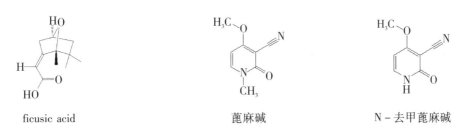

ficusic acid　　　　　　　　蓖麻碱　　　　　　　　N - 去甲蓖麻碱

【现代药理与毒理研究】

（1）抗乙肝病毒作用。蓖麻根提取物可抑制 HepG2.2.15 细胞上清液中 HBsAg 和 HBeAg 的表达，提示其在体外具有抗 HBV 作用。

（2）抗炎作用。中性粒细胞在蓖麻毒素气溶胶肺中毒后的炎症平衡中具有重要作用，可能抑制了炎症的过度发展。

【传统功效、民间与临床应用】味甘、辛，性平，有毒；归大肠、肺经；泻下通滞、消肿拔毒；用于治疗大便燥结、痈疽肿毒、喉痹、瘰疬。内服入丸剂，2～5 g；种子生研或炒食。外用适量，捣敷或调敷。孕妇及便滑者禁服。种子榨取的脂肪油可滑肠、润肤；用于治疗肠内积滞、腹胀、便秘、疥癣癣疮、烫伤；内服 10～20 mL，外用涂敷；胃弱者及孕妇禁服。

【黎医用药】根 15 g，水煎内服，配伍用于治疗水肿病、胃胀。

参考文献

[1] 邓青，覃乾祥，叶觉鲜，等. 蓖麻的化学成分及其抗糖尿病活性的研究 [J]. 华西药学杂志，2015，30（4）：442－444.

[2] 黎伸华，邓青，朱丽，等. 蓖麻中的萜类和甾体及抗糖尿病活性研究 [J]. 中国中药杂志，2014，39（3）：448－452.

薜　荔

【黎药名】传泵。

【别名】馒头郎、王不留行、水馒头、凉粉果。

【来源】桑科 Moraceae 薜荔 *Ficus pumila* L. 的带叶茎枝或果实。

【产地】产于中国广东、广西、海南、福建、江西、浙江、安徽、江苏、台湾、湖南、贵州、云南东南部、四川及陕西等地区，见于庭院围墙或树上攀附；在越南北部也有分布。

【植物形态】多年生攀援或匍匐灌木。叶两型，营养枝节上生不定根，叶薄革质，卵状心形，长约 2.5 cm，先端渐尖，基部稍不对称，叶柄很短。果枝上无不定根，叶革质，卵状椭圆形，长 5～10 cm，先端尖或钝；基部圆或浅心形，全缘，腹面无毛；背面被黄褐色柔毛，侧脉 3～4 对，在腹面凹下，背面网脉蜂窝状；叶柄长 0.5～1 cm，托叶披针形，被黄褐色丝毛。瘦果近倒三角状球形，有黏液（图 13，见附录三）。

【采收加工】全年均可采收其带叶茎枝，鲜用或晒干；果实成熟后剖开干燥。

【药材性状】茎圆柱形，细长而弯曲。表面棕褐色，节处有成簇的攀援根。质地坚韧或脆，折断面黄色或黄褐色，髓部圆点状，黄白色，偏于一侧。叶互生，椭圆形，全缘，基部偏斜。果实圆锥形，气微味淡。

【化学成分】

（1）三萜类。齐墩果烷型，如 β－香树精、β－香树精乙酸酯、蒲公英赛醇乙酸酯等；乌苏烷型，如粘霉烯醇、α－香树精、α－香树精乙酸酯、熊果酸等；羽扇豆烷型，如 Rhoiptelenol、羽扇豆醇、桦木酸、桦脂醇等；达玛烷型如 3β-Acetoxy-(20R, 22E, 24RS)-20, 24-dimethoxy-dammaran-22-en-25-ol 等。

（2）黄酮类。如槲皮素、槲皮苷、异槲皮苷、紫云英苷、芦丁、柯因、芹菜素、木樨草素、5, 7, 2′, 5′－四羟黄酮、金圣草黄素、柚皮素、橙皮素、花旗松素。

（3）黄烷醇类：如儿茶素、表儿茶素[1]。

（4）其他。

倍半萜类：如 3 - 氧代 - α - 紫罗兰酮、吐叶醇、吐叶醇乙酸酯、红花菜豆酸等。

甾体类：如豆甾 - 4 - 烯 - 3 - 酮、β - 谷甾醇、豆甾醇、胡萝卜苷等。

苯丙素类：香豆素类如补骨脂素、佛手内酯等；木脂素类如 Seco-isolariciresinol-9-O-β-D-glucopyranoside 等。

酚酸及衍生物：如对羟基苯甲酸、原儿茶酸、香草酸、咖啡酸、绿原酸等。

其他：如 α - 生育酚、β - D - 葡萄糖苄醇苷、肌醇、正二十六烷醇、正四十醇等。

部分化合物分子结构图如下：

粘霉烯醇　　　　　　　　异槲皮苷　　　　　　　　金圣草黄素

【现代药理与毒理研究】

（1）抗菌活性：对大肠杆菌、绿脓杆菌、枯草芽孢杆菌和白念珠菌具有中等的抗菌活性。

（2）降血糖血脂作用：薜荔叶的乙醇提取物具有降血糖、降血脂的作用。

（3）其他作用：具有抗炎、抗氧化、抗高催乳素血症等药理作用。

【传统功效、民间与临床应用】 茎、叶入药，酸、凉；祛风除湿，活血通络，解毒消肿；用于风湿痹痛、坐骨神经痛、泻痢、尿淋、水肿、疟疾、闭经、产后瘀血腹痛、咽喉肿痛、睾丸炎、漆疮、痈疮肿毒、跌打损伤。内服煎汤，9 ~15 g（鲜品 60 ~90 g），捣汁、浸酒或研末；外用：捣汁涂或水煎熏洗。果实入药，味甘，性平；归肾、胃、大肠经；补肾、利湿、活血、催乳、解毒；用于治疗肾虚遗精、阳痿、小便淋浊、久病、痔血、肠风下血、久病脱肛、闭经、疝气、乳汁不下、咽喉痛、疬腮、痈肿、疥癣。内服煎汤，干品 6 ~15 g，或入丸、散；外用，煎水洗。

【黎医用药】 全草适量，水煎内服，与其他药配伍，用于乙肝、乳腺炎；其也是常用黎药荔花鼻窦炎片的主要组成，用于急、慢性鼻窦炎。叶片适量，捣烂热敷患处，用于血流不畅引发的肌肉组织坏死。

参考文献

[1] 吴文明，侯雄军，刘立民，等. 薜荔的化学成分及药理活性研究进展 [J]. 现代中药研究与实践，2017，31（5）：78 - 86.

蝙蝠草

【黎药名】万凌。

【别名】月见罗逼草、雷州蝴蝶树。

【来源】豆科 Fabaceae 蝙蝠草 *Christia vespertilionis* (L. f.) Bakh. f. ex Meeuwen. 的干燥全草。

【产地】主产于中国广东、海南、广西，常见于旷野路旁及海边、草地或灌丛中；在全世界热带地区均有分布。

【植物形态】多年生直立草本；株高 0.6 ～ 1.2 m，常基部分枝。叶通常为单小叶，稀有 3 小叶；叶柄长 2 ～2.5 cm，疏被短柔毛；小叶近革质，顶生小叶菱状、长菱形或元宝形，长 0.8 ～1.5 cm，宽 5 ～9 cm；先端宽而平截，近中央处稍凹，基部略呈心形，侧生小叶倒心形或倒三角形；两侧常不对称，长 0.8 ～1.5 cm，宽 1.5 ～2 cm，先端平截，基部楔形或近圆；腹面无毛，背面稍被短柔毛，侧脉 3 ～4 对。总状花序顶生或腋生，有时组成圆锥花序，长 5 ～15 cm，被短柔毛；花梗长 2 ～4 mm；花萼半透明，花后增大，长 0.8 ～1.2 cm，网脉明显，裂片与萼筒等长，上部 2 裂片离生或稍合生；花冠黄白色，不伸出萼外。荚果有荚节 4 ～5，椭圆形；荚节长 3 mm，宽 2 mm，无毛，完全藏于萼内（图 14，见附录三）。

【采收加工】夏、秋季采收全草，洗净，或鲜用，或扎成把晒干。

【药材性状】茎细长柔软，木质；高 1 ～ 3 m，分枝多。叶子棕褐色，有腋叶两片，主叶一片，主叶宽 5 ～10 cm。总状花序，成串，气微。

【化学成分】

蝙蝠草叶含有儿茶素、芦丁、Thalictricoside、异阿魏酸、壬二酸、(15Z) – 9, 12, 13 – 三羟基 – 15 – 十八碳烯酸、(9Z, 11E, 13S, 15Z) – 13 – 氢过氧 9, 11, 15 – 十八碳三烯酸、5 – O – methyl embelin 及 蝙蝠草多糖 CP 02 – 2[1-2]。

【现代药理与毒理研究】

(1) 抗氧化活性：蝙蝠草多糖 02 – 2 (CP 02 – 2)。CP 02 – 2 对浓度 0.1 mmol·L^{-1} DPPH 溶液的自由基清除率为 28.99%[1-2]。

(2) 其他作用：具有抗糖尿病、降高血压、降高尿酸血症等药理作用。

【传统功效、民间与临床应用】味甘、微辛，性平；活血祛风、解毒消肿；用于治疗风湿痹痛、跌打损伤、乳蛾、肺热咳嗽、痈肿疮毒、毒蛇咬伤。内服煎汤，3 ～9 g，或浸酒；外用适量，捣敷。

【使用注意】孕妇忌用。

【黎医用药】全草适量，水煎内服，用于风湿；捣烂外敷，用于跌打损伤、骨折。

参考文献

[1] 范海涛，辛秀兰，兰蓉，等. 蝙蝠草多糖的提取和分离及其活性测定 [J]. 沈阳药

科大学学报，2016，33（2）：110－113.

［2］ SUSI E，FAZLEEN I A B，MOHD F A B，et al. Phytochemical profiling，in vitro and in vivo xanthine oxidase inhibition and antihyperuricemic activity of *Christia vespertilionis* leaf ［J］. Biocatalysis and agricultural biotechnology，2023，48：102645

槟 榔

【黎药名】给龙。

【别名】槟榔子、大腹子、宾门、橄榄子、青仔。

【来源】棕榈科 Arecaceae 槟榔 *Areca catechu* Linn. 的干燥种子或果皮。

【产地】在中国海南、云南及台湾等热带地区常见种植；在亚洲其他热带地区也广泛种植。

【植物形态】多年生乔木，高 10～30 m。茎有环状叶痕；叶簇生茎顶，长 1.3～2 m，羽片多数，两面无毛，窄长披针形，长 30～60 cm，宽 2.5～4 cm，上部羽片合生，先端有不规则齿裂；雌雄同株。花序多分枝，花序轴粗扁，分枝曲折，长 25～30 cm。上部纤细，着生 1 列或 2 列雄花，雌花单生于分枝基部；雄花小，无梗，通常单生，稀成对着生，萼片卵形，大小及 1 mm；花瓣长圆形，长 4～6 mm；雄蕊 6，花丝短；退化雌蕊 3，线形；雌花较大，萼片卵形；花瓣近圆形，退化雄蕊 6，合生子房，长圆形。果长圆形或卵球形，长 3～5 cm，橙黄色，中果皮厚，纤维质。种子卵形，基部平截（图 15，见附录三）。

【采收加工】11—12 月采收青果，或 3—6 月采收成熟果实，煮后晒干，剥取果皮（大腹皮）和种子（槟榔）。

【药材性状】果皮对半纵剖呈椭圆形瓢状，长 5～7 cm，宽约 3 cm。外果皮表面灰黄色，有棕色斑点及纵裂纹；内果皮凹陷呈心脏形，黄棕色，平滑坚硬；中果皮纤维性。已捶松的全体大多松散，纤维呈淡黄色棕毛状。体轻，质坚韧，易纵向撕裂。气微，味微涩。种子扁球形或圆锥形，顶端炖圆，基部平宽，高 1.5～3 cm，基部直径 1.5～3 cm。表面淡黄棕色至暗棕色，有稍凹下的淡色网状纹理，偶附有银白色内果皮斑片或果皮纤维；基部中央有凹窝，旁有大形淡色种脐。质极坚硬，切断面可见大理石样纹理，系红棕色的种皮及外胚乳向内错入于白色的内胚乳而成；纵剖面珠孔部位内侧有空隙，藏有细小干缩的胚。气微，味微苦涩。

【化学成分】

（1）主要活性成分和主要成分。

生物碱类：槟榔的主要活性成分：槟榔碱、甲基槟榔碱、去甲基槟榔次碱、ethyl N-methyl-1, 2, 5, 6-tetrahydro-pyridine-3-carboxylate、烟酸甲酯、烟酸乙酯、methyl N-methy-lpi-peridine-3-carboxylate、尼古丁、异去甲槟榔次碱。

单宁：含量较高，主要类型是缩合单宁（原花青素），如儿茶素、表儿茶素、原花青素 A1/B1/B2、arecatannin A1/A2/A3B1/B2/C1 等。

脂肪酸：含量较高，主要为月桂酸、肉豆蔻酸、棕榈酸、硬脂酸和油酸。

多糖类：槟榔多糖分子由甘露糖、葡萄糖、半乳糖和阿拉伯糖组成。

（2）其他。

黄酮类：如异鼠李素、金圣草黄素、木樨草素、槲皮素、（±）-5,4'-二羟基-7,3',5'-三甲氧基二氢黄酮、5,7,4'-三羟基-3',5'-二甲氧基二氢黄酮、甘草素等。

三萜和甾体类：槟榔中含熊果酸、乙酰熊果酸和β-谷甾醇；槟榔果皮中含有乔木萜醇、乔木萜醇甲醚、羊齿烯醇和芦竹素等。

氨基酸类：含量较高的是谷氨酸、缬氨酸、苯丙氨酸、组氨酸和亮氨酸等。

部分化合物分子结构图如下：

槟榔碱　　　　　　　　　　　　去甲基槟榔次碱

【现代药理与毒理研究】

（1）驱虫作用。槟榔与南瓜子同用，治疗绦虫。此外，槟榔与使君子、苦楝皮同用，治疗蛔虫；与乌梅、甘草同用，治疗姜片虫。

（2）抗抑郁作用。槟榔总酚类有一定的抗抑郁作用，其机制是通过降低单胺氧化酶的含量提高脑内单胺类递质的含量，从而对抑郁症发挥治疗效果。

（3）对消化系统。槟榔碱可以显著增加胃底、胃体对食物的推动力，并能加强胃窦部碾磨食糜的能力。

（4）抗过敏作用。槟榔水提物对中性粒细胞吞噬活性有明显的抑制作用，还可抑制过敏反应后期炎症因子的产生[1-3]。

（5）毒性作用。在量大的情况下可致口腔癌毒性[4]。

【传统功效、民间与临床应用】种子入药，味苦、辛，性温；归胃、大肠经；可杀虫，消积，行气，利水，截疟；用于绦虫病、蛔虫病、姜片虫病、虫积腹痛、积滞泻痢、里急后重、水肿脚气、疟疾。内服，3～10 g；驱绦虫、姜片虫30～60 g。果皮入药，味辛，微温；归脾、胃、大肠、小肠经；行气宽中，行水消肿；用于湿阻气滞、脘腹胀闷、大便不爽、水肿胀满、脚气浮肿、小便不利。内服煎汤，5～10 g，或入丸、散；外用煎水洗，或研末调敷。

【使用注意】气虚下陷者禁服槟榔；气虚体弱者慎用。

【黎医用药】果实5～10 g，水煎内服，用于健胃。果实适量，烧灰研粉冲开水冲服，用于痢疾；花适量，水煎内服，可润喉去燥、清热。

参考文献

[1] 尹明松，潘飞兵，郭建行，等. 槟榔化学成分及生物活性研究进展［J］. 食品研究
与开发，2021，42（15）：219-224.

［2］易攀，汤嫣然，周芳，等. 槟榔的化学成分和药理活性研究进展［J］. 中草药，
　　2019，50（10）：2498-2504.

［3］WEI P, et al. Areca catechu L.（Arecaceae）：A review of its traditional uses, botany,
　　phytochemistry, pharmacology and toxicology［J］. Journal of ethnopharmacology, 2015,
　　164：340-356.

［4］朱家奕，卢锐. 口腔黏膜下纤维性变恶变机制的研究进展［J］. 口腔医学研究，
　　2021，37（10）：875-878.

草豆蔻

【黎药名】解延。

【别名】豆蔻、草蔻。

【来源】姜科 Zingiberaceae 草豆蔻 *Alpinia hainanensis* K. Schum. 的干燥种子团。

【产地】主要分布于中国海南、广东，见于密林中；在越南也有分布。

【植物形态】多年生草本，植株高达 3 m。叶片带形，长 22～50 cm，宽 2～4 cm，顶端渐尖并有一旋卷的尾状尖头，基部渐狭，两面均无毛；无柄或因叶片基部渐狭而成一假柄；叶舌膜质，长 7～8 mm，顶端急尖。总状花序顶生，直立，长达 20 cm，花序轴淡绿色，被粗毛；花梗长 2～4 mm；小苞片乳白色，宽椭圆形，包花蕾，长约 3.5 cm，基部被粗毛，向上渐少至无毛；花萼钟状，长 2～2.5 cm，被毛；花冠管长约 8 mm，裂片边缘稍内卷，具缘毛；无侧生退化雄蕊；唇瓣三角状卵形，长 3.5～4.5 cm，先端微 2 裂，具自中央向边缘放射的彩色条纹；药室长 1.2～1.5 cm；子房被毛。蒴果球形，直径约 3 cm，成熟时金黄色（图 16，见附录三）。

【采收加工】夏、秋二季采收，晒至九成干，或用水略烫，晒至半干，除去果皮，取出种子团，晒干。

【药材性状】种子团类球形或椭圆形，具较明显的 3 钝棱及 3 浅沟，长 1.5～3 cm，直径 1.5～3 cm；表面灰棕色或黄棕色；中间有黄白色或淡棕色隔膜分成 3 室，每室有种子 22～110 颗，不易散开。种子呈卵圆状多面体，长 3～5 mm，直径 2.5～3 mm，背面稍隆起，较厚一端有圆窝状种脐，合点位于较扁端的中央微凹处，腹面有一纵沟，淡褐色种脊沿着纵沟自种脐直达合点，沿合点再向背面也有一纵沟，沟的末端不达种脐；质硬，断面乳白色；气芳香，味辛、辣。

【化学成分】

（1）黄酮类：如山姜素、乔松素、球松素、柚皮素、豆蔻明、蜡菊亭、乔松素、查尔酮、高良姜素、华良姜素、（+）-儿茶素、白杨素等。

（2）二苯庚烷类：桤木酮。

（3）萜类：莰烯、1,8-桉叶素、松油烯-4-醇、α-蒎烯和 L-芳樟醇[1-3]。

部分化合物分子结构图如下：

山姜素　　　　　　　　　　　　白杨素

【现代药理与毒理研究】

草豆蔻主要活性成分山姜素和豆蔻明等具有抑制肿瘤的形成、抑制血小板聚集及抗炎、抑菌等药理活性[1]。草豆蔻活性成分有抑制肿瘤细胞增殖、诱导肿瘤细胞凋亡、抑制肿瘤侵袭转移、调节能量代谢及抗炎等作用[4]。

【传统功效、民间与临床应用】味辛，性温；归脾、胃经；燥湿行气，温中止呕；用于治疗寒湿内阻、脘腹胀满冷痛、嗳气呕逆、不思饮食。内服煎汤，3～6 g，宜后下，或入丸、散。

【使用注意】阴虚血少、津液不足者禁服；无寒湿者慎服。

【黎医用药】果实 10～15 g，水煎内服，用于风湿痹痛。与高良姜、甘草各 15 g 配伍，用于森林瘴气、脾胃虚弱、呕吐。

参考文献

[1] 王萍，石海莲，吴晓俊. 中药草豆蔻抗肿瘤化学成分和作用机制研究进展［J］. 中国药理学与毒理学杂志，2017，31（9）：880－888.

[2] 王小兵，杨长水，华淑贞，等. 草豆蔻的化学成分（英文）［J］. 中国天然药物，2010，8（6）：419－421.

[3] 吴秀丽，段红叶，李建玲，等. 草豆蔻主要活性成分与人血浆作用的差异蛋白鉴定［J］. 中医药导报，2018，24（2）：10－15，23.

[4] 王萍，石海莲，吴晓俊. 中药草豆蔻抗肿瘤化学成分和作用机制研究进展［J］. 中国药理学与毒理学杂志，2017，31（9）：880－888.

穿心莲

【黎药名】汶凯。

【别名】一见喜、榄核莲。

【来源】爵床科 Acanthaceae 穿心莲 *Andrographis paniculata*（Burm. f.）Wall. ex Nees 的干燥全草。

【产地】在中国福建、广东、海南、广西、云南常见种植；在澳大利亚也有种植。

【植物形态】一年生草本，高达 80 cm。茎 4 棱，下部多分枝，节膨大。叶卵状长圆形或长圆状披针形，长 4～8 cm，先端稍钝。总状花序顶生和腋生，集成大型圆锥花序，花序轴上叶较小；苞片和小苞片微小，长约 1 mm；花萼裂片三角状披针形，长约 3 mm，有腺毛和微毛；花冠白色，下唇带紫色斑纹，长约 1.2 cm，外有腺毛和短柔毛，二唇形，上唇微 2 裂，下唇 3 深裂；花冠筒与唇瓣等长；雄蕊 2，花药 2 室。蒴果扁，中有一沟，长约 1 cm，疏生腺毛。种子 12 粒，四方形，有皱纹（图 17，见附录三）。

【采收加工】秋初茎叶茂盛时采割，晒干。

【药材性状】茎呈方柱形，多分枝，长 50～70 cm，节稍膨大，质脆，易折断；单叶对生，叶柄短或近无柄。叶片皱缩，易碎，完整者展开后呈披针形或卵状披针形，长 3～12 cm，宽 2～5 cm，先端渐尖，基部楔形下延，全缘或波状；上表面绿色，下表面灰绿色，两面光滑；气微，味极苦。

【化学成分】

（1）主要化学成分。

二萜内酯类：穿心莲地上部分和叶以二萜内酯类化合物为主，如穿心莲内酯、穿心莲内酯苷、异穿心莲内酯、去氧穿心莲内酯、脱水穿心莲内酯、新穿心莲内酯及其衍生物等。

黄酮类：黄酮类化合物大多数位于根中，如 5 - 羟基 - 7,8 - 二甲氧基二氢黄酮、5,7,8 - 三甲氧基二氢黄酮、芹菜素、木樨草素、异高黄芩素、黄芩新素、1,8-dihydroxy-3,7-dimethoxy-xanthone 等。

（2）苯丙素类及环烯醚萜类。

苯丙素类：如反式肉桂酸、4 - 羟基 - 2 - 甲氧基肉桂醛、对羟基桂皮酸、咖啡酸、阿魏酸、绿原酸、andrographidoid A/B/C/D、五加苷、5 - 咖啡酰基奎宁酸等。

环烯醚萜类：如表哈帕苷、procumbide、curvifloruside F、andrographidoid E、6-epi-8-O-acetylharpagide、teuhircosid 等。

（3）其他。

生物碱类，如鸟嘌呤核苷、尿嘧啶核苷；甾醇类如胡萝卜苷、β - 谷甾醇等；酚苷类，如 2,6 - 二甲氧基 - 4 - 羟基苯基 - 1 - O - β - D - 葡萄糖苷；四甲基环己烯类，如 roseoside、citroside B；有机酸类，如草酸、富马酸单乙酯、原儿茶酸等。

部分化合物分子结构图如下：

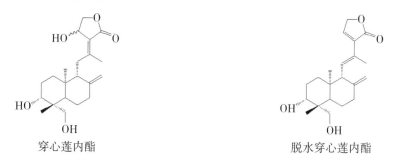

穿心莲内酯　　　　　　　　　　脱水穿心莲内酯

【现代药理与毒理研究】

（1）抗菌活性。穿心莲联合抗菌药物使用对铜绿假单胞菌、大肠埃希菌、金黄色葡萄球菌、凝固酶阴性葡萄球菌、白色念珠菌、链球菌等临床常见致病菌有较好的抑制作用。

（2）其他作用。穿心莲内酯（andrographolide）是穿心莲的主要有效成分之一，具有抗炎、抗肿瘤、抗病毒、抗 HIV、免疫调节和保肝等广泛的药理活性[1]。

【传统功效、民间与临床应用】味苦，性寒；归心、肺、大肠、膀胱经；清热解毒，凉血，消肿；用于治疗感冒发热、咽喉肿痛、口舌生疮、顿咳劳嗽、鼻窦炎、中耳炎、结膜炎、胃火牙痛、湿热黄疸、泄泻痢疾、热淋涩痛、丹毒、痈肿疮疡、湿疹、蛇虫咬伤、烫火伤。内服煎汤，6～9 g；研末，每次 0.6～3 g，装胶囊吞服或开水送服。外用适量，捣烂或制成软膏涂敷患处；或水煎滴眼、耳。

【使用注意】阳虚证及脾胃虚弱者慎服。

【黎医用药】全草适量，水煎内服，用于急性痢疾、胃肠炎等各种急性炎症；煎汁外涂或研磨调敷患处，用于痈疖疔疮、烫火伤。

参考文献

[1] 张晓，唐力英，吴宏伟，等. 穿心莲现代研究进展 [J]. 中国实验方剂学杂志，2018，24（18）：222-234.

粗叶榕

【黎药名】千哥顿。

【别名】佛掌榕、大青叶、丫枫小树、五指牛奶、五指毛桃。

【来源】桑科 Moraceae 粗叶榕 *Ficus hirta* Vahl. 的干燥根。

【产地】产于中国江西、湖南、贵州、云南、福建、广东、广西、海南等地区，常见于村寨附近旷地或山坡林边；在印度及东南亚地区也有分布。

【植物形态】多年生小乔木或灌木状；小枝被刚毛。叶互生，纸质，长椭圆状卵形或宽卵形，长 10～25 cm，具细锯齿，不裂或 3～5 深裂，先端尖或渐尖；基部圆、浅心形或宽楔形，腹面疏生平伏硬毛，背面被开展柔毛，沿主脉和侧脉被刚毛，侧脉 4～7 对；叶柄长 2～8 cm，托叶卵状披针形，长 1～3 cm，膜质，红色，被柔毛。榕果成对腋生或生于落叶枝上，球形或椭圆状球形，被刚毛，无柄或近无柄，直径 1～1.5 cm。幼时顶部苞片脐状，基生苞片卵状披针形，长 1～3 cm，膜质，红色，被柔毛。雌花榕果球形，雄花及瘿果卵球形，无柄或近无柄，直径 1～1.5 cm，幼时顶部苞片脐状，基生苞片早落，卵状披针形，被平伏柔毛；雄花生于榕果内壁近口部，具梗，花被片 4；披针形，红色，雄蕊 2～3，花药长于花丝；瘿花花被片 4，花柱短，侧生，柱头漏斗形；雌花生雌株榕果内，花被片 4，花柱贴生于侧微凹处，细长，柱头棒状，瘦果椭圆状球形，光滑（图 18，见附录三）。

【采收加工】全年均可采收，洗净，切片，晒干。

【药材性状】根略呈圆柱形，有分枝，长短不一，直径 0.2～2.5 cm；表面灰棕色或褐色，有纵皱纹，可见明显的横向皮孔及须根痕；部分栓皮脱落后露出黄色皮部；质坚硬，难折断，断面呈纤维性。饮片常厚 1～1.5 cm，皮薄，木部呈黄白色，有众多同心环，可见放射状纹理，皮部与木部易分离。气微香，味甘。

【化学成分】

（1）香豆素类：香豆素类化合物在粗叶榕中广泛存在，是其主要活性成分，其中，补骨脂素及佛手柑内酯是粗叶榕最有价值的质量评价指标。其他有异补骨脂内酯、伞形花内酯、花椒醇、水合橙皮内酯、紫花前胡苷元、5－甲氧基－4,2′－环氧－3－（4,5′－二羟基苯基）－角型吡喃香豆素等。

（2）黄酮类：粗叶榕富含黄酮类成分，如紫云英苷、5,3′,4′－三羟基－3,7－二甲氧基黄酮、环桑根皮素、柚皮素及其衍生物、小麦黄素、槲皮素及其衍生物、牡荆苷、木樨草素及其衍生物等。

（3）萜类：β－香树脂醇、齐墩果酸及其衍生物、α－香树脂醇、熊果酸、羽扇豆醇、吐叶醇、去氢催吐萝芙木醇、淫羊藿苷 B2、二氢红花菜豆酸等。

（4）挥发类：粗叶榕具有香气，含有香草醛、香草酸、对羟基苯甲酸、丁香酸、榕树葡萄糖苷、楝叶吴萸素 B 等成分。

（5）其他：钙、镁、铜、锰、铁等微量矿物质元素及氨基酸、糖类等成分。

部分化合物分子结构图如下：

补骨脂素   佛手柑内酯

【现代药理与毒理研究】具有镇咳、祛痰、平喘等药理作用。

【传统功效、民间与临床应用】味甘、微苦，性平；祛风除湿、祛瘀消肿；用于治疗风湿痿痹、腰腿痛、痢疾、水肿、带下、瘰疬、跌打损伤、经闭、乳少。内服煎汤，30～60 g，或浸酒；外用煎水洗，或研末调敷。

【黎医用药】根 10～20 g，水煎内服，用于神经衰弱、产后少乳、白带过多、跌打损伤。

参考文献

［1］叶童，石瑞娟，吴易武，等. 五指毛桃的化学成分和药理活性研究进展［J］. 广东药科大学学报，2019，35（4）：591－596.

长春花

【黎药名】雅变补。

【别名】日日春、日日草、日日新。

【来源】夹竹桃科 Apocynaceae 长春花 *Catharanthus roseus*（L.）G. Don 全草。

【产地】常种植于中国华南、西南、中南及华东等地区；在世界其他热带和亚热带地区也有种植。

【植物形态】多年生半灌木，略有分枝，高达 60 cm，有水液，全株无毛或仅有微毛。茎近方形，有条纹，灰绿色；节间长 1～3.5 cm。叶膜质，倒卵状长圆形，长 3～4 cm，宽 1.5～2.5 cm，先端浑圆，有短尖头，基部广楔形至楔形，渐狭而成叶柄；叶脉在叶面扁平，在叶背略隆起，侧脉约 8 对。聚伞花序腋生或顶生，有花 2～3 朵；花萼 5 深裂，内面无腺体或腺体不明显，萼片披针形或钻状渐尖；花冠红色，高脚碟状，花冠筒圆筒状，内面具疏柔毛，喉部紧缩，具刚毛；花冠裂片宽倒卵形，长和宽约 1.5 cm；雄蕊着生于花冠筒的上半部，但花药藏于花喉之内，与柱头离生。蓇葖双生，直立，平行或略叉开。外果皮厚纸质，有条纹，被柔毛。种子黑色，长圆状圆筒形，两端截形，有颗粒状小瘤（图 19，见附录三）。

【采收加工】9 月下旬至 10 月上旬采收，选晴天收割地上部分，先切除植株茎部木质化硬茎，再切成长约 6 cm 的小段，晒干。

【药材性状】全草长 30～50 cm。主根圆锥形，略弯曲。茎枝绿色或红褐色，类圆柱形，有棱，折断面纤维性，髓部中空。叶对生，皱缩，展平后呈倒卵形或长圆形，长 3～6 cm，宽 1.5～2.5 cm，先端钝圆，具短尖，基部楔形，深绿色或绿褐色，羽状脉明显；叶柄甚短。枝端或叶腋有花，花冠高脚碟形，长约 3 cm，淡红色或紫红色。气微，味微甘、苦。

【化学成分】

(1) 生物碱类。生物碱类成分为长春花的主要活性成分，多以长春碱、长春新碱的硫酸盐形式应用于临床治疗肿瘤。

二聚吲哚生物碱类：如长春碱、环氧长春碱、长春新碱、长春罗定、长春西碱、羟基长春碱、去乙酰长春碱、长春花双胺、去甲长春碱、脱水长春碱等。

单吲哚生物碱类：如长春质碱、长春文碱、可利文蔓、文考灵、阿吗碱、文多尼定碱、二氢文多尼宁碱、荷哈默辛、洛柯辛碱、去乙酰文多灵碱、利血平等。

其他生物碱类：它波宁、凯瑟罗新碱、长春花拉胺、文可宾碱、高马哉碱、文可林宁、高马灵碱、甲基长春花拉胺、维卡罗定碱等。

(2) 黄酮类。分布于长春花各部位中如牵牛花色素、锦葵色素、报春色素、松香素、槲皮素及其衍生物、山奈酚及其衍生物等。

(3) 其他。

新酚类：种子中含量最多，如 3-O-咖啡酰氧基奎宁酸、4-O-咖啡酰氧基奎宁酸、β-谷甾醇、3-表白桦脂酸、catharanthusopimaranoside A/B 等。

萜烯类：如柠檬烯、α-红没药醇、茉莉酸甲酯、顺式-茉莉酮、2-苯乙醇、苯乙醛、反式-2-辛烯醛等[1]。

部分化合物分子结构图如下：

长春碱　　　　　　　　　长春质碱　　　　　　　它波宁

【现代药理与毒理研究】

（1）降血糖、降血脂、降血压。长春花叶提取物有显著的抗糖尿病活性，这种作用可能与延长介导增强胰岛素分泌的 β - 细胞的胰岛或通过胰外机制有关。

（2）抗肿瘤。去甲长春碱联合顺铂治疗非小细胞肺癌疗效好，耐受性佳。

（3）预防脑梗死。长春花提取物可改善脑缺血大鼠血液流变学及抗氧化能力。

（4）毒副作用。长春花生物碱均有毒性。目前临床上的长春碱在治疗过量时，可使多种实验动物白细胞减少，导致骨髓损耗、恶心，引起脱发、腹泻、便秘、手脚麻痹、头疼等，严重时甚至可引起局部肿瘤疼痛。

【传统功效、民间与临床应用】味苦，性寒，有毒；解毒抗癌、清热平肝；用于治疗多种癌肿、高血压病、痈肿疮毒、烫伤。内服煎汤，5 ～10 g，或将提取物制成注射剂静脉注射；外用捣敷，或研末调敷。

【使用注意】长春花提取物因有毒副作用，在静脉注射时须在医师指导下使用。

【黎医用药】全草 6 ～ 9 g，水煎内服，用于高血压、戒烟、戒槟榔。

参考文献

［1］杨莹莹，张广晶，徐雅娟，等. 长春花化学成分研究进展［J］. 世界中医药，2014，9（7）：955 - 957，960.

长花龙血树

【黎药名】姆帮。

【别名】槟榔青、不才树、竹木参。

【来源】百合科 Asparagaceae 长花龙血树 Dracaena angustifolia Roxb. 的树脂。

【产地】产于中国海南、台湾和云南，见于较低的林中或灌丛下干燥的沙土上；在东南亚地区广泛分布。

【植物形态】多年生常绿灌木，高达 3 m。茎有分枝或稍分枝，环状叶痕稀疏，皮灰色。叶疏生茎上部或近顶端，线状倒披针形，长 20 ～30 cm，宽 1.5 ～3 cm，中脉在中部以下明显，基部渐窄成柄状；叶柄长 2 ～6 cm。圆锥花序长 30 ～50 cm，花序轴无毛；花

2～3簇生或单生，绿白色；花梗长7～8 mm，关节位于上部或近顶端；花被圆柱状，长1.9～2.3 cm，花被片下部合生成筒，筒长7～8 mm，裂片长1.1～1.6 cm；花丝丝状，花药长2～3 mm；花柱长为子房的5～8倍。浆果直径0.8～1.2 cm，成熟时橘黄色。种子1～2（图20，见附录三）。

【采收加工】采收果实，置蒸笼内蒸煮，使树脂渗出；或取果实捣烂，置布袋内，榨取树脂，然后煎熬成糖浆状，冷却凝固成块状。亦有将茎砍破或钻若干小孔，使树脂自然渗出，凝固而成。

【药材性状】呈不规则块状，大小不一；精制品呈片状。表面紫色，具光泽，局部有红色粉尘黏附。质硬，易碎；断面平滑，有玻璃样光泽。气无，味微涩，嚼之有粘牙感。

【化学成分】

（1）黄酮类：如 tazettone H、（2R）–3′,7–二羟基–5′,5–二甲氧基–8–甲基异黄酮、（2R）–4′,7–二羟基–3′,5–二甲氧基–8–甲基异黄酮、4′,5–二羟基–7–甲氧基–8–甲基黄烷等。

（2）木脂素类：如 augudracanolide A、（–)-syringaresinol、（＋)-syringaresinol、de-4′-O-methylyangambin、浙贝素等。

（3）萜类：如异黑麦草内酯、euscaphihc acid 等。

（4）其他：酰胺类，如 aurantiamide acetate、trans-N-p-coumaroyltyramine 等；生物碱类，如 1-H-indole-3-aldehyde 等；甾醇类，如 β–谷甾醇；香烃衍生物类，如 3–羟基–1–（4–羟基–3,5–二甲氧基苯基）–1–丙酮、dibutyl terephthalate、甘露醇、十八烷酸等。

部分化合物分子结构图如下：

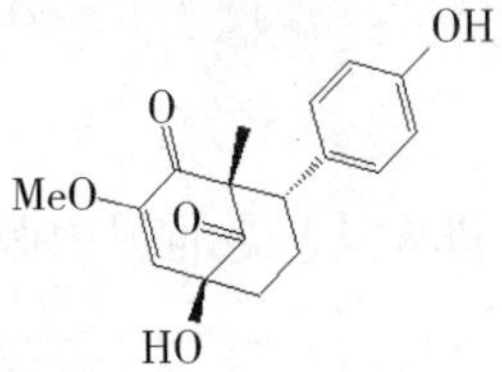

tazettone H 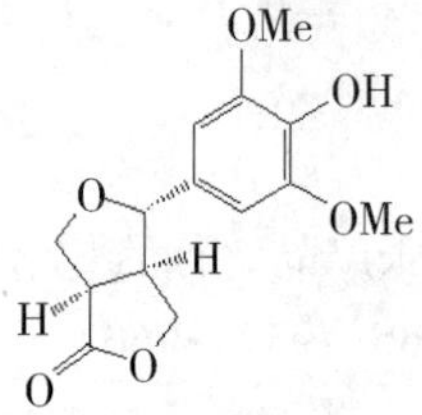　　　　浙贝素

【现代药理与毒理研究】长花龙血树提取物具有一定的抗炎活性、抗氧化活性和α–葡萄糖苷酶抑制活性[1]。

【传统功效、民间与临床应用】味甘、咸，性平，有小毒；散瘀定痛、止血、生肌敛疮；用于治疗跌打损伤、内伤瘀痛、痛经、产后瘀阻腹痛、外伤出血不止、瘰疬、臁疮溃久不合及痔疮。内服研末，1～1.5 g，或入丸剂；外用适量，研末调敷或入膏药内敷贴。

【黎医用药】枝20～30 g，水煎内服，用于治疗骨质增生、哮喘、过敏性鼻炎、风湿关节炎。酒服用于治疗内伤，或泡酒后外擦患处。叶适量，水煎内服，用于治疗肚子疼痛。

参考文献

[1] 赵婷. 长花龙血树的化学成分及其药理活性研究 [D]. 海口：海南师范大学，2020.

赪 桐

【黎药名】托卡步。

【别名】朱桐、红顶风。

【来源】为唇形科 Lamiaceae 赪桐 *Clerodendrum japonicum*（Thunb.）Sweet 的根和叶。

【产地】产于中国广东、广西、海南、江苏、浙江、江西、湖南、四川、贵州、云南、西藏、福建、台湾等地区，见于山谷、溪边或疏林中或种植；在印度、中南半岛、马来西亚、日本等也有分布。

【植物形态】多年生灌木，高达 4 m。小枝被柔毛或近无毛。叶心形，长 8 ～35 cm，先端尖，基部心形，疏生尖齿，腹面疏被柔毛，脉基被较密锈色柔毛，背面密被锈黄色盾状腺体；叶柄长 0.5 ～15 cm，密被黄褐色柔毛。圆锥状二歧聚伞花序，长 15 ～34 cm；苞片宽卵形或线状披针形，小苞片线形；花萼红色，疏被柔毛及盾状腺体，长 1 ～1.5 cm；花冠常红色，裂片长圆形，长 1 ～1.5 cm。核果近球形，直径 0.7 ～1 cm，蓝黑色，宿萼裂片反折呈星状（图 21，见附录三）。

【采收加工】全年可采，洗净切碎鲜用或晒干。

【药材性状】根呈圆柱形，稍弯曲。表面黄褐色，有支根痕及圆点状凹陷的砂眼。质坚硬；横切面皮部灰黄色，木部淡黄色至类白色，具细密放射状纹理及小孔。叶皱缩、易碎。上表面深绿色，背面白色。单叶对生，有黄褐色短柔毛。叶片圆心形，基部心形，边缘有疏短尖齿，表面被疏状毛。叶脉基部具较密的白色短柔毛，背面密被白色圆形腺体。气微，味微苦、涩。

【化学成分】

赪桐的化学成分主要有甾体和黄酮类化合物：如 7α - 羟基丁香脂醇、（ - ）- 氧树脂醇、细胞松弛素 O、（6R, 9S）- 3 - 氧代 - α - 紫罗兰醇、9-epi-blumenol B、（ - ）-medioresino、2″, 3″-O-acetylmartyonside、2″-O-acetylmartyonside、martinoside、monoacetyl martinoside、9-epi-blumenol B、（6R, 9S）和（ - ）-dehydrovomifoliol 等[1]。

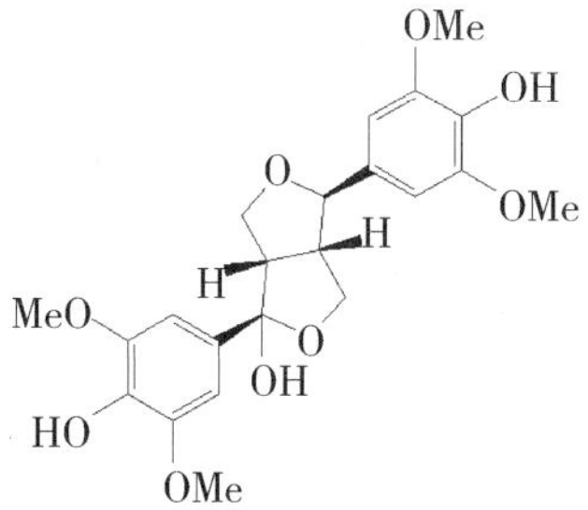

7α - 羟基丁香脂醇

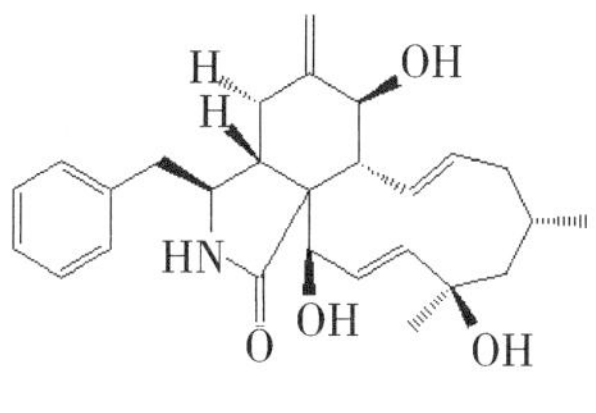

9-epi-blumenol B

【现代药理与毒理研究】具有抗炎、抗氧化、抗肿瘤等药理作用[1]。

【传统功效、民间与临床应用】根入药，味甘，性凉；清肺热、利小便、止血；用于治疗肺热咳嗽、热淋小便不利、咳血、尿血、痔疮出血、风湿骨痛；内服煎汤，15～30 g，鲜品加倍，或研末。叶入药，味辛、甘，性平；祛风、散瘀、解毒消肿；用于偏头痛、跌打瘀肿、痈肿疮毒；外用捣敷，或研末调敷。

【黎医用药】根30～60 g，用于跌打损伤、风湿麻木、脱肛、子宫脱垂。

参考文献

[1] 张树琳. 赪桐和星宿菜的化学成分及其抗肿瘤活性研究［D］. 桂林：广西师范大学，2018.

大车前

【黎药名】虾白草。

【别名】车轮菜、钱贯草、蟾蜍草。

【来源】车前科 Plantaginaceae 大车前 *Plantago major* Linn. 的干燥全草或种子。

【产地】在中国大部分地区都有分布，见于草地、草甸、河滩、沟边、沼泽地、山坡、路旁、田边或荒地；在世界其他各地也有分布。

【植物形态】二年生或多年生草本。须根多数，根茎粗短。基生叶呈莲座状，草质、薄纸质或纸质，宽卵形或宽椭圆形，长 3～18 cm；先端钝尖或急尖，边缘波状、疏生不规则牙齿或近全缘；两面疏生短柔毛或近无毛，脉常 5～7 条；叶柄长 3～10 cm，基部鞘状，常被毛。穗状花序 1 至数个，细圆柱状，3～20 cm，基部常间断；花序 5～18 cm，被短柔毛或柔毛；苞片宽卵状三角形，无毛或先端疏生短毛，龙骨突宽厚；花无梗；花萼裂片先端圆，无毛或疏生短缘毛，边缘膜质；花冠白色，无毛，花冠筒等长或稍长于萼片，裂片披针形或窄卵形，花后反折；雄蕊着生花冠筒内面近基部，与花柱明显外伸，花药初常为淡紫色，干后变淡褐色。蒴果近球形、卵球形，长 2～3 mm，于中部或稍低处周裂。种子卵圆形椭圆形或菱形，长 0.8～1.2 mm，具角，腹面隆起或近平坦（图 22，见附录三）。

【采收加工】当种子陆续成熟，将果穗割回，晒干，脱粒，簸去杂质，晾干；在6—8月割全草，阴干，除去杂质。

【药材性状】具短而肥的根状茎，并有须根。叶片卵形或宽卵形，长 6～10 cm，宽 3～6 cm，先端圆钝；基部圆或宽楔形，基出脉 5～7 条。穗状花序排列紧密。蒴果椭圆形，周裂，萼宿存。气微香，味微苦。

【化学成分】

（1）主要有效成分。

黄酮及其苷类：如芹菜素、木樨草素、6-羟基木樨草素、木樨草苷、高车前素、高车前苷、黄芩素、黄芩苷、槲皮素、芦丁、金丝桃苷、车前子苷等。

苯乙酰咖啡酰糖酯类：如车前草苷 E、大车前苷、洋丁香酚苷、异角胡麻苷、chlorogenic acid 等。

多糖类：车前子胶是一种酸性多糖衍生物，由 D - 木糖、L - 阿拉伯糖、D - 半乳糖酸、L - 鼠李糖、D - 半乳糖以 15∶3∶4∶2∶0.4 的分子比结合而成，其也是车前子主要有效成分。山梨醇是车前属主要的糖类[1]。

（2）其他。

环烯醚萜及其苷类：如桃叶珊瑚苷、京尼平苷酸、山萝花苷、美利妥双苷、地黄苷 D、大车前苷、10 - 羟基大车前草苷、车叶草苷、栀子酮苷等。

三萜及甾体类：如熊果酸、齐墩果酸、β - 谷甾醇、β - 谷甾醇棕榈酸酯、胡萝卜苷、豆甾醇、豆甾醇棕榈酸酯、菜油甾醇等。

酚类：如没食子酸、没食子酰基多酚类化合物等。

挥发油类：主要为酮类、烷烃类、醇类、酚类、醚类、烯烃类。

其他：如生物碱 indicain、plantagonin、维生素 B、胡萝卜素、类胡萝卜素、维生素 C、dehydroscorbic 酸、反丁烯二酸、香草酸、苯甲酸、对羟基苯甲酸等。

部分化合物分子结构图如下：

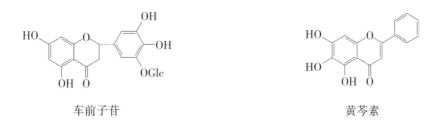

车前子苷　　　　　　　　　　　　　黄芩素

【现代药理与毒理研究】

（1）抗肿瘤作用。大车前苷在体外可通过抑制 MMP-9 的活性来抑制肿瘤细胞的迁移和侵袭能力。在体内，其抑制 MMP-9 活性减少血管生成以抗肿瘤。

（2）其他作用。大车前是有效的伤口愈合剂，以及抗溃疡、抗糖尿病、抗腹泻、抗炎、抗菌和抗病毒剂。它还抗疲劳，是抗氧化剂和自由基清除剂[1]。

【传统功效、民间与临床应用】全草入药，味甘，性寒；归肝、肾、膀胱经；清热利尿、凉血、解毒；用于治疗热结膀胱、小便不利、淋浊带下、暑湿泄泻、衄血、尿血、肝热目赤、咽喉肿痛、痈肿疮毒；内服煎汤，干品15～30 g，鲜品 30～60 g 或捣汁服；外用适量，煎水洗、捣烂敷或绞汁涂。种子入药，味甘、淡，性微寒；归肺、肝、肾、膀胱经；清热利尿、渗湿止泻、明目、祛痰；用于小便不利、淋浊带下、水肿胀满、暑湿泻痢、目赤障翳、痰热咳喘；内服煎汤，5～15 g，包煎，或入丸、散；外用适量，煎水洗或研末调敷。

【使用注意】虚滑精气不固者禁用全草；阳气下陷、肾虚遗精及内无湿热者禁服种子。

【黎医用药】全草适量，水煎内服，用于肾虚腰痛、百日咳、高血压；与适量陈皮配伍，水煎内服，用于感冒咳嗽。

参考文献

[1] 杨亚军，周秋贵，曾红，等. 车前草化学成分及新生物活性研究进展 [J]. 中成药，2011，33（10）：1771 - 1776.

大血藤

【黎药名】麦凤龙。

【别名】红藤、红皮藤。

【来源】木通科 Lardizabalaceae 大血藤 *Sargentodoxa cuneata*（Oliv.）Rehd. et E. H. Wilson 的干燥藤茎。

【产地】产于中国华南、华中等地区，常见于山坡灌丛、疏林和林缘；在中南半岛北部（老挝、越南北部）也有分布。

【植物形态】多年生落叶木质藤本，全株无毛；当年枝条暗红色，老树皮有时纵裂；常三出复叶。叶柄长 3 ～12 cm；小叶革质，顶生小叶近棱状倒卵圆形，长 4 ～12.5 cm，宽 3 ～9 cm，先端急尖，基部渐狭成短柄，全缘；侧生小叶斜卵形，干时常变为红褐色，比顶生小叶略大，无小叶柄。总状花序长 6 ～12 cm，雄花与雌花同序或异序，同序时，雄花生于基部；花梗细；苞片 1 枚，先端渐尖；萼片 6，花瓣状，顶端钝；花瓣 6 片，小；雄蕊长 3 ～4 mm；退化雄蕊长约 2 mm，先端较突出，不开裂；雌蕊多数，螺旋状生于卵状突起的花托上，子房瓶形；退化雌蕊线形。浆果近球形，直径约 1 cm，成熟时黑蓝色。种子卵球形，长约 5 mm，基部截形，黑色，光亮，平滑；种脐显著（图 23，见附录三）。

【采收加工】秋、冬二季采收，除去侧枝，截段，干燥。

【药材性状】茎呈圆柱形，略弯曲，长 30 ～60 cm，直径一般为 1 ～3 cm。表面灰棕色，粗糙；外皮常呈鳞片状剥落，剥落处显暗红棕色，有的可见膨大的节及略凹陷的枝痕或叶痕。质硬，断面皮部红棕色，向内嵌入木部。木部黄白色，有多数细孔状导管，射线呈放射状排列。气微，味微涩。

【化学成分】

（1）苯丙素类：主要化学成分，含量丰富，如 N -（对羟基苯乙基）阿魏酸酰胺、阿魏酰酪胺、阿魏酸对羟基苯乙醇酯、绿原酸、二氢愈创木脂酸等。

（2）木质素：如绿原酸乙酯、野菰苷等。

（3）酚酸类：如原花青素、红景天苷、香草酸、没食子酸、丁香酸、丁香酸葡萄糖苷、毛柳苷、3 - O - 咖啡酰奎宁酸等。

（4）三萜类：如崩大碗酸、齐墩果酸、胡萝卜苷和 β - 谷甾醇等。

（5）挥发类：如 δ - 荜澄茄烯、α - 杜松醇、δ - 杜松醇等。

（6）其他：蒽醌类和黄酮类，如大黄素、大黄素甲醚、大黄酚、紫罗兰酮苷等。

部分化合物分子结构图如下：

绿原酸   二氢愈创木脂酸

【现代药理与毒理研究】

（1）抗炎和镇痛作用。大血藤醇提物能显著减轻二甲苯所致的小鼠耳郭肿胀度，能显著提高小鼠痛阈值。此外，其显著提高兔肝脏局部创面损伤出血的记分分值。

（2）抗菌作用、抗病毒作用。大血藤药液对金黄色葡萄球菌和枯草芽孢杆菌具有抑菌活性。大血藤所含的两个活性三萜皂苷类化合物 rosamultin 和 kajiehigoside F1，都表现出较强的溶血功能和抗病毒活性。

（3）抗肿瘤、免疫调节作用。大血藤中绿原酸、N－（对－羟基苯乙基）阿魏酸酰胺对人慢性髓性白血病 K562 细胞有抑制作用。大血藤具有的免疫抑制作用，可能与大血藤影响巨噬细胞的活性，进而影响一些细胞因子的分泌有关[1-3]。

【传统功效、民间与临床应用】味苦，性平；归大肠、肝经；清热解毒、活血、祛风止痛；用于治疗肠痈腹痛、痢疾、热毒疮疡、经闭、乳痈、痛经、跌扑肿痛、风湿痹痛。内服煎汤，9 ～ 15 g，或酒煮、浸酒；外用捣烂敷患处。

【使用注意】孕妇慎服。

【黎医用药】干燥根 15 ～ 20 g，水煎或酒浸内服，用于麻木瘫痪、肢节疼痛；藤茎、叶配伍用于闭经、痛经、风湿痹痛、肠胃炎等。

参考文献

［1］张莹莹，李诒光，季巧遇，等. 大血藤现代研究进展［J］. 亚太传统医药，2018，14（11）：81－84.

［2］廖娜，黄光伟，唐红艳，等. 大血藤醇提物抗炎镇痛和止血活性研究初探［J］. 广西植物，2021，41（7）：1120－1125.

［3］赵秀梅，柯洪琴，于慧斌. 大血藤药理作用与临床应用研究进展［J］. 中医药导报，2014，20（11）：41－43.

大　管

【黎药名】岗彦。

【别名】野黄皮。

【来源】芸香科 Rutaceae 大管 *Micromelum falcatum*（Lour.）Tanaka 的根或叶。

【产地】产于中国广东、海南、广西、云南等地区，常见于山地阳光充足的灌木丛中或阴生林中、树边及路旁；在越南、老挝、柬埔寨、泰国也有分布。

【植物形态】多年生小乔木或灌木状，高达 3 m。复叶具 5 ~ 11 片小叶，小叶卵形、卵状椭圆形或镰状披针形，长 4 ~ 9 cm，宽 2 ~ 4 cm，先端长渐尖，基部圆或楔形，背面密被毛，疏生锯齿或浅波状，侧脉 5 ~ 7 对。小叶柄长 3 ~ 7 mm。伞房状聚伞花序顶生，多花；花白色；花萼浅杯状，裂片宽三角形，长不及 1 mm；花瓣长圆形，长 3 ~ 4 mm，被长毛，盛花时反卷；雄蕊 10，长短相间；子房密被长毛，花柱较子房长，花盘细小。浆果椭圆形或倒卵形，长 0.8 ~ 1 cm，熟时朱红色，疏生透明油腺点。种子 1 ~ 2 粒（图 24，见附录三）。

【采收加工】全年均可采挖，洗净，切片晒干。叶鲜用或晒干。

【药材性状】根圆柱形，有分支，淡黄色。叶皱缩，小叶展平后呈镰刀状披针形；腹面黄绿色，背面灰绿色，极不对称，边缘具锯齿；叶柄、叶脉均被扩展的短柔毛。气微，味辛。

【化学成分】

（1）主要化学成分。

香豆素类：根中含小芸木宁及脱水长叶九里香内酯、九里香亭、mupanidin；叶含 microminutinin、6-methoxymicrominutinin 等化合物。

生物碱类：如月橘烯碱、5, 6-pyranoglycozoline 等。

（2）其他。

苯丙酸衍生物类化合物，如 3, 4-dihydro-1, 2-secomicrominutinin methylester、3, 4-dihydro-1, 2-secomicrominutinin 等[1]。

部分化合物分子结构图如下：

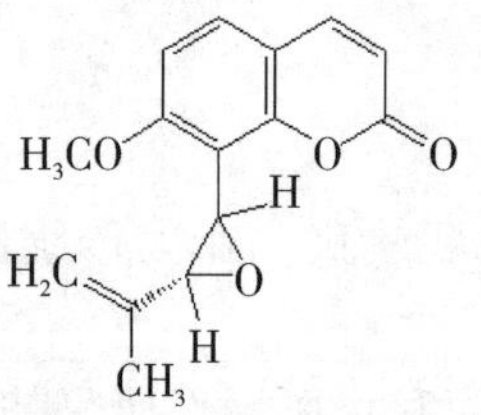

脱水长叶九里香内酯 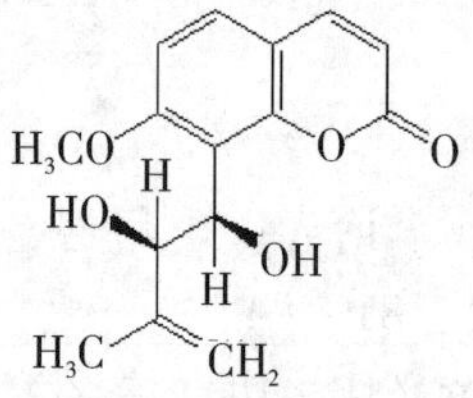　　　　　　　　　　九里香亭

【现代药理与毒理研究】

抗炎活性。大管叶提取物和其所含的香豆素成分可抑制促炎症介质 NF-κB 诱导和一氧化氮产生[1]。

【传统功效、民间与临床应用】味苦、辛，性温；活血行气，散瘀止痛；用于胸痹、跌打肿痛、骨折、扭伤、风湿痹痛、喉痛、毒蛇咬伤。内服煎汤，根 9 ~ 15 g，叶 6 ~ 12 g，或浸酒；外用适量，研末酒炒敷。

【黎医用药】根或叶适量，水煎内服，用于跌打损伤等。

参考文献

[1] 黄永中. 大管化学成分及其生物活性的研究 [D]. 重庆：重庆大学，2012.

大　青

【黎药名】雅枫能。

【别名】路边青、猪屎青、白花鬼灯笼。

【来源】唇形科 Lamiaceae 大青 *Clerodendrum cyrtophyllum* Turcz. 的新鲜或干燥根、茎叶。

【产地】产于中国河南、安徽、浙江、江西、湖南、湖北、四川、贵州、云南、福建、台湾、广东、广西、海南等地区，常见于平原、丘陵、山地林下或溪谷旁；在朝鲜、越南和马来西亚也有分布。

【植物形态】多年生小乔木或灌木状；高达 10 m。幼枝被柔毛。叶椭圆形或长圆状披针形，长 6～20 cm，先端渐尖或尖，基部近圆，全缘或具圆齿；两面无毛或沿脉疏被柔毛，背面常被腺点；叶柄长 1～8 cm。伞房状聚伞花序，苞片线形；花萼杯状，被黄褐色细绒毛及腺点，长 3～4 mm；花冠白色，疏被微柔毛及腺点，冠筒长约 1 cm，裂片卵形。核果球形或倒卵圆形，蓝紫色，外面被红色宿萼所包（图25，见插图）。

【采收加工】夏、秋季采收，洗净，鲜用或切断晒干。

【药材性状】根呈圆锥形或不规则形，常弯曲或有分枝，表面土黄色，有不规则纵纹，根皮剥离后可见内表面有细条状或点状突起。单叶对生，叶片多破碎或皱褶，完整者展平呈椭圆形或长卵圆形，长 6～20 cm，宽 3～9 cm，上表面黄绿色至棕黄色，下表面色稍浅，顶端渐尖或急尖，基部圆形或宽楔形，全缘，下表面有小腺点；叶脉腹面平坦，背面明显隆起。有时可见伞房状聚伞花序生于枝顶或叶腋。茎质硬而脆，断面纤维性，中央为白色的髓。气微，味微苦。

【化学成分】

（1）主要活性成分。

黄酮类：如山大青苷、3′-甲氧基蓟黄素、3′-甲氧基蓟黄素-4′-葡糖苷等。

糖苷类：如对羟基苯乙醇-β-D-葡萄糖苷、苯乙醇-β-D-葡萄糖苷、4-羟基-2,6-二甲氧基苯基-β-D-葡萄糖苷、类叶升麻苷、丁香树脂酚葡萄糖苷、连翘苷等。

（2）其他类化学成分。

甾体类：如豆甾醇、γ-谷甾醇、赪桐甾醇、赪桐二醇烯酮、22-droclerosterol、β-谷甾醇、stigmasta-5,22,25-trien-3β-ol 等。

三萜类和二萜类：如木栓酮、软木三萜酮、Cyrtophllone A、Cyrtophllone B、teuvincenone F、uncinatone、柳杉酚等。

其他：半乳糖醇、二十五烷、10-羟基脱镁叶绿酸、脱镁叶绿酸、10-羟基脱镁叶绿甲酯、香草酸、没食子酸、琥珀酸、甘露醇、腺苷等[1]。

部分化合物分子结构图如下：

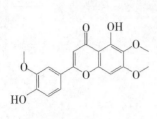

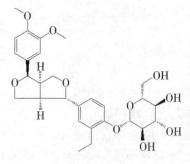

3′-甲氧基蓟黄素   连翘苷

【现代药理与毒理研究】

（1）抗菌作用。大青叶的粗黄酮提取物可显著抑制大肠杆菌、金黄色葡萄球菌和李斯特菌的生长。此外，还具有抗炎作用。

（2）抗病毒作用。大青叶水提物可通过提高人体免疫力而达到抗甲型流感病毒的作用[1-2]。

【传统功效、民间与临床应用】味苦，性寒；归胃、心经；清热解毒、凉血止血；用于治疗外感热病烦渴、咽喉肿痛、口疮、黄疸、热毒痢、急性肠炎、痈疽肿毒、衄血、血淋、外伤出血。内服煎汤，15～30 g，鲜品加倍；外用捣敷，或煎水洗。

【使用注意】脾胃虚寒者慎服。

【黎医用药】地上部分20～30 g，水煎内服，清热解毒，用于流感、急性喉炎、牙周炎、虫蛇咬伤等。

参考文献

［1］李丽君，潘蝶，周康盛，等. 大青木研究进展［J］. 贵州医药，2019，43（3）：369-372.

［2］Nguyen T H, Nachtergael A, Nguyen T M, et al. Anti-inflammatory properties of the ethanol extract from Clerodendrum cyrtophyllum Turcz based on in vitro and in vivo studies［J］. J Ethnopharmacology, 2020, 254：112739.

大尾摇

【黎药名】雅屯暇。

【别名】狗尾虫、狗尾草、全虫草。

【来源】紫草科 Boraginaceae 大尾摇 *Heliotropium indicum* L. 的新鲜或干燥全草。

【产地】产于中国海南、福建、台湾及云南西南部，见于低海拔丘陵、路边、河沿及空旷草地；在世界其他热带及亚热带地区也广布。

【植物形态】一年生草本，高达50 cm。茎粗壮，被开展糙硬毛。叶宽卵形或卵状椭圆形，长 4～10 cm，先端短尖，基部近圆下延至叶柄，叶缘微波状，两面被糙伏毛，疏生长硬毛，侧脉 5～6 对；叶柄长 2～5 cm。镰状聚伞花序穗状，长 10～15 cm。核果近无毛，具微棱（图26，见附录三）。

【采收加工】秋季采收，鲜用或晒干。

【药材性状】叶片多破碎或皱褶，完整者展平呈卵形至卵状矩圆形，长 3～8 cm，稍有毛，先端短尖或渐尖，基部下延至叶柄上。穗状花序顶生或与叶对生，长 3～10 cm，弯曲，花全部生于总轴的一面，最下部的先开放；萼绿色，5 裂；花冠浅蓝色或近白色，管状，喉部秃裸，裂片5，扩展，雄蕊5，内藏；花柱顶生，顶端有一扁圆锥状的盘。可见 2 个卵形小坚果组成的果实。气味特异，味苦。

【化学成分】

全草主要含有生物碱，如印度天芥菜碱、乙酰印度天芥菜碱、印度天芥菜宁碱、凌德草碱、苏匹宁碱、天芥菜碱、毛果天芥菜碱、毛果天芥菜碱－N－氧化物、亥来锐碱。还含印度天芥菜碱－N－氧化物，为该植物抗肿瘤的活性成分。此外，还含正二十六醇、谷甾醇、豆甾醇和恰里拉甾醇[1]。

部分化合物分子结构图如下：

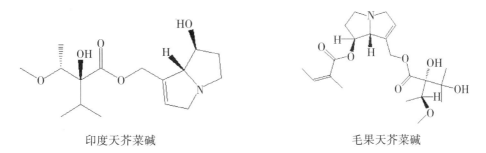

印度天芥菜碱　　　　　　　　　　　　毛果天芥菜碱

【现代药理与毒理研究】

（1）抗肥胖作用。大尾摇可以防止肥胖大鼠体重增加并改善葡萄糖耐量。

（2）抗氧化作用。其他明显提高肝脏中的超氧化物歧化酶和过氧化氢酶的活性及谷胱甘肽的浓度。

（3）降低眼压。大尾摇提取物明显降低急性和慢性青光眼的眼内压，保留了谷胱甘肽水平和谷氨酸浓度。

（4）抑菌作用。不同的大尾摇提取物对不同病原体均表现出较高的抗菌活性。

【传统功效、民间与临床应用】味甘、苦，性寒；清热解毒，利尿；用于治疗肺炎、脓胸、咽痛、口腔糜烂、膀胱结石、痈肿。内服煎汤，15～30 g，鲜品50～100 g，或绞汁蜂蜜调服；外用煎水洗或捣汁含漱。

【使用注意】孕妇慎服。

【黎医用药】全草 10～15 g，水煎内服，用于治疗肺炎、肺脓肿、睾丸炎、口腔糜烂；配伍鱼腥草 30 g，用于治疗中暑呕吐。

参考文献

[1] JAMES L C，WILLIAM B M，HELENA B. Accumulation of alkaloids and their necines in

Heliotropium curassavicum, *H. spathulatum* and *H. indicum* [J]. Phytochemistry, 1982, 21 (11): 2669 – 2675.

单叶蔓荆

【黎药名】海艾。

【别名】海埔姜、白背木耳、蔓荆实、万荆子。

【来源】唇形科 Lamiaceae 单叶蔓荆 *Vitex rotundifolia* L. f. 的干燥果实。

【产地】产于中国台湾、广东、海南、辽宁、福建等地区；在日本、印度、缅甸、泰国、越南、马来西亚、澳大利亚、新西兰等也有分布。

【植物形态】多年生灌木，茎匍匐，节处常生不定根。单叶对生，叶片倒卵形或近圆形，顶端通常钝圆或有短尖头，基部楔形，全缘。圆锥花序顶生，花序梗密被灰白色绒毛；花萼钟形，顶端5浅裂，外面有绒毛；花冠淡紫色或蓝紫色，外面及喉部有毛，花冠管内有较密的长柔毛，顶端5裂，二唇形，下唇中间裂片较大；雄蕊4，伸出花冠外。果实成熟时黑色；果萼宿存，外被灰白色绒毛（图27，见插图）。

【采收加工】成熟果实入药，为蔓荆子。采收后，晒干。

【药材性状】呈球形，直径4～6 mm。表面灰黑色或黑褐色，被灰白色粉霜状茸毛，有纵向浅沟4条，顶端微凹，基部有灰白色宿萼及短果梗。萼长为果实的1/3～2/3，5齿裂，其中2裂较深，密被茸毛。体轻，质坚韧，不易破碎。横切面可见4室，每室有种子1枚。气特异而芳香，味淡、微辛。

【化学成分】

（1）主要活性成分。黄酮类化合物为单叶蔓荆的主要活性成分，包括猫眼草酚D、紫花牡荆素、木樨草素、泽兰黄素、芹素菜、5,4′-二羟基-3,6,7-三甲氧基黄酮、木樨草素-4′-O-葡萄糖苷、当药黄素、5,3′-二羟基-6,7,4′-三甲氧基黄酮等。

（2）其他。如委陵菜酸、2α,3β,23-trihydroxy-olean-12-en-28-oic acid、3′-acetoxy-4′-angeloy-loxy-3′,4′-dihydroseselin 等[1]。

部分化合物分子结构图如下：

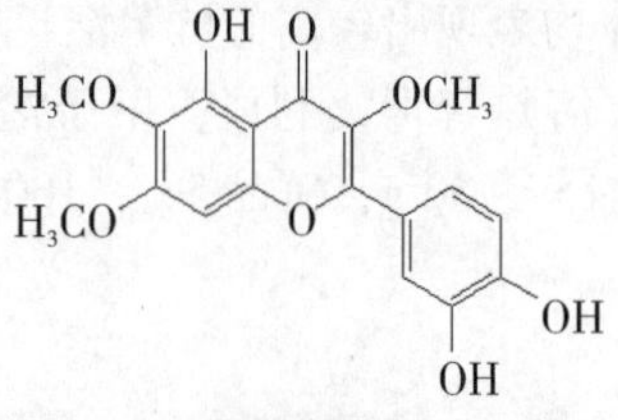

猫眼草酚 D 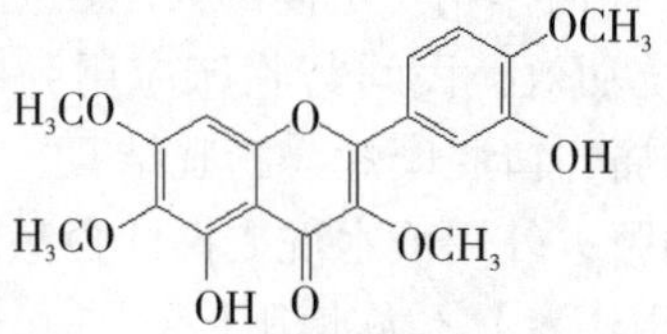   紫花牡荆素

【现代药理与毒理研究】

（1）抗肿瘤作用。所含黄酮类化合物对癌细胞有诱导凋亡和抑制生长的作用。

（2）抗炎、抗菌作用。紫花牡荆素为单叶蔓荆中抗炎的主要活性成分之一。黄酮类化合物具有抑制 T、B 淋巴细胞的增殖作用，而用于治疗免疫性炎症疾病。此外，还具有解热、镇痛作用。

（3）降压及改善微循环作用。单叶蔓荆具有明显的降压作用。单叶蔓荆中的木犀草素、Crysosplenol D、penduletin 及 （2S）－5,3 －二羟基－6,7,4 －三甲氧基二氢黄酮等黄酮类化合物具有显著的血管舒张作用[2]。

【传统功效、民间与临床应用】味辛、苦，性微寒；归膀胱、肝、胃经；疏散风热、清利头目；用于治疗风热感冒头痛、齿龈肿痛、目赤多泪、目暗不明、头晕目眩。内服煎汤，5 ～10 g，或浸酒，或入丸、散；外用：煎汤外洗。

【使用注意】胃虚者慎服。

【黎医用药】干燥叶和茎适量，水煎内服，用于风湿痹痛。干燥种子和叶，各 15 g，水煎内服，用于肠炎。

参考文献

［1］陈怀远，涂林锋，肖春荣，等. 单叶蔓荆子的化学成分研究［J］. 中国中药杂志，2018，43 （18）：3694 －3700.

［2］WANG W Q, YIN Y P, JUN L, et al. Halimane-type diterpenoids from Vitex rotundifolia and their anti-hyperlipidemia activities. ［J］. Phytochemistry，2018，146：56 －62.

淡竹叶

【黎药名】雅宝一。

【别名】山鸡米、金鸡米、迷身草。

【来源】禾本科 Poaceae 淡竹叶 *Lophatherum gracile* Brongn. 的干燥茎叶。

【产地】产于中国海南、广东、广西、江苏、安徽、浙江、江西、福建、台湾、湖南、四川、云南等地区，见于山坡、林地或林缘荫蔽处；在东亚其他地区、东南亚地区也有分布。

【植物形态】多年生草本，须根中部膨大呈纺锤形小块根；秆高 40 ～80 cm，5 ～6 节。叶鞘平滑或外侧边缘具纤毛；叶舌长 0.5 ～1 mm，褐色，背有糙毛；叶片长 6 ～20 cm，宽 1.5 ～2.5 cm，具横脉，有时被柔毛或疣基小刺毛，基部收窄成柄状。圆锥花序长 12 ～25 cm，宽 5 ～10 cm；小穗线状披针形，长 0.7 ～1.2 cm，宽 1.5 ～2 mm，柄极短；颖先端钝，5 脉，边缘膜质，第一颖长 3 ～4.5 mm，第二颖长 4.5 ～5 mm；第一外稃长 5 ～6.5 mm，宽约 3 mm，7 脉，先端具尖头，内稃较短，其后具长约 3 mm 小穗轴；不育外稃向上渐窄小，密集包卷，先端具长约 1.5 mm 的芒。颖果长椭圆形（图28，见附录三）。

【采收加工】夏季未抽花穗前采割，晒干。

【药材性状】全株长 25 ～ 75 cm。茎呈圆柱形，有节，表面淡黄绿色，断面中空。叶鞘开裂。叶片披针形，有的皱缩卷曲，长 5 ～20 cm，宽 1 ～3.5 cm；表面浅绿色或黄绿色；叶脉平行，具横行小脉，形成长方形的网格状，下表面尤为明显。体轻，质柔韧。气微，味淡。

【化学成分】

淡竹叶主要含有黄酮类、三萜类、酚酸类、挥发油类、多糖等成分。

（1）挥发油类。挥发油类成分是其主要活性成分之一，有烯类、醇类，含量较多的为叶绿醇、蒎烯、β-石竹烯、植酮，其次为棕榈酸、α-葎草烯、桉叶油醇、δ-杜松烯、α-杜松醇、龙脑、对伞花烃、α-紫罗兰酮。

（2）黄酮类。黄酮类成分是淡竹叶发挥清热泻火功效的主要物质基础，包含芦丁、槲皮素、槲皮素-3-O-β-D-葡萄糖苷等槲皮素糖苷衍生物、山奈酚、山奈酚-3-O-β-D-芸香糖苷、异鼠李素及其衍生物、5,7,4′-三羟基-6′-甲氧基-异黄酮、5,7,4′-三羟基异黄酮等异黄酮类衍生物等二十种成分[1-2]。

部分化合物分子结构图如下：

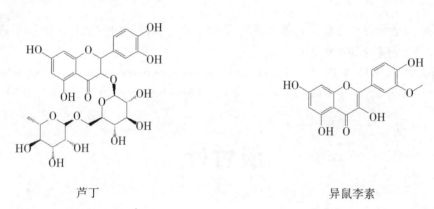

芦丁　　　　　　　　　　　　　　异鼠李素

【现代药理与毒理研究】

（1）抗炎活性。淡竹叶盐（淡竹叶与粗海盐按质量比1:9混合物）能显著增强RAW264.7细胞吞噬能力，抑制一氧化氮释放以及降低TNF-α、IL-1β分泌。

（2）抗病毒作用。淡竹叶乙醇提取物（DZY）抑制体外RSV诱导的一氧化氮产生。在体内，口服DZY可显著降低病毒载量并改善肺组织病变[3]。

（3）抗衰老。多糖为淡竹叶提取物的主要成分，具有显著的抗衰老作用，其机制与增加超氧化物歧化酶、谷胱甘肽过氧化物酶活性，减少丙二醛含量以及增加胸腺、脾脏指数、脑神经元数有关。

（4）对心血管的作用。黄酮对大鼠心肌缺血—再灌注损伤有一定保护作用，其机制可能与增强心肌抗氧化能力及稳定心肌细胞定位和增加超氧化物歧化酶活性有关。

（5）抑菌作用。醇提物对金黄色葡萄球菌、溶血性链球菌、绿脓杆菌、大肠杆菌有一定的抑制作用。

【传统功效、民间与临床应用】味甘、淡，性寒；归心、胃、小肠经；清热泻火，除烦止渴，利尿通淋；用于治疗热病烦渴、小便短赤涩痛、口舌生疮。内服煎汤，6～10 g。

【使用注意】无实火、湿热者慎服，体虚有寒者禁服。

【黎医用药】全草30 g，水煎内服，用于牙龈肿痛、口腔炎、尿道炎等。

参考文献

[1] 杨海军，赵光瑞，石芸，等. 淡竹叶挥发油成分 GC – MS 分析［J］. 食品与药品，2023，25（1）：36 – 39.

[2] 周易，杨丽，党逸云，等. 淡竹叶黄酮类成分的研究［J］. 中成药，2023，45（1）：112 – 118.

[3] CHEN L F et al. Antiviral activity of ethanol extract of Lophatherum gracile against respiratory syncytial virus infection［J］. Journal of ethnopharmacology，2019：242.

地胆草

【黎药名】雅胆敢。

【别名】地胆、土蒲公英、地胆头。

【来源】菊科 Asteraceae 地胆草 *Elephantopus scaber* L. 的新鲜或干燥全草。

【产地】产于中国海南、广东、广西、浙江、江西、福建、台湾、湖南及云南等地区，见于开旷山坡、路旁或山谷林缘；在美洲、非洲、亚洲其他热带地区广布。

【植物形态】多年生草本；根茎平卧或斜升；茎高 20 ～ 60 cm，有时可见二歧分枝，密被白色贴生长硬毛。基生叶花期生存，莲座状，匙形或倒披针状匙形，长 5 ～18 cm；基部渐窄成宽短柄，具圆齿状锯齿。茎生叶少而小，倒披针形或长圆状披针形，向上渐小，叶腹面被疏长糙毛，背面密被长硬毛和腺点。头状花序在枝端束生成球状复头状花序，基部被 3 个叶状苞片所近包；苞片绿色，草质，宽卵形或长圆状卵形，长 1 ～1.5 cm，被长糙毛和腺点；总苞窄，长 0.8 ～1 cm，总苞片绿色或上端紫红色，长圆状披针形，先端具刺尖，被糙毛和腺点；花淡紫或粉红色。瘦果长圆状线形，被柔毛；冠毛污白色，具 5 ～6 刚毛（图 29，见附录三）。

【采收加工】夏、秋采收，去杂质，洗净，晒干或鲜用。

【药材性状】干燥全草根茎短粗，长 1 ～2 cm，粗约 0.5 cm，密被紧贴白绒毛；基生叶多皱缩，黄绿色，匙形或长圆倒披针形，疏被白色长毛，纸质稍柔。茎圆柱形，粗 2 ～3 mm，多剪断，断面中空，茎生叶少而小。有时茎端带有头状花序，花冠多脱落。气香，味苦、微辛。

【化学成分】

（1）倍半萜内酯类。

地胆草因倍半萜内酯类成分而具有强大的抗肿瘤活性，主要包括以下几种类型：

吉玛烷类：如地胆草种内酯、去氧地胆草内酯、地胆草内酯等。

愈创木类：如 deacylcyanaroPicrin、glucozanin C、crepiside E 等。

榄香烷类：如具有抗肝癌细胞活性的 elescaberin 等。

倍半萜酚类：如 curcuphenol、2-butenoic acid 等。

（2）其他类化合物。

三萜类，如无羁萜酮、表无羁萜醇、羽扇豆醇、羽扇豆醇乙酸酯、桦木酸、乌苏酸、

乌苏 – 12 – 烯 – 3β – 十七酸酯等；甾体类，如豆甾醇、豆甾醇 3 – O – β – D – 葡萄糖、β – 谷甾醇和胡萝卜苷；黄酮类，如 triein、香叶木素、木樨草素及其衍生物等；蒽醌类，如大黄素甲醚及 2，5 – 二甲氧基对苯醌；肽类，如二肽衍生物 aurantiamide acetate 等；挥发油类，如十六烷酸、异丙基二甲基四氢萘酚、β – 倍半水芹烯、亚油酸、叶绿醇。

部分化合物分子结构图如下：

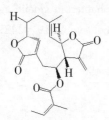
地胆草种内酯

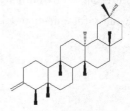
无羁萜酮

【现代药理与毒理研究】

（1）抗肿瘤作用。地胆草提取物可抑制硫氧还蛋白还原酶（TrxR）导致细胞内活性氧积累和氧化还原平衡失调，最终诱导氧化应激介导的癌细胞凋亡。

（2）促性腺激素。地胆草和守宫木联合应用促进了大肠杆菌感染的孕鼠红系发育，并调节了促卵泡激素和促黄体生成素水平。

（3）降血脂。地胆草提取物有降胆固醇作用。

【传统功效、民间与临床应用】味苦，性寒；归肺、肝、肾经；清热泻火、凉血解毒；用于治疗感冒高热、咽喉肿痛、肺热咳喘、目赤、痢疾、痈疮肿毒。内服煎汤，干品 6 ～15 g，鲜品 30 ～60 g，或捣汁；外用捣敷，或煎水熏洗。

【使用注意】寒症者忌用。中毒解救时用红糖煮鸡蛋服用。

【黎医用药】根 15 ～ 20 g，水煎内服，用于治疗肝炎、肝腹水、感冒、流感。叶捣烂外敷，用于治疗毒蛇咬伤。

参考文献

［1］DUAN D Z, et al. Targeting thioredoxin reductase by deoxyelephantopin from Elephantopus scaber triggers cancer cell apoptosis ［J］. Archives of biochemistry and biophysics, 2021, 711：109028 – 109028.

［2］KRESNA D B, et al. The effect of elephantopus scaber extract on histopatology of aorta section in sprague – dawley rats with hypercholestrolemia diet model ［J］. Journal of hypertension, 2021, 39（Suppl 1）：229 – 229.

灯笼草

【黎药名】甘笼被。

【别名】酸浆、鬼灯笼、苦灯笼、黄菇娘。

【来源】茄科 Solanaceae 灯笼草 *Physalis alkekengi var. francheti*（Mast.）Makino 的干燥宿萼或带果实的宿萼。

【产地】在中国大部分地区有分布，见于田间、路旁。

【植物形态】多年生草本，高 45～90 cm，具匍匐的根状茎。茎直立，少分枝，密生短柔毛。叶质较厚，叶片阔卵形或心脏形，长 6～15 cm，宽 4～10 cm，叶端短渐尖，叶基对称心脏形，全缘或具不明显疏齿，上下表面密生柔毛；叶柄长 2～5 cm，密生柔毛。花单生于叶腋，花梗长约 1.5 cm；花萼阔钟形，同花梗密生柔毛，裂片披针形，与筒部几等长；花冠阔钟形，黄色，喉部有紫色斑纹，5 浅裂，裂片近三角形，外表面生短柔毛，边缘有睫毛，花丝及花药蓝紫色。浆果卵球形，直径 1～1.5 cm，熟时黄色，具薄纸质宿萼，被柔毛。种子黄色，圆盘状（图 30，见附录三）。

【采收加工】秋季果实成熟、宿萼呈红色或橙红色时采收，干燥。

【药材性状】略呈灯笼状，长 3～4.5 cm，宽 2.5～4 cm。表面橙红色或橙黄色，有 5 条明显纵棱，棱间有网状细脉纹。顶端渐尖，微 5 裂，中心凹陷有果梗。体轻，质柔韧，中空，或内有棕红色果实。果实球形，多压扁，直径 1～1.5 cm，果皮皱缩，内含种子多枚。气微，宿萼味苦，果实味甘、微酸。

【化学成分】主要化学成分有三萜类化合物乌索酸，黄酮类化合物异樱花素、香蜂草苷，甾体皂苷化合物 6′－十六碳酸酯基－α－菠甾醇－3－O－β－D－葡萄糖苷、十八碳酸酯基－α－波甾醇－3－O－β－D－葡萄糖苷等。

【现代药理与毒理研究】

抗肿瘤作用。灯笼草提取物对多种肿瘤细胞具有抑制作用，其对人肺癌细胞 H661 增殖有明显的抑制作用[1]。

【传统功效、民间与临床应用】味苦，性凉；清热解毒，消炎利水；用于治疗感冒发热、腮腺炎、支气管炎、急性肾盂肾炎、睾丸炎、疱疹、疥疮、疝气痛。内服煎汤，9～15 g；外用捣敷或煎水洗。

【使用注意】无实火、湿热者慎服，体虚有寒者禁服。

【黎医用药】全草 20～25 g，水煎内服，用于治疗颈部淋巴结核、肺热咳嗽。

参考文献

[1] 宋冬雪. 灯笼草抗肿瘤作用研究进展 [J]. 黑龙江医药，2014，27（4）：886-887.

东风桔

【黎药名】雅风迭。

【别名】狗骨簕、山桔簕、酒饼簕。

【来源】芸香科 Rutaceae 东风桔 *Atalantia buxifolia*（Poir.）Oliv. 的干燥根。

【产地】产于中国海南及台湾、福建、广东、广西4个地区的南部，常见于离海岸不远的平地、缓坡及低丘陵的灌木丛中；在菲律宾、越南也有分布。

【植物形态】多年生灌木，高达2.5 m；茎多刺，长达4 cm。单叶，硬革质，有柑橘香气，卵形、倒卵形、椭圆形或近圆形，长2～6 cm，先端圆，凹缺，中脉在叶面稍凸起，侧脉多，近平行；叶缘有弧形边脉，油点甚多；叶柄粗，长1～7 mm。花多朵簇生叶腋；萼裂片及花瓣均5片；花瓣白色，长3～4 mm，雄蕊10，分离，有时少数在基部合生。果球形，稍扁圆形或近椭圆形，直径0.8～1.2 cm；果皮平滑，有稍凸起油腺点，蓝黑色，含胶液，果萼宿存（图31，见附录三）。

【采收加工】全年均可采，洗净，切片晒干。

【药材性状】根呈圆柱形，多分枝，呈不规则弯曲状，长30～50 cm，直径为0.4～1.0 cm。表面棕黄色，外层栓皮易呈纸片状脱落，具支根痕及散在皮孔。质地硬、韧，断面纤维性，皮部棕黄色，木质部较大，黄白色。气微香，味微辛而苦。

【化学成分】

（1）生物碱类：生物碱类为东风桔的主要化学成分，以吖啶酮生物碱为主。

（2）柠檬苦素类：楝烷型降三萜，包含：atalantin、acetylisoepiatalantin、dehydroatalantin、atalantolide、cycloepiatalantin、cycloseverinolide、severinolide、7-isovaleroylcy-cloepiatalantin、6-deacetyl-severinolide 等。

（3）黄酮类：如 4′-O-methyl-atalantoflavone 等。

（4）酰胺类：如 acidissiminin epoxide、asparagine、trans-N-p-coumaroyl tyramine。

（5）香豆素类：如橙皮油内酯、伞形花内酯、7-O-geranylscopoleti、8-geranyl-7-hydroxycoumarin、7 –（6′,7′ – 二羟基 – 3′,7′ – 二甲基 – 2′ – 辛稀氧基）– 香豆素等。

（6）萜类：如 12, 13-epoxy-α-santalene、α – 香树脂醇、羽扇豆醇、无羁萜等。

（7）挥发油类：如脂肪烯醇类、芳香烯醇化合物等。

部分化合物分子结构图如下：

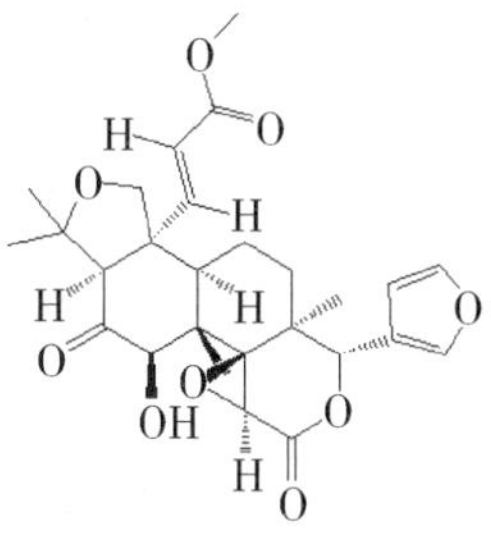

atalantin

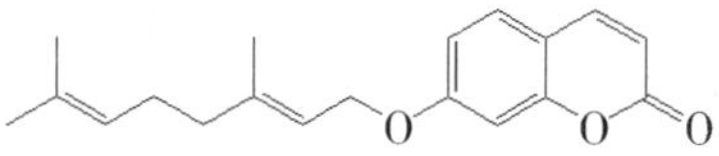

橙皮油内酯

【现代药理与毒理研究】

东风桔药材具有止咳、化痰的功效，能减少痰液蛋白的水平，其生物碱有解痉作用，平喘效果较好[2]。

【传统功效、民间与临床应用】味微苦、辛，性温；化痰止咳，行气止痛；用于治疗咳嗽、胃痛、疝气、风湿痹痛、跌打肿痛。内服煎汤，10～30 g，或浸酒。

【黎医用药】根或叶10 g，水煎内服，用于治疗目赤肿痛、感冒头痛、风湿骨痛。

参考文献

[1] 孙京京. 东风桔有效部位化学成分及其活性研究［D］. 广州：广东药科大学，2018.
[2] 黄峰，吴洁莹，赵沁元，等. 东风桔的化学成分和药理活性研究进展［J］. 现代药物与临床，2012，27（1）：49-51.

莪　术

【黎药名】雅苦南。

【别名】文莪、蓬术、羌七、广术、黑心姜。

【来源】姜科 Zingiberaceae 莪术 *Curcuma phaeocaulis* Valeton 的干燥根茎。

【产地】产于中国海南、台湾、福建、江西、广东、广西、四川、云南等地区，常种植或见于林下；在印度和马来西亚也有分布。

【植物形态】多年生草本，株高约1 m。根茎圆柱形，肉质，具樟脑般香味，淡黄色或白色；根细长或末端膨大成块根。叶直立，椭圆状长圆形至长圆状披针形，长25～35 cm，宽10～15 cm，中部常有紫斑，无毛；叶柄较叶片为长。花葶由根茎单独发出，常先叶而生，被疏松、细长的鳞片状鞘数枚；穗状花序阔椭圆形；苞片卵形至倒卵形，稍开展，顶端钝，下部的绿色，顶端红色，上部的较长而紫色；花萼白色，顶端3裂；花冠管裂片长圆形，黄色，不相等，后方的1片较大，长1.5～2 cm，顶端具小尖头；侧生退化雄蕊比唇瓣小；唇瓣黄色，近倒卵形，顶端微缺；子房无毛（图32，见附录三）。

【采收加工】冬季茎叶枯萎后采挖，洗净，蒸或煮至透心，晒干或低温干燥后除去须根及杂质。

【药材性状】呈卵圆形、长卵形、圆锥形或长纺锤形；顶端多钝尖，基部钝圆，长2～8 cm，直径 1.5～4 cm。表面灰黄色至灰棕色，上部环节凸起，有圆形微凹的须根痕或有残留的须根，有的两侧各有 1 列下陷的芽痕和类圆形的侧生根茎痕，有的可见刀削痕。体重，质坚实，断面灰褐色至蓝褐色。气香，味辛。

【化学成分】

（1）倍半萜类。多数为莪术的特有性成分和药效物质，如莪术醇、莪术酮、莪术二酮、吉马酮、β-榄香烯。

（2）二苯基庚烷类。主要为姜黄素类成分，如（3S）-1-（3,4-二羟基苯基）-7-苯基-（6E）-6-庚-3-醇、（3S）-1-（3,4-二羟基苯基）-7-苯基-（6E）-6-庚-3-醇、（3S）-1-（3,4-二羟基苯基）-7-（4-羟基苯基）庚醇、（3R,5S）-3,5-二乙酰-1,7-双（4-羟基苯基）-庚烷等。

（3）其他。三萜类化合物如 β-谷甾醇、羽扇豆醇等；酯类化合物如月桂酸甘油酯、正十三烷酸单甘油酯、邻苯二甲酸二丁酯等；甾体化合物如豆甾醇[1-2]。

部分化合物分子结构图如下：

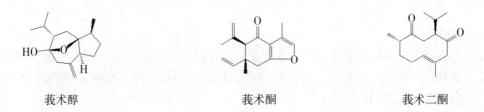

莪术醇   莪术酮   莪术二酮

【现代药理与毒理研究】

（1）抗肿瘤。β-榄香烯是广谱抗肿瘤药物，主要通过阻断肿瘤细胞增殖周期进而达到抗肿瘤作用。

（2）对心脑血管系统的作用。对于抗血小板聚集及抗血栓，调血脂、抗动脉粥样硬化；对缺血性脑卒中的保护有作用。

（3）保肝。具有保肝降酶、改善蛋白质合成、抗肝纤维化的作用。能够明显抑制血清谷氨酸氨基转移酶（ALT）、丙氨酸氨基转移酶（AST）水平升高，显著降低透明质酸、层粘连蛋白、前胶原的含量，并提高白蛋白（ALB）水平。

（4）其他作用。具有镇痛、抗炎、抗病毒、抑菌、降血糖等药理作用[1-2]。

【传统功效、民间与临床应用】味辛、苦，性温；归肝、脾经；行气破血、消积止痛；用于治疗癥瘕痞块、瘀血经闭、痛经、胸痹心痛、食积胀痛、跌打损伤。内服煎汤，6～9 g，或入丸、散；外用煎汤洗，或研末调敷。行气止痛多生用，破血祛瘀宜醋炒。

【使用注意】月经过多及孕妇禁用。

【黎医用药】块茎 10～15 g，水煎内服，用于治疗风湿痹痛、跌打损伤、感冒。

参考文献

[1] 秦洛宜. 姜黄、莪术、郁金的化学成分与药理作用研究分析 [J]. 临床研究，2019，27（2）：3-4.

[2] 李泽宇，曹瑞，郝二伟，等. 广西莪术化学成分和药理作用的研究进展及其质量标志物（Q－Marker）预测分析 [J]. 中草药，2021，52（15）：4687－4699.

鹅掌藤

【黎药名】雅细德。

【别名】七叶莲、七叶藤、七加皮。

【来源】五加科 Araliaceae 鹅掌藤 *Heptapleurum arboricola* Hayata 的干燥茎和叶。

【产地】产于中国台湾、海南。常见于谷地密林下或溪边较湿润处。

【植物形态】多年生灌木，稀藤本。小枝无毛，具 5 ～6 棱；小叶 7 ～9，倒卵状长圆形，基部楔形或宽楔形，全缘，两面无毛，侧脉 4 ～6 对，网脉明显；叶柄长 10 ～20 cm。伞形花序具 3 ～10 花，疏被星状绒毛；花白色，无花柱。果近球形（图33，见插图）。

【采收加工】夏、秋采收，鲜用或晒干备用。

【药材性状】茎圆柱形，长 3 ～5 cm，直径 0.3 ～2.5 cm。表面灰棕色至棕色，有粗纵纹，栓皮常块状脱落而显露内部纤维束。细茎具光泽，纵纹明显，有小枝痕与叶痕。质坚硬，稍带韧性。切断面皮部常与木部分离，皮部狭窄，深棕色，可见灰白色波环状中柱鞘；木部宽广，浅棕黄色，射线致密，导管孔明显；叶片完整或破碎，背面网脉间有白色斑点。气微，味淡，稍苦涩。

【化学成分】

（1）三萜化合物：羽扇醇、桦木酸、3-epi-betulinic acid、齐墩果酸、3－乙酰齐墩果酸、mesembryanthemoidigenic acid、quinatic acid。

（2）挥发油：主要成分包括 β－榄香烯、β－桉叶烯、α－蛇床烯。

（3）其他成分：β－谷甾醇、豆甾醇、7-oxo-β-sitosterol、7-oxo-stigmasterol、quinatoside A、eleutheroside K、CP3、hederagenin-3-O-α-L-arabinopyranoside、sieboldianoside A[1-2]。

部分化合物分子结构图如下：

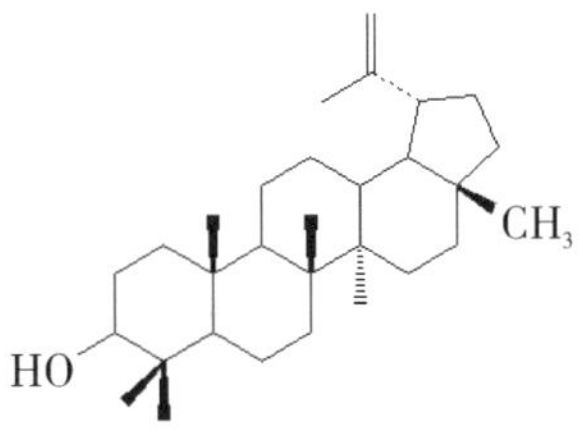

羽扇醇 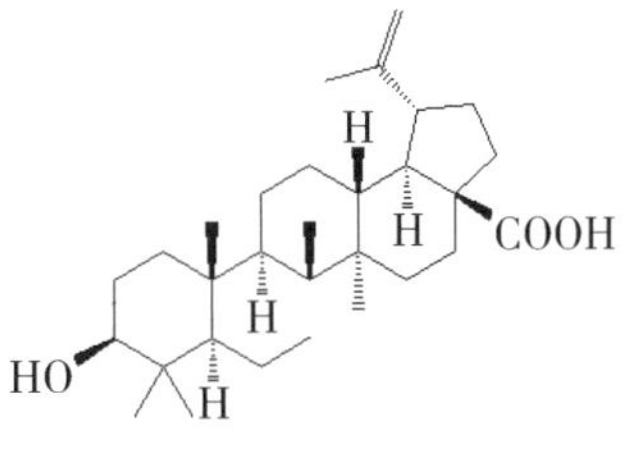　　　　　　　　桦木酸 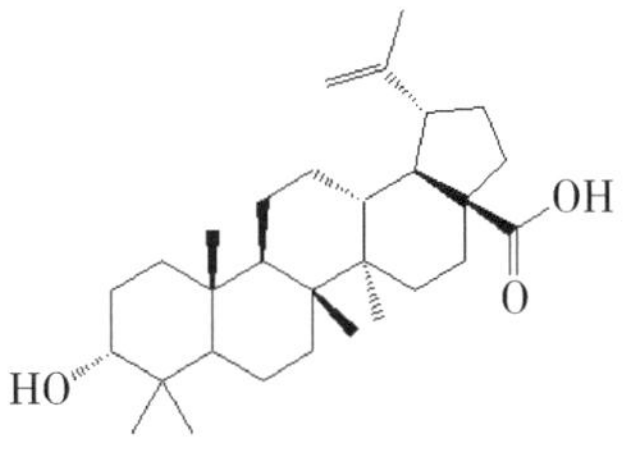　　　　　　　3-epi-betulinic acid

【现代药理与毒理研究】

（1）抗炎镇痛作用。鹅掌藤浸膏具有能明显提高小鼠热痛阈值，减少甲醛所致大鼠痛反应分值等抗炎镇痛作用[3-4]。

(2) 对平滑肌的作用。鹅掌藤提取物能对抗由组胺和乙酰胆碱引起的气管收缩；对回肠运动有明显抑制作用并能阻断乙酰胆碱、组胺和氯化钡对回肠的收缩作用；高浓度鹅掌藤提取物对小鼠离体妊娠子宫产生兴奋作用，大剂量时对大鼠离体非妊娠子宫呈现抑制作用。

(3) 对心血管系统的作用。鹅掌藤注射液可使兔血压下降 0.266 kPa，切断迷走神经其降压作用不受影响。

(4) 毒性作用。鹅掌藤注射液对小鼠静脉注射的 LD_{50} 为 150 g（生药）/kg，观察 3 天未见中毒症状。

【传统功效、民间与临床应用】味辛、甘、微苦，性温；归肝、脾经；祛风止痛、活血消肿；用于治疗风湿痹痛、头痛牙痛、脘腹疼痛、痛经、产后腹痛、跌打损伤。内服煎汤，9～15 g，或泡酒；外用适量，煎汤洗或鲜品捣敷。

【使用注意】孕妇忌服。

【黎医用药】茎 10 g，水煎或浸酒内服，用于风湿骨痛、跌打损伤、头痛。叶入药，适量水煎内服，用于皮炎、湿疹。

参考文献

[1] 刘佐仁，陈洁楷，李坤平，等. 七叶莲枝叶挥发油化学成分的 GC/MS 分析 [J]. 广东药学院学报，2005，21（5）：519-520.

[2] 郭夫江，林绥，李援朝. 鹅掌藤中三萜类化合物的分离与鉴定 [J]. 中国药物化学杂志，2005（5）：294-296.

[3] 林军，何萍，韦锦斌，等. 鹅掌藤浸膏镇痛抗炎作用的实验研究 [J]. 广西医科大学学报. 2003（6）：901-903.

[4] 闫挨拴，党晓伟，刘晓明，等. 七叶莲化学成分及药理临床研究概况 [J]. 中国乡村医药杂志，2007，14（3）：49.

鳄嘴花

【黎药名】忧遁草。

【别名】黎青、千里追、柔刺草、汉帝草。

【来源】爵床科 Acanthaceae 鳄嘴花 *Clinacanthus nutans*（Burm. f.）Lindau 的全草。

【产地】产于中国云南、广东、广西、海南等地区，见于低海拔疏林中或灌丛内；在中南半岛、马来半岛、爪哇等地区也有分布。

【植物形态】多年生高大草本、直立或有时攀援状。茎圆柱状，干时黄色，有细密的纵条纹，近无毛。叶纸质、披针形或卵状披针形，长 5～11 cm，宽 1～4 cm，顶端弯尾状渐尖，基部稍偏斜，近全缘，两面无毛；侧脉每边 5～6 条，干时两面稍凸起；叶柄长 5～7 mm 或过之。花序长 1.5 cm，被腺毛；苞片线形，长约 8 mm，顶端急尖；萼裂片长约 8 mm，渐尖；花冠深红色，长约 4 cm，被柔毛。雄蕊和雌蕊光滑无毛（图 34，见附录三）。

【采收加工】全年均可采，洗净，切段，鲜用或晒干。

【药材性状】为带叶枝条。茎表面具细致纵行纹理，嫩枝有短柔毛。叶对生，多皱缩或破碎。完整叶片披针形或卵状披针形，有的略弯曲呈镰刀状，长 3 ～11 cm，先端渐尖，基部楔形，全缘或有细齿；具短柄。气微，味微苦。

【化学成分】

包括羽扇豆醇、豆甾醇、β – 谷甾醇、β – 谷甾酮、β-sitosterol palmitate、(9E, 11Z)-14-hydroxyotadecan-9, 11-dienoic acid、13-hydroxy-(9Z, 11E, 15E)-octadecatrienoic acid、邻苯二甲酸二丁酯、邻苯二甲酸二正戊酯[1-2]。

部分化合物分子结构图如下：

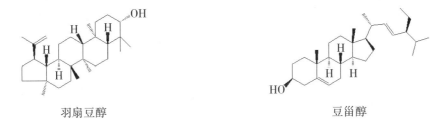

羽扇豆醇　　　　　　　　　　　　　　　豆甾醇

【现代药理与毒理研究】

（1）抗病毒作用。鳄嘴花对生殖器疱疹、带状疱疹及 1 型单纯疱疹病毒、2 型单纯疱疹病毒、水痘 – 带状疱疹病毒、2 型登革热病毒、人乳头瘤病毒均有疗效。

（2）抗肿瘤。鳄嘴花氯仿提取物（100 μg/mL）抗人红白血病细胞株 K-562 和淋巴癌细胞株 Raji 细胞增殖作用最强，对肝癌细胞株、肺癌细胞株、胃癌细胞株、宫颈癌细胞、结肠癌细胞株、T 淋巴细胞的增殖抑制作用呈剂量依赖关系。

（4）抗氧化。鳄嘴花中不少成分具有显著的抗氧化及清除自由基的活性。

（4）免疫调节。鳄嘴花乙醇萃取物具有显著的免疫调节活性。低质量浓度的 80% 乙醇提取物具有 γ – 干扰素正向调节作用，而高质量浓度则具负向调节作用。

（5）其他作用。具有抗炎、抗菌等药理作用[2]。

【传统功效、民间与临床应用】味淡、微苦，性凉；清热除湿，活血消肿；用于治疗湿热黄疸、痹证、月经不调、跌打肿痛、骨折。内服煎汤，15 ～30 g；外用捣敷或捣汁涂。

【黎医用药】全草适量，捣烂外敷，用于消炎接骨。茶饮可用于消暑、风热感冒。

参考文献

[1] 刁鸿章，陈文豪，宋小平，等. 鳄嘴花全草的化学成分研究 [J]. 中药材，2017，40（5）：1101 – 1104.

[2] 王瑶，钟希文，张文霞. 鳄嘴花的化学成分及药理作用研究进展 [J]. 中国药房，2016，27（7）：108 – 111.

番木瓜

【黎药名】爬运。

【别名】番瓜、万寿果、乳瓜、石瓜。

【来源】番木瓜科 Caricaceae 番木瓜 *Carica papaya* L. 的果实。

【产地】在中国福建南部、台湾、广东、海南、广西、云南南部等地区广泛种植；在全世界其他热带和较温暖的亚热带地区也广泛种植。

【植物形态】多年生常绿软木质小乔木；高达 10 m，具乳汁。茎不分枝或有时于损伤处分枝，托叶痕螺旋状排列。叶大，聚生茎顶，近盾形，直径达 60 cm，5～9 深裂，每裂片羽状分裂；叶柄中空，长 0.6～1 m。花单性或两性，有些品种雄株偶生两性花或雌花，并结果，有时雌株出现少数雄花。浆果肉质，成熟时橙黄或黄色，常长球形，长 10～30 cm 或更长，果肉柔软多汁，味香甜。种子多数，卵球形，成熟时黑色，外种皮肉质，内种皮木质，具皱纹（图 35，见附录三）。

【采收加工】夏、秋季采收成熟果实，鲜用或切片晒干。

【药材性状】浆果较大，长圆或矩圆形，长 15～35 cm，直径 7～12 cm；成熟时棕黄或橙黄色，有 10 条浅纵槽，果肉厚，黄色，有白色浆汁；内壁着生多数黑色种子，椭圆形，外方包有多浆、淡黄色假种皮，长 6～7 mm，直径 4～5 mm。种皮棕黄色，具网状突起。气特异，味微甘。

【化学成分】

（1）果实：含蛋白质、脂肪、酚类、矿物质、维生素 C、硫胺素、核黄素、烟酸、胡萝卜素、柠檬酸、苹果酸、挥发性化合物（芳樟醇、异硫氰酸苄酯、顺式和反式 2，6－二甲基－3，6 环氧－7 辛烯－2－醇）、生物碱、苄基－β－D 葡萄糖苷、2－苯基乙基－β－D－葡萄糖苷、4－羟基苯基 2 乙基－β－D－葡萄糖苷、苄基－β－D－葡萄糖苷。

（2）叶：含伪番木瓜碱、木瓜碱I、木瓜碱II、胆碱、番木瓜苷、维生素 C、维生素 E。

（3）种子：含脂肪酸、粗蛋白、粗纤维、木瓜油、酚类、番木瓜碱、异硫氰酸苄酯、苄基芥子油苷、苄基、苄基硫脲、β－谷甾醇、番木瓜苷、葡萄糖硫苷酶。

（4）根：含番木瓜苷、葡萄糖硫苷酶。

（5）树皮：含 β－谷甾醇、葡萄糖、果糖、蔗糖、半乳糖、木糖醇。

（6）其他：如蛋白水解酶、木瓜蛋白酶、木瓜素、谷氨酰胺环转移酶、木瓜凝乳蛋白酶 A/B/C、肽酶 A/B、溶菌酶。

部分化合物分子结构图如下：

黎药学基础

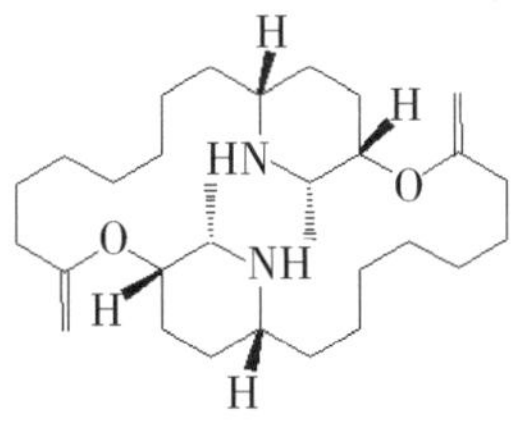

番木瓜碱

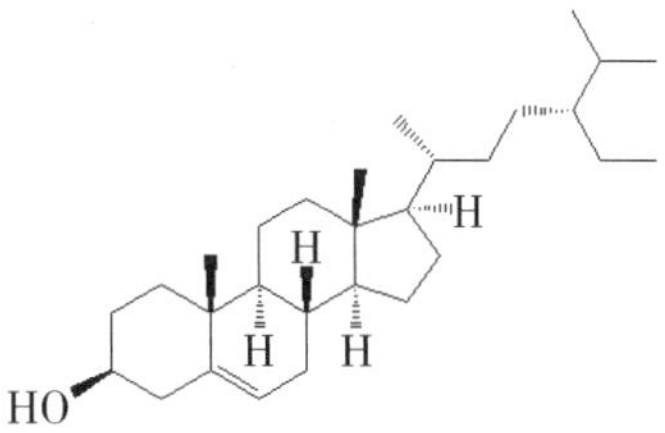

β-谷甾醇

【现代药理与毒理研究】

有抗菌、抗肿瘤、消炎镇痛、保肝和降血脂等药理作用[1-2]。

【传统功效、民间与临床应用】味甘，性平；消食，下乳，除湿通络；用于治疗消化不良、胃、十二指肠溃疡疼痛、乳汁稀少、风湿痹痛、肢体麻木、湿疹、肠道寄生虫病、蜈蚣咬伤。内服煎汤，干品 9～15 g；或鲜品生食。外用取汁涂，或研末撒。

【黎医用药】雄株花、根 30～60 g，水煎内服，用于治疗子宫炎、肾炎、白带过多、产后无乳。

参考文献

[1] 肖双灵，滕杰. 番木瓜不同部位活性成分及抗癌功能研究进展［J］. 食品与机械，2020，36（5）：221-226.

[2] Ray M, Paul H M. Plant Genetics and Genomics：Crops and Models, Genetics and Genomics of Papaya［M］. Springer：New York，2014.

番石榴

【黎药名】歌母。

【别名】石榴、鸡屎果、拔子、喇叭番石榴。

【来源】桃金娘科 Myrtaceae 番石榴 *Psidium guajava* L. 的干燥根和叶。

【产地】在中国华南地区常见种植；原产于南美洲。

【植物形态】多年生灌木或小乔木；树皮片状剥落；幼枝四棱形，被柔毛。叶长圆形或椭圆形，长 6～12 cm，先端急尖，基部近圆；背面被疏毛，侧脉 12～15 对，在腹面下陷，在背面凸起，网脉明显，全缘；叶柄被疏柔毛。花单生或 2～3 朵排成聚伞花序；萼筒钟形，绿色，被灰色柔毛，萼帽近圆形，不规则开裂；花瓣白色；子房与萼筒合生，花柱与雄蕊近等长。浆果常球形，长 3～8 cm，顶端有宿存萼片；果肉白或淡黄色，胎座肉质，淡红色。种子多数（图36，见附录三）。

【采收加工】秋、冬季采收根，切片，晒干；叶采收晒干。

【药材性状】根圆柱形，直径 2～5 cm，侧根须状，表面灰棕色，质地坚硬，难折断。断面皮部薄，浅黄棕色，木质部宽，棕红至黑褐色。味涩，微苦；叶皱缩、卷曲或破碎；完整者展平后呈长椭圆形或长卵形，长 5～13 cm，宽 3～6 cm；先端急尖或钝，基部钝圆形，全缘。上表面深绿色至棕黄绿色，疏生黑褐色小腺点，嫩时疏生短毛；下表面暗绿色至灰褐色，密被白色短柔毛，主脉隆起，侧脉 7～11 对，于近边缘处相连。质硬而脆。气微，揉之有香气，味涩。

【化学成分】

（1）三萜类：如乌苏酸、1β,3β-二羟基乌苏烷-12-烯-28-酸、2α,3β-二羟基-12-烯-28-乌苏酸、3β,19α-二羟基-12-烯-28-乌苏酸等。

（2）黄酮类：如山柰酚、槲皮素、杨梅素、槲皮苷、异槲皮苷、番石榴苷、金丝桃苷、瑞诺苷、槲皮素-3-O-β-D-葡糖醛酸、棉黄次苷等[1-2]。

部分化合物分子结构图如下：

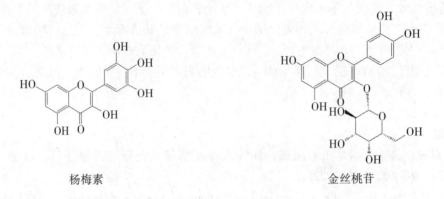

杨梅素　　　　　　　　　　　　　　金丝桃苷

【现代药理与毒理研究】

药理研究表明番石榴具有降血糖、降血脂、抗病毒、抑菌等活性作用[1-2]。

【传统功效、民间与临床应用】叶入药，味苦、涩，性平；燥湿健脾，清热解毒；用于治疗泻痢腹痛、食积腹胀、齿龈肿痛、风湿痹痛、湿疹臁疮、疔疮肿毒、跌打肿痛、外伤出血、毒蛇咬伤；内服煎汤，5～15 g，鲜品可用至 24～30 g，或研末；外用捣敷，或煎汤洗，或含漱，或研末撒。根入药，味涩、微苦，性平；收涩止泻、止痛敛疮。用于治疗泻痢、脘腹疼痛、脱肛、牙痛、糖尿病、疮疡、蛇咬伤；内服煎汤，6～15 g，或捣汁；外用煎汤洗或捣烂敷。

【使用注意】大便秘结、泻痢积滞未清者慎服叶。

【黎医用药】嫩叶、果实 16～20 g，水煎内服，用于痢疾、腹泻。

参考文献

[1] 郝宝燕，刘庆旭，孙敬勇. 番石榴果实的化学成分及药理活性研究进展 [J]. 食品与药品，2022，24（6）：596-599.

[2] 占颖. 番石榴叶化学成分及药理作用研究 [D]. 北京：北京中医药大学，2014.

梵天花

【黎药名】网塔。

【别名】三合枫、三角枫、山棉花、红野棉花、狗脚迹。

【来源】锦葵科 Malvaceae 梵天花 *Urena procumbens* L. 干燥的地上部分。

【产地】产于中国浙江、江西、福建、台湾、广东、广西、海南等地区，见于山坡小灌丛中。

【植物形态】多年生小灌木，高达 1 m。茎下部叶近卵形，长 1.5 ～6 cm，掌状 3 ～5 深裂达叶中部以下；中裂片倒卵形或近菱形，先端钝，基部圆或近心形，具锯齿；小枝上部叶中部浅裂呈葫芦形，两面被星状毛；叶柄被星状柔毛，托叶钻形，早落；小枝被星状绒毛。花单生或簇生叶腋；花梗长 2 ～4 mm；小苞片长 4 ～7 mm，5 裂，基部合生，疏被星状柔毛；花萼长 4 ～5 mm，被星状柔毛；花冠淡红色，花瓣 5，倒卵形；雄蕊柱无毛，与花瓣等长；花柱分枝 10。分果近球形，直径 6 ～8 mm，分果爿具锚状刺和长硬毛。圆肾形种子近无毛（图 37，见附录三）。

【采收加工】夏、秋季采收，去根，晒干。

【药材性状】干燥全株长 20 ～50 cm，茎粗 3 ～7 mm，圆柱形，棕褐色，幼枝暗绿色至灰青色；质地坚硬，纤维性，木部白色，中心有髓。叶通常 3 ～5 深裂，裂片倒卵形或菱形，灰褐色至暗绿色，微被毛；幼叶卵圆形。蒴果腋生，扁球形，副萼宿存，被毛茸和倒钩刺；果皮干燥厚膜质。

【化学成分】

（1）黄酮类：主要有槲皮素及其苷类、山柰酚及其苷类、二氢山柰酚、过山蕨素、木樨草素、黄芩素及其苷类、芹菜素及其苷类、芦丁及大花红景天苷、阿福豆苷、紫云英苷、银椴苷和杧果苷等。

（2）酚酸类：如丁香酸、丁香酸葡萄糖苷、水杨酸、原儿茶酸、原儿茶酸甲酯、咖啡酸、马来酸、三十六碳酸、十五碳酸、十六碳酸、邻苯二甲酸异丁酯等。

（3）其他：有甘油三酯、欧前胡素、豆甾醇、β-谷甾醇、东莨菪亭、桦皮素、己内酰胺、苯甲酸、七叶苷、氨基酸和蛋白质、皂苷、鞣质、酚类和挥发油等。

部分化合物分子结构图如下：

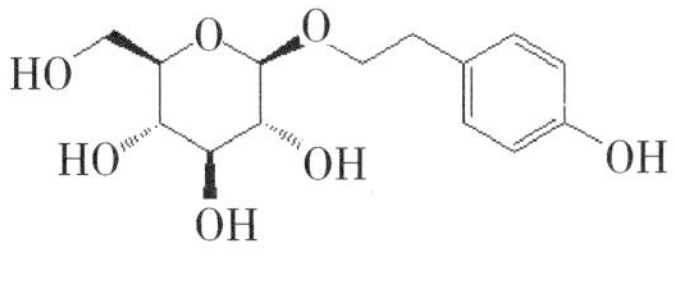

大花红景天苷 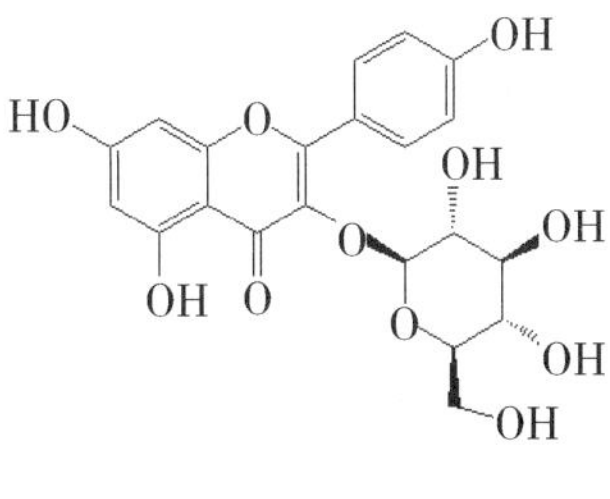   紫云英苷 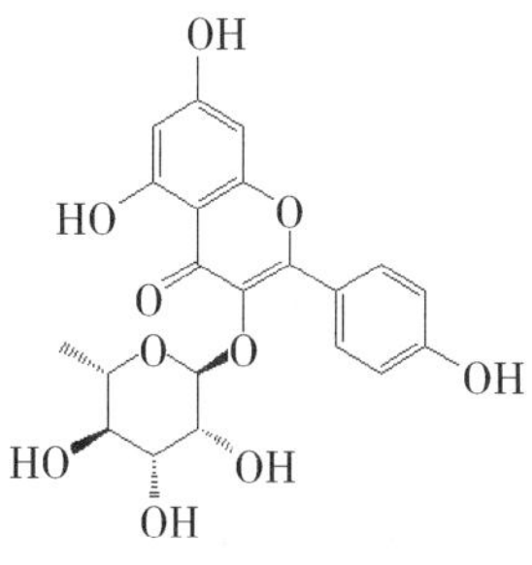   阿福豆苷

【现代药理与毒理研究】

（1）抑菌作用。梵天花对志贺氏痢疾杆菌、斯密氏杆菌、金黄色葡萄球菌、铜绿假单胞菌、大肠埃希菌、肺炎链球菌和普通变形杆菌、枯草杆菌、表皮葡萄球菌、藤黄微球菌、大肠杆菌、肺炎克雷白杆菌和霍乱弧菌均有较明显抑制作用。

（2）抗氧化活性。梵天花的粗提物和各溶剂部位提取物均显示较好的抗氧化活性（通过测量清除 DPPH 自由基的效果评价）。

（3）其他作用。梵天花用于中药组方，对吲哚美辛有减毒作用。梵天花属植物不仅有抗炎、利胆和强心的作用，还有一定的镇痛作用[1]。

【传统功效、民间与临床应用】味甘、苦，性凉；祛风除湿、清热解毒；用于治疗风湿痹痛、泄泻、痢疾、感冒、咽喉肿痛、肺热咳嗽、风毒流注、疮疡肿毒、跌打损伤、毒蛇咬伤。内服煎汤，9～15 g，鲜品 15～30 g；外用捣敷。

【黎医用药】地上部分适量，捣烂外敷，用于毒蛇咬伤。

参考文献

[1] 孙琛，赵兵，李文婧，等. 梵天花属药学研究进展 [J]. 安徽农业科学，2012，40（13）：7710，7738.

飞机草

【黎药名】给秆。

【别名】马鹿草、破坏草、黑头草、大泽兰。

【来源】菊科 Asteraceae 飞机草 *Chromolaena odorata*（L.）R. M. King et H. Rob. 的全草。

【产地】产于中国海南、广东、广西、云南等地区，多见于干燥地、森林破坏迹地、垦荒地、路旁、住宅及田间；原产于美洲。

【植物形态】多年生草本；茎分枝粗壮，常对生，水平直出，茎枝密被黄色茸毛或柔毛。叶对生，卵形、三角形或卵状三角形，长 4～10 cm；腹面绿色，背面色淡，两面粗涩，被长柔毛及红棕色腺点，背面及沿脉密被毛和腺点；基部常平截形，基部 3 脉，侧脉纤细，疏生不规则圆齿或全缘或一侧有锯齿或每侧各有 1 粗大圆齿或 3 浅裂状。花序下部的叶小，常全缘；头状花序直径 3～6 cm，花序梗粗，密被柔毛；总苞圆柱形，长 1 cm，直径 4～5 mm，约 20 小花，总苞片 3～4 层，覆瓦状排列，外层苞片卵形，外被柔毛，先端钝，中层及内层苞片长圆形，先端渐尖；全部苞片具 3 条宽中脉，无腺点；花常白色。瘦果熟时黑褐色，5 棱，无腺点，沿棱疏生白色贴紧柔毛（图38，见附录三）。

【采收加工】夏、秋季采收，洗净，鲜用或干燥。

【药材性状】茎较粗壮，可见浅槽及细条纹，表面被白色茸毛，断面中空。叶常破碎，完整叶展平后为卵状三角形，腹面浅黑色，背面浅黄绿色；腹面疏被短硬毛，背面沿脉疏被柔毛，余部密被腺点；叶柄较长。白色球形小头状花序。

【化学成分】

（1）黄酮类。黄酮类化合物及其衍生物是飞机草的主要活性成分。

黄酮类：如商陆素、异野樱素、飞机草素、鼠李柠檬素、芦丁、山奈素、刺槐素、柽柳素、金圣草黄素、香叶木素、鼠李素、异泽兰黄素等。

查尔酮类：如柚皮素、4,2′-二羟基-4,5′,6′-三甲氧基查耳酮、6′-羟基-2′,3′,4,4′-四甲氧基查耳酮、2′-羟基-3,4,4′,5′,6′-五甲氧基查耳酮等。

二氢黄酮类：如3,5,3′-三羟基-7,4′-二甲氧基二氢黄酮、5,6,7,8-四羟基-4′-甲氧基二氢黄酮、5,3′,4′-三羟基-7-甲氧基二氢黄酮等。

（2）其他：甾醇类如β-谷甾醇；长链有机酸如5-反式香豆酰基奎宁酸等；其他化合物如脂肪醇、脂肪酸、异香草酸、橙皮苷、3-山奈酚芸香糖苷等[1]。

部分化合物分子结构图如下：

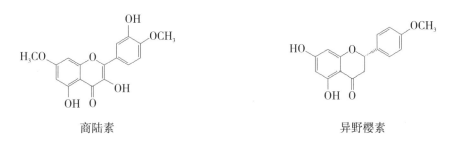

商陆素　　　　　　　　　　　　　异野樱素

【现代药理与毒理研究】

药理学研究表明从中分离得到的不同类型化合物显示出不同的抗菌、抗肿瘤、降糖等作用[1]。

【传统功效、民间与临床应用】味微辛，性温，有小毒；散瘀，解毒，杀虫，止血；用于治疗跌打肿痛、疮疡肿毒、稻田性皮炎、外伤出血。外用鲜品捣敷，或揉碎涂擦。

【使用注意】不宜内服，叶有毒，误食嫩叶会引起头晕、恶心、呕吐。用叶擦皮肤可导致红肿、起泡。

【黎医用药】鲜叶适量捣烂外敷，用于治疗山蚂蟥咬伤及刀伤出血不止。根适量，水煎内服，用于治疗疟疾。

参考文献

[1] 刘培玉. 飞机草化学成分及药理活性研究［D］. 石家庄：河北医科大学，2015.

凤尾草

【黎药名】麽独。

【别名】井边草、阉草、井栏边草。

【来源】凤尾蕨科 Pteridaceae 凤尾草 *Pteris multifida* Poir. 的干燥全草。

【产地】 在中国大部分地区有产，见于墙壁、井边及石灰岩缝隙或灌丛下；在越南、菲律宾、日本也有分布。

【植物形态】 多年生草本，植株高 20 ～85 cm。根茎短而直立，被黑褐色鳞片。叶密而簇生，二型，不育叶柄较短，禾秆色或暗褐色，具禾秆色窄边；叶片卵状长圆形，尾状头，基部圆楔形，奇数一回羽状；能育叶柄较长，羽片 4 ～ 10 对，线形，不育部分具锯齿；叶干后草质，暗绿色，无毛（图 39，见附录三）。

【采收加工】 全年或夏、秋两季采收，洗净，晒干。

【药材性状】 多扎成小捆。全草长 25 ～ 70 cm，根茎短，棕褐色；背面丛生须根，腹面有簇生叶。叶柄细，有棱；棕黄色或黄绿色，长 4 ～30 cm，易折断，叶片草质，一回羽状，灰绿色或黄绿色；不育叶羽片边缘有不整齐锯齿，能育叶长条形，宽 3 ～6 cm，边缘反卷。孢子囊群生于羽片背面边缘，气微，味淡或微涩。

【化学成分】

(1) 黄酮类：黄酮类成分为凤尾草的主要化学成分之一，如槲皮素、芹菜素、木樨草素、柚皮素、圣草酚、柚皮素 7 – O – β – D – 新橙皮苷等。

(2) 倍半萜类：如 pteroside P′/P、pterosin C/P/N、Harinantenaina、(2R, 3R)-pterosin L-3-O-β-D-glucopyra-nnoside、pteroside C、pteroside A、multifidoside A/B/C（特征性 C14 倍半萜）、乙酰蕨素 B、蕨素 B、蕨素 Z 等。

(3) 二萜类：主要为贝壳杉烷型二萜及其苷类如大叶凤尾苷 A、2β, 16β, 18-trihydroxy-y-ent-kaurane、2β, 16β-dihydroxy-ent-kaurane 等。

(4) 苯丙素类：根茎含 licoagrochalcone D、5 – (3″–甲基丁基) – 8 – 甲氧基呋喃香豆素、7 – 甲氧基鬼灯素、saucerneol D、licoagrochalcone D、eusiderin。全草含阿魏酸、(+)–松脂素、(+)–松脂素 –4 – O – β – 葡萄糖苷、东莨菪素、肉苁蓉苷 F 等。

(5) 挥发油类：挥发油类成分为凤尾草的活性成分之一，主要含莰烯、己醛、α – 松油醇、γ – 杜松烯、丁香酚等。

(5) 其他：凤尾草中还含有甾体、山酮、酚酸等如香草醛、β – 谷甾醇、扶桑甾醇、青蕨素 I／II 和青蕨素、白花丹酸、neesiinoside B 等。

部分化合物分子结构图如下：

pteroside P

蕨素 B

【现代药理与毒理研究】

所含的黄酮类、萜类以及苯丙素类等主要物质能减弱雷公藤甲素的毒性，具有广谱的抗菌、抗肿瘤及保肝作用[1-3]。

【传统功效、民间与临床应用】味微苦，性凉；归肝、胃、大肠经；清热利湿，消肿解毒，凉血止血；用于治疗痢疾、泄泻、淋浊、黄疸、肝炎、胃肠炎、乳腺炎、吐血、便血、带下、崩漏、尿血、湿疹；外治外伤出血、烧烫伤。内服煎汤，干品9～12 g，鲜品30～60 g；或捣汁；外用鲜品适量，捣敷。

【使用注意】虚寒泻痢及孕妇禁服。

【黎医用药】全草适量，水煎内服，用于腹泻。根200 g水煎内服，配伍老红酒，用于淋巴结核。

参考文献

[1] 高燕萍，吴强，张亚梅，等. 凤尾草化学成分及药理活性研究进展［J］. 安徽农业科学，2017，45（29）：126-130.

[2] 南苹瑶，王立琦，鲍光明，等. 凤尾草提取物抗腹泻的药理学研究［J］. 江西农业大学学报，2020，42（6）：1222-1230.

[3] 沈金花，邱海婷. 凤尾草乙醇提取物舒张小鼠气管平滑肌作用机理［J］. 中南民族大学学报（自然科学版），2021，40（2）：138-143.

风箱树

【黎药名】菜根册他。

【别名】水杨梅、马烟树。

【来源】茜草科 Rubiaceae 风箱树 *Cephalanthus tetrandrus*（Roxb.）Ridsdale et Bakh. f. 的叶或嫩芽。

【产地】产于中国广东、海南、广西、湖南、福建、江西、浙江、台湾等地区，常见于略荫蔽水沟旁或溪畔；在南亚和东南亚地区也有分布。

【植物形态】多年生灌木或小乔木；幼枝被柔毛，老枝无毛。叶近革质，卵形或卵状披针形，长7～15 cm，宽2.5～8 cm，先端短尖或渐尖，基部圆或近心形；腹面无毛或疏被柔毛，背面无毛或密被柔毛，侧脉8～12对；叶柄长0.5～1 cm，被柔毛或近无毛，托叶宽卵形，长3～5 mm，先端常有黑色腺体。头状花序，直径0.8～1.2 cm，花序梗长2.5～6 cm，有毛；萼筒被柔毛，长约3 mm，萼裂片4，边缘裂口处常有黑色腺体；花冠白色，冠筒外面无毛，内面有柔毛，裂片长圆形，裂口处常有黑色腺体。果序直径1～2 cm；坚果长4～6 mm，具宿萼。种子褐色（图40，见附录三）。

【采收加工】夏、秋季采收，洗净，鲜用或晒干。

【药材性状】叶圆形或椭圆披针形，近革质，长7～13 cm，宽2.5～8 cm；先端短尖、长尖或钝头，基部浑圆或近心形，全缘，背面被柔毛或茸毛；叶柄长5～10 mm；托叶三角形，先端削尖，常具1黑色腺点。

【化学成分】暂无相关文献报道。

【现代药理与毒理研究】暂无相关文献报道。

【传统功效、民间与临床应用】味苦，性凉；清热解毒，散瘀消肿；用于治疗痢疾、泄泻、风火牙痛、疔疮肿毒、跌打骨折、外伤出血、烫伤。外用捣敷，或研末调敷；内服煎汤，10 ～15 g。

【黎医用药】根、叶或花序 10 ～ 15 g，水煎内服，配伍用于骨折、跌打损伤、肠炎等。

枫香树

【黎药名】傅怕赛。

【别名】三角枫、百日材、吗草。

【来源】蕈树科 Altingiaceae 枫香树 *Liquidambar formosana* Hance 的树脂和果序。

【产地】产于中国秦岭及淮河以南各省，多见于平地、村落附近及低山的次生林；在东南亚北部及朝鲜南部也有分布。

【植物形态】多年生大乔木；株高达 30 m，胸直径可达 1.5 m。小枝被柔毛。叶宽卵形，掌状 3 裂，基部心形具锯齿；托叶线形，早落。短穗状雄花序多个组成总状，雄蕊多数，花丝不等长；头状雌花序具花 24 ～43，花序梗长 3 ～6 cm，萼齿 4 ～7，针形，长 4 ～8 mm，子房被柔毛，花柱长 0.6 ～1 cm，卷曲。头状果序球形，木质，蒴果下部藏于果序轴内。种子多数，褐色，多角形或具窄翅（图 41，见附录三）。

【采收加工】选择粗壮大树，于夏末凿开树皮，从树根起每隔一段距离交错凿开一洞。在 11 月至次年 3 月间采收流出的树脂，晒干或自然干燥；冬季采摘果序，除去宿萼及其他杂质，洗净，晒干。

【药材性状】树脂呈不规则块状，或呈类圆形颗粒状，大小不等，直径 0.5 ～1 cm，少数可达 3 cm。表面淡黄色至黄棕色，半透明或不透明；质脆易碎，破碎面具玻璃样光泽；气清香，燃烧时香气更浓，味淡。果序表面灰棕色至棕褐色，有多数尖刺状宿存萼齿及鸟嘴状花柱，常折断或弯曲，除去后则现多数蜂窝小孔；基部有圆柱形果柄，长 3 ～ 4.5 cm，常折断或仅具果柄痕。小蒴果顶部开裂形成空洞状，可见种子多数，发育不完全者细小，多角形，直径约 1 mm，黄棕色至棕褐色，发育完全者少数，扁平长圆形，具翅，褐色。体轻，质硬，不易破开。气微香，味淡。

【化学成分】

（1）黄酮及其衍生物类：如三叶豆苷、异槲皮苷、芸香苷、三叶草苷、黄芪苷、芦丁、异槲皮素、杨梅苷、金丝桃苷、山奈酚等。

（2）萜类：如齐墩果酸、(3S, 5R, 6R, 7E, 9S)-megastigman-7-ene-3, 5, 6, 9-tetrol、乌苏酸、arjunglucoside Ⅱ、水晶兰苷等。

（3）木脂素类：主要以苯丙素苷类化合物为主，如南烛木树脂酚 – 3α – O – β – D – 葡萄糖苷、(+)-5′-methoxyisolaric-iresinol、3α-O-β-D-glucopyranoside、(7S, 8S)-3-methoxyl-3′-O-β-D-glucopyrannosyl-4′, 7, 5′, 8-diepoxyneolignan-4, 9′-diol 等。

（4）酚酸及鞣质类：如木麻黄鞣质、木麻黄鞣宁、特里马素Ⅰ、特里马素Ⅱ、长梗马兜铃素、木麻黄鞣亭、莽草酸、鞣花酸等。

（5）挥发油类：挥发油类成分以4-松油醇、8-孟二烯等为主，其中包含单萜类化合物、倍半萜类化合物、脂肪类化合物、芳香族类化合物[1]。

部分化合物分子结构图如下：

黄芪苷

【现代药理与毒理研究】

（1）抗氧化、抗衰老、抗病毒作用。枫香树叶含有鞣质，鞣质具有抗氧化、抗衰老、抗病毒等作用。

（2）提高免疫力。枫香树叶水提取物能增强小鼠的非特异性免疫，在一定程度上能提高细胞免疫能力。

（3）抗菌抗炎作用。枫香树叶水煎液的抑菌效果较好，对多种细菌及耐药菌具有一定程度的抑制作用。

（4）心血管方面的作用。枫香树叶水煎液可止血、抗血栓、缓解心肌梗死[2-3]。

【传统功效、民间与临床应用】树脂入药，味辛、微苦，性平；归肺、脾经；活血止痛，解毒生肌，凉血止血；用于治疗跌扑损伤、骨折肿痛、瘰疬、痈疽肿痛、齿痛、痹痛、吐血、衄血、外伤出血；内服，1～3 g，宜入丸散服；外用适量，研末撒或调敷或制膏摊贴，亦可制成熏烟药。果序入药，味苦，性平；归肝、肾经；祛风活络、利水、通经；用于治疗关节痹痛、麻木拘挛、水肿胀满、乳少、经闭；内服煎汤，5～10 g，或煅存性研末；外用研末敷或烧烟嗅气。

【使用注意】孕妇禁服树脂；经水过多者及孕妇忌用果序。

【黎医用药】茎叶适量，水煎内服，用于治疗中风。树皮适量，水煎内服，用于痢疾。树根60 g，水煎内服，用于风湿关节痛。树脂10 g，研细粉，开水冲服，用于治疗胃痛。

参考文献

[1] 周文武. 枫香树叶化学成分研究［D］. 昆明：云南大学，2021.

[2] LI W X, et al. Myrtenal and β-caryophyllene oxide screened from Liquidambaris Fructus suppress NLRP3 inflammasome components in rheumatoid arthritis［J］. BMC complementary medicine and therapies，2021，21（1）：242-242.

[3] 廖圆月，张丽慧，袁铭铭，等. 枫香树属植物药理活性及临床应用进展［J］. 江西中医药大学学报，2016，28（3）：99-102.

高良姜

【黎药名】雅意重。

【别名】红豆蔻、良姜子、高良姜子。

【来源】姜科 Zingiberaceae 高良姜 *Alpinia officinarum* Hance 的干燥根茎。

【产地】主产于中国海南、广东、广西，见于荒坡灌丛或疏林中，常种植。

【植物形态】多年生草本，植株可高达 1.1 m；根茎圆柱形。叶线形，长 20～30 cm，宽 1.2～2.5 cm，先端尾尖，基部渐窄，两面无毛；无柄，叶舌薄膜质，披针形，长 2～3 cm，全缘。总状花序顶生，直立，长 6～10 cm，花序轴被柔毛；花梗长 1～2 mm；小苞片极小，长不及 1 mm；花萼管长 0.8～1 cm，被柔毛；花冠管稍短于萼管，裂片长圆形，长约 1.5 cm，后方 1 枚兜状；唇瓣卵形，长约 2 cm，白色，有红色条纹；花丝长约 1 cm，花药长 6 mm；子房密被柔毛。蒴果球形，直径约 1 cm，成熟时红色（图 42，见附录三）。

【采收加工】夏末秋初采挖，除去须根及残留的鳞片，洗净，切段，晒干。

【药材性状】呈圆柱形，多弯曲，有分枝，长 5～9 cm，直径 1～1.5 cm。表面棕红色至暗褐色，有细密的纵皱纹及灰棕色的波状环节，节间长 0.2～1 cm，一面有圆形的根痕。质坚韧，不易折断，断面灰棕色或红棕色，纤维性，中柱约占 1/3。气香，味辛辣。

【化学成分】

（1）二苯基庚烷类：如 5 - 羟基 - 1,7 - 双(4′羟基苯基 - 3′ - 甲氧苯基) - 3 - 庚酮、5 - 甲氧基 - 7 - (4″羟基苯基) - 1 - 苯基 - 3 - 庚酮、高良姜酮(alpinoid) D/E 等。

（2）黄酮类：如高良姜素、高良姜素 - 3 - 甲醚、山奈素 - 4 - 甲醚、山奈酚、槲皮素、乔松素、儿茶精等。

（3）糖苷类：如 1 - 羟基 - 2 - O - β - D - 葡糖吡喃糖基 - 4 - 烯丙基苯、4′ - 羟基 - 2′ - 甲氧基苯酚 - β - D - {6 - O - [(4 - 羟基 - 3,5 - 二甲氧基)苯甲酸]} - 吡喃葡糖苷等。

（4）挥发油类：如 1,8 - 桉叶素、2,2 - 二甲基环氧乙烷、葵烷、α - 萜品醇、莰烯、樟脑、β - 蒎烯、柠檬烯等。

（5）苯丙素：如（E）- β - 香豆素醇 - γ - O - 甲基醚、（E）- β - 香豆素醇、（4E）- 1,5 - 双(4 - 羟苯基) - 2 - (甲氧甲基) - 4 - 戊烯 - 1 - 醇、对二酰基苯丙烯醚等[1]。

部分化合物分子结构图如下：

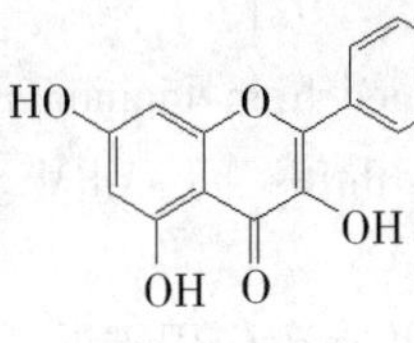

高良姜素 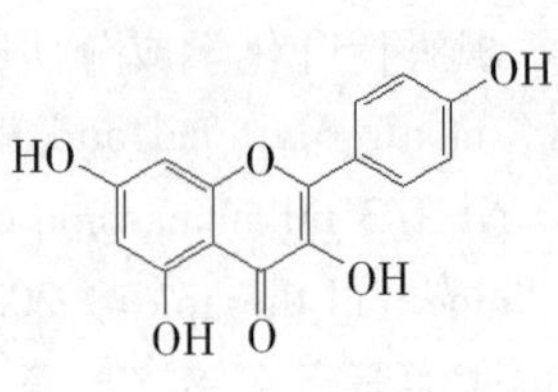　　　　　　　　　　　山奈酚

【现代药理与毒理研究】

主要药理作用有调节线粒体钠泵和钙泵功能、抗阿尔茨海默病、抗氧化、抗肿瘤、镇痛、抗溃疡、抗菌、抗过敏、抗肝损伤及肝硬化、抗白癜风[2]。

【传统功效、民间与临床应用】味辛，性热；归脾、胃经；温胃止呕，散寒止痛；用于治疗脘腹冷痛、胃寒呕吐、嗳气吞酸。内服煎汤，3～6 g，或入丸、散。

【使用注意】胃火作呕、伤暑霍乱、火热注泻、心虚作痛者忌用。

【黎医用药】根茎5～10 g，水煎内服，用于胃寒疼痛、消化不良、风湿痹痛。

参考文献

［1］高振虎，陈艳芬，杨全，等. 南药高良姜的研究进展［J］. 广东药学院学报，2016，32（6）：817-821.

［2］熊远果，沈瑶，张洪. 高良姜药理活性研究新进展［J］. 中南药学，2017，15（10）：1418-1421.

钩枝藤

【黎药名】千雅办。

【别名】本蓬藤、车蓬藤、车叶藤、本叶藤。

【来源】钩枝藤科 Ancistrocladaceae 钩枝藤 *Ancistrocladus tectorius*（Lour.）Merr. 的干燥茎。

【产地】在中国仅产于海南，见于山坡、山谷密林中或山地森林；在中南半岛至印度也有分布。

【植物形态】多年生攀援灌木，长达 10 m，幼时常呈直立灌木状。枝具环形内弯的钩，无毛；叶常聚生茎顶，革质，常长圆形，长 7～10 cm；先端常钝或圆，基部渐窄下延，全缘，两面无毛，均被白色圆形小鳞秕和小点；中脉在腹面下陷，在背面明显凸起；常无叶柄，叶痕马鞍状，托叶小，早落。花几朵或多数，成顶生或侧生二歧状分枝圆锥状穗状花序；小苞片卵形，边缘薄，流苏状；花小，直径 7～8 mm；无梗；花萼基部合生呈短筒，裂片5，长椭圆形，稍不等大，长 4～5 mm，有小缘毛，内面近基部有白色圆形小鳞秕，外面在中下部常有 1～3 浅杯状腺体；花瓣基部合生，质厚，斜椭圆形，常内卷；雄蕊5 长5 短，花丝基部较宽。坚果红色，倒圆锥形，和萼筒合生，直径 6～9 mm，萼片增大成翅状，翅倒卵状匙形，不等大，均有脉纹。种子近球形（图43，见附录三）。

【采收加工】全年可采收，洗净，鲜用或晒干。

【化学成分】

（1）生物碱类。

1）萘基四氢异喹啉类生物碱：如钩枝藤碱及其取代衍生物、6-O-去甲基-4′-去甲基钩枝藤碱、哈马定、异钩枝藤碱；奥考非林碱 A 及其取代衍生物、ancistrobrevine B、ancistrogriffine A 等。

2）萘基二氢异喹啉类生物碱：如 ancistrocladinine、hamatinine、6-O-methylhamatinine、ancistrocladisine、ancistro-breviner 等。

3）二聚萘基异喹啉类生物碱：如 michellamine A、michellamine C/D/E/F、ancistro-griffithine A 等。

4）萘基异喹啉季铵生物碱：如 ancisheynine 等。

5）无萘基取代的异喹啉类生物碱：如 gentrymine A、gentrymine B、6,8-dimethoxy-1,3-dimethylisoquinoline、N-methyltetrahydroisoquinoline 等。

（2）非生物碱类成分。

萘醌类及萘甲酸类：前者如 plumbagin、(+)-isoshinanolone、3,3'-biplumbagin 等；后者如 eleutherolic acid、ancistronaphthoic acid A 等。

三萜及黄酮类：前者如桦木醇、桦木酸、羽扇豆醇；后者如槲皮素[1-2]。

部分化合物分子结构图如下：

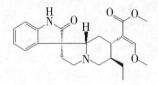

钩枝藤碱

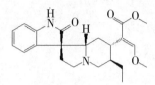

异钩枝藤碱

【现代药理与毒理研究】

国内外研究表明，该属植物中主要含有萘基异喹啉类生物碱。这类生物碱具有抗寄生虫感染、抗 HIV、灭螺和杀虫等活性[1]。

【传统功效、民间与临床应用】该植物在民间常用于治疗疟疾。

【黎医用药】干燥叶适量，茶饮，用于治疗腹泻。干燥茎适量水煎，用于治疗疟疾、寄生虫感染。怀孕或正在哺乳者忌用。

参考文献

[1] 苏志恒，华会明，刘明生，等. 钩枝藤科植物化学成分与生物活性研究进展 [J]. 国外医药（植物药分册），2008，23（5）：198 – 203.

[2] 蔡彩虹. 钩枝藤枝条的生物活性成分研究 [D]. 海口：海南大学，2013.

狗肝菜

【黎药名】雅兴男。

【别名】土羚羊、猪肝菜、羊肝菜、路边青。

【来源】爵床科 Acanthaceae 狗肝菜 *Dicliptera chinensis*（L.）Juss. 的全草。

【产地】产于中国福建、台湾、广东、海南、广西、云南、贵州、四川，见于疏林下、溪边、路旁；在孟加拉国、印度东北部、中南半岛也有分布。

【植物形态】一年生或多年生草本，可高达 80 cm。茎外倾或上升，具 6 条钝棱和浅沟，节常膨大膝曲状；叶卵状椭圆形，长 2～7 cm，先端短渐尖，基部宽楔形或稍下延，两面近无毛或背面脉上被疏柔毛；叶柄长 0.5～2.5 cm。花序腋生或顶生，由 3～4 个聚伞花序组成，每个聚伞花序有 1 至数花，具长 3～5 mm 的花序梗；背面有 2 枚总苞片；总苞片宽倒卵形或近圆形，稀披针形，不等大，长 0.6～1.2 cm，被柔毛；小苞片线状披针形，长约 4 mm；花萼裂片钻形，长约 4 mm；花冠淡紫红色，长 1～1.2 cm，外面被柔毛，上唇宽卵状近圆形，全缘，有紫红色斑点，下唇长圆形，3 浅裂；花丝被柔毛，药室一上一下。蒴果长约 6 mm，被柔毛，具 4 粒种子（图 44，见附录三）。

【采收加工】夏、秋季采收，洗净，鲜用或晒干。

【药材性状】根须状，淡黄色。茎多分枝，折曲状，具棱，节膨大呈膝状，背面节处常匍匐具根。叶对生，暗绿色或灰绿色，多皱缩；完整叶片卵形或卵状披针形，纸质，长 2～7 cm，宽 1～4 cm；先端急尖或渐尖，基部楔形，下延，全缘，两面无毛或稍被毛，以上表面叶脉处较多；叶柄长，腹面有短柔毛；有的带花，由数个头状花序组成的聚伞花序生于叶腋，叶状苞片一大一小，倒卵状椭圆形。花二唇形。蒴果卵形，开裂者胎座升起。种子有小疣点。气微，味淡微甘。

【化学成分】

（1）挥发油类：主要活性成分之一，如石竹烯、乙酸龙脑酯、紫苏醛、α－萜品醇、3－环己烯－1－醇，4－甲基－1－（1－甲基乙基）等。

（2）多糖类：主要活性成分之一，如 dicliripariside A/B/C 以及对 6 种化合物如 lugrandoside、2,5－二甲氧基苯、香草酸、胡萝卜苷、β－谷甾醇连接的糖等。

（3）萜类：三萜苷类化合物如羽扇豆醇、羽扇烯酮、齐墩果酸和乌苏酸；单萜类化合物如 dehydro vomifoliol、催叶萝芙叶醇和黑麦草内酯等；其他类型的萜类化合物如异土木香内和栀子苷等。

（4）苯丙素类：黄酮类化合物如表儿茶素和山奈苷；香豆素类化合物如 7－羟基香豆素和滨蒿内酯；其他类型的苯丙素如绿原酸、阿魏酸等。

（5）甾体及其苷类：如 3β-hydroxstigmast-5-en-7-one、豆甾醇葡萄糖苷、胡萝卜苷、3β, 6β-stigmast-4-en-3, 6-diol、β-sitosterol 和薯蓣皂苷元等。

（6）其他：如脑苷脂、金色酰胺醇、金色酰胺醇酯、棕榈油酸、油酸、反式亚油酸、2－己烷基环丙烷辛酸、2－辛烷基环丙烷辛酸、正三十六烷醇、硬脂酸。

部分化合物分子结构图如下：

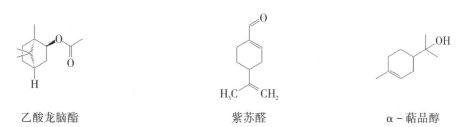

乙酸龙脑酯　　　　　　　　　紫苏醛　　　　　　　　　α－萜品醇

【现代药理与毒理研究】

具有保肝、免疫调节功能和抗氧化等药理作用[1]。

【传统功效、民间与临床应用】味甘、淡，性凉；归心、肝、肺经；清热，解毒，凉血，生津；用于治疗感冒、斑疹发热、暑热烦渴、目赤、小儿惊风、肺热咳嗽、咽喉肿痛、小便淋沥、吐衄、便血、尿血、带下、崩漏、带状疱疹、痈肿疔疮、蛇犬咬伤。内服煎汤，15 ～30 g，或鲜品捣汁；外用鲜品捣敷或煎汤洗。

【使用注意】寒证患者忌用。

【黎医用药】全草 20 g，水煎内服，用于治疗感冒发热、咽喉肿痛。

参考文献

[1] 李昆. 狗肝菜化学成分及药理活性研究进展［J］. 大众科技，2017，19（4）：63－64.

骨碎补

【黎药名】把帮发。

【别名】崖姜、岩连姜、爬岩姜、肉碎补。

【来源】骨碎补科 Davalliaceae 骨碎补 *Davallia trichomanoides* Blume 的干燥根茎。

【产地】产于中国海南、广东、云南南部，常见其依附于山地混交林中树干上；在朝鲜南部及日本也有分布。

【植物形态】多年生草本，株高 20 ～ 30 cm。根状茎长而横走，粗约 4 mm，密被蓬松的红棕色鳞片；鳞片狭披针形，长约 5 mm，先端为细长钻形，边缘有睫毛，中部颜色较深，两侧色较浅。叶远生，相距 1.5 ～7 cm，柄长 6 ～12 cm，粗 1 ～1.5 mm，禾秆色；腹面有浅纵沟及绿色狭边，基部被鳞片，向上光滑；叶片五角形，三回羽状；羽片8 ～10 对，下部 1 ～2 对近对生并有短柄，向上的互生且无柄，斜展，彼此接近，基部一对最大，二回羽状，向上的羽片逐渐缩小并为椭圆形，上部的羽裂达具狭翅的羽轴；一回小羽片 8 ～10 对，互生，近无柄。孢子囊群着生于小脉顶端，每裂片有 1 枚（图45，见附录三）。

【采收加工】全年均可采挖，除去泥沙，干燥，或再燎去茸毛（鳞片）。

【药材性状】呈扁平长条状，多弯曲，有分枝，长 5 ～15 cm，宽 1 ～1.5 cm，厚0.2 ～0.5 cm。表面密被深棕色至暗棕色的小鳞片，柔软如毛，经火燎者呈棕褐色或暗褐色；两侧及上表面均具凸起或凹下的圆形叶痕，少数有叶柄残基及须根残留。体轻，质脆，易折断，断面红棕色，维管束呈黄色点状，排列成环。无臭，味淡，微涩。

【化学成分】

（1）黄酮类。

1）黄酮及其苷类：如山奈酚及其苷类衍生物、木樨草素及其苷类衍生物、紫云英苷、阿福豆苷。

2）二氢黄酮类：如北美圣草素、柚皮素、苦参黄素及其苷类化合物。其中，柚皮苷是骨碎补药材最具有代表性的活性物质之一。

3）黄烷醇类：如儿茶素、阿夫儿茶素、表儿茶素和表阿夫儿茶素，以及以上述黄烷醇类物质为苷元的黄烷醇苷类化合物。

4）其他黄酮类：包括少量色原酮类如 5，7 - 二羟基色原酮 - 7 - β - D - 吡喃葡萄糖苷；查尔酮类如 2′，4′ - 二羟基二氢查耳酮；橙酮类如金鱼草素 - 6 - 新橙皮糖苷。

（2）其他。

1）三萜类：如 chiratone、羊齿 - 9（11）- 烯、环劳顿醇、里白烯、何帕 - 21 - 烯、里白醇、环劳顿酮。

2）苯丙素类：如 4 - O - β - D - 吡喃葡萄糖基香豆酸、对羟基反式肉桂酸、反式桂皮酸、二氢异阿魏酸、二氢咖啡酸、（E）- p 松针酸 - β - D - 吡喃葡萄糖苷等。

3）木脂素类及甾体类：前者如（7′R, 8′S）- 二氢脱氢二松柏基醇 4′ - O - β - D - 葡萄糖苷、落叶松脂素 - 4′ - O - β - D - 吡喃葡萄糖苷；后者如 β - 谷甾醇、β - 胡萝卜苷、5 - 豆甾烯 - 3 - 醇、5 - 豆甾烯 - 3 - 酮。

4）其他类：如 2 - 呋喃甲酸、5 - 羟甲基糠醛、3 - 羟基 - 2 - 甲基 - 4 - 呋喃甲酸、2 - 甲基 - 3 - 呋喃甲酸、邻苯二酚、2,6 - 二甲氧基 - 苯酚、2,6 - 二甲氧基 - 4 - 甲基苯酚[1]。

部分化合物分子结构图如下：

柚皮苷　　　　　　　　　　　　　　　　儿茶素

【现代药理与毒理研究】

骨碎补有抗骨质疏松作用、促骨折愈合作用、肾保护作用、抗炎作用、促进牙齿生长作用、防治氨基糖苷类耳毒性以及降血脂作用等[1]。

【传统功效、民间与临床应用】味苦，性温；行血活络，祛风止痛，补肾坚骨；用于治疗跌打损伤、风湿痹痛、肾虚牙痛、腰痛、久泻。内服煎汤，9 ～15 g。

【黎医用药】根茎 10 ～ 20 g，水煎内服，用于治疗耳鸣、遗尿。

参考文献

［1］谌顺清，梁伟，张雪妹，等. 骨碎补化学成分和药理作用研究进展［J］. 中国中药杂志，2021，46（11）：2737 - 2745.

广东金钱草

【黎药名】金干草。

【别名】铜钱射草、铜钱沙、金钱草、广金钱草。

【来源】豆科 Fabaceae 广东金钱草 Grona styracifolia（Osbeck）H. Ohashi & K. Ohashi 的干燥枝叶。

【产地】产于中国广东、海南、广西、云南等地区，见于山坡、草地或灌木丛中；在印度和东南亚地区也有分布。

【植物形态】多年生亚灌木状草本；株高达 1 m。幼枝密被白或淡黄色毛；常为单叶，有时具 3 小叶；叶柄长 1～2 cm，密被贴伏或开展丝状毛；小叶厚纸质或近革质，圆形、近圆形或宽倒卵形，长与宽 2～4.5 cm；先端圆或微凹，基部圆或心形，腹面无毛，背面密被贴伏白色丝状毛，侧脉 8～10 对。总状花序长 1～3 cm；花序梗密生丝状毛；花密生，2 朵，生于每节上；花梗长 2～3 mm，花萼长约 3.5 mm，上部裂片先端 2 裂；花冠紫红色，旗瓣倒卵形或近圆形，具瓣柄，翼瓣倒卵形，具短瓣柄，龙骨瓣极弯曲，有长瓣柄；子房被毛。荚果长 1～2 cm，宽 2.5 mm，被短柔毛和小钩状毛，有 3～6 荚节；果柄下弯（图 46，见附录三）。

【采收加工】夏、秋季采收，洗净晒干。

【药材性状】干燥的茎枝呈圆柱形，长可达 60 cm，粗 2～5 mm；表面淡棕黄色，密被黄色绒毛，质脆易断，断面淡黄色，中心具白色髓。叶皱缩，易脱落，腹面灰绿色至暗绿色，无毛；背面浅绿色，密被白色茸毛。茎节处常有托叶，披针形锥尖，浅棕色。生药中偶见花果。气微弱，味淡。

【化学成分】

（1）黄酮类：黄酮类化合物包含芒柄花素、香橙素、牡荆素、异牡荆素、夏佛塔苷、异荭草苷、木樨草素及其苷类衍生物、芹菜素及其苷类衍生物、刺槐素、香叶木素、槲皮素、异槲皮素、山柰酚、芦丁、金丝桃苷、异鼠李素、柚皮素等。二氢黄酮类化合物包含 4′ - 二氧亚甲基 - 二氢异黄酮 - 7 - O - β - 吡喃葡萄糖基、5,7 - 二羟基 - 2′,4′ - 二甲氧基 - 二氢异黄酮 - 7 - O - β - 吡喃葡萄糖基等。

（2）挥发油类：如正十四酸、11,15 - 四甲基 - 2 - 十六碳烯 - 1 - 醇、花生酸花生醇酯、9,12 - 十八烯酸、十六酸甲酯、十八烯酸、叶绿醇等化合物。

（3）多糖类：如甘露糖、鼠李糖、半乳糖醛酸、葡萄糖、半乳糖、木糖、阿拉伯糖等。

（4）萜类：如大豆皂苷 B、大豆皂苷 I、大豆皂苷 E、羽扇豆醇、羽扇豆酮等。

（5）甾醇类：如谷甾醇 - 3 - O - β - D - 吡喃葡萄糖苷、β - 胡萝卜苷、豆甾醇等。

（6）其他：生物碱类如广金钱草碱、广金钱草内酯等；酚酸类如绿原酸、水杨酸、香草酸、原儿茶酸、阿魏酸、3,4 - 二甲氧基苯酚、乙二酸等。

部分化合物分子结构图如下：

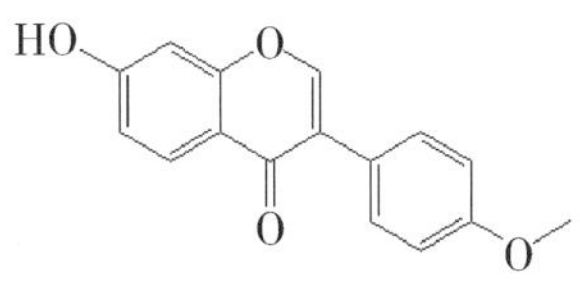

芒柄花素

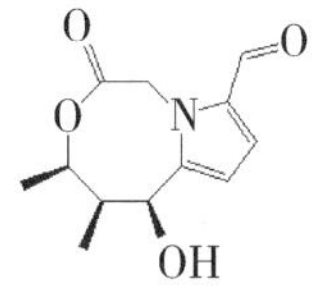

广金钱草碱

【现代药理与毒理研究】

广东金钱草具有利胆利尿、抗结石、抗炎、抗氧化、保护心血管系统等药理作用。

【传统功效、民间与临床应用】味甘、淡，性凉；归肝、肾、膀胱经；利湿退黄，利尿通淋；用于治疗黄疸尿赤、热淋、石淋、小便涩痛、水肿尿少、小儿疳积、痈肿。内服煎汤，干品15～30 g，鲜品 30～60 g；外用捣敷。

【黎医用药】全草适量，水煎内服用于抗炎、肾结石；与半边莲配伍，水煎内服，用于治疗肾炎水肿。

参考文献

[1]　黄盼，周改莲，周文良，等. 广金钱草的化学成分、药理作用及质量控制研究进展[J]. 中华中医药学刊，2021，39（7）：135 – 139.

广东相思子

【黎药名】维维高。

【别名】鸡骨草、地香根、山弯豆。

【来源】豆科 Fabaceae 广东相思子 *Abrus cantoniensis* Hance 的干燥全草。

【产地】产于中国海南、湖南、广东、广西等地区，见于疏林、灌丛或山坡；在泰国也有分布。

【植物形态】多年生攀援灌木，高 1～2 m。枝细直、平滑，被白色柔毛，老时脱落。羽状复叶互生；小叶 6～11 对，膜质，长圆形或倒卵状长圆形，长 0.5～1.5 cm，宽 0.3～0.5 cm，先端截形或稍凹缺，具细尖，腹面被疏毛，背面被糙伏毛，叶脉两面均隆起；小叶柄短。总状花序腋生；花小，聚生于花序总轴的短枝上；花梗短；花冠紫红色或淡紫色。荚果长圆形，扁平，长约 3 cm，宽约 1.3 cm，顶端具喙，被稀疏白色糙伏毛，成熟时浅褐色，具 4～5 粒黑褐色种子。种阜蜡黄色，明显，中间有孔，边具长圆状环（图47，见插图）。

【采收加工】全年均可采收，常于 11—12 月或清明后连根挖出，洗净根部泥土，将茎藤扎成束，晒干至八成干，发汗再晒干；因种子有毒，用时须将豆荚摘除，以防中毒。

【药材性状】带根全草，多缠绕成束。根圆柱形或圆锥形，有分枝，长短粗细不等，直径 3～15 mm；表面灰棕色，有细纵纹；质硬。根茎短，结节状。茎丛生，长藤状，直径 1.5~2.5 mm；表面灰褐色，小枝棕红色，疏被毛茸；偶数羽状复叶，小叶长圆形，长 8~12 mm，下表面被伏毛。气微，味微苦。

【化学成分】

（1）三萜类：如 3-O-β-D-glucopyranosyl-(1→2)-β-D-glucopyranosyl subprogenin D、subprogenin D、相思子原酸、雷公藤三萜酸 B、相思子内酯 A 等。

（2）甾体类：如豆甾醇、β-谷甾醇等。

（3）黄酮类：

1）种子中含 6C-β-D-吡喃葡糖基-4′,5-二羟基-7,8-二甲氧基二氢黄酮、6C-[β-D-呋喃芹菜糖基-(1-2)-β-D-吡喃葡萄糖基]-4′,5-二羟基-7,8-二甲氧基二氢黄酮和 2,3-二甲氧基-5,7-二羟基-二氢黄酮。

2）地上部分含（2S)5,7,4′-三羟基黄酮-8-C-β-D-(6″-O-乙酰基)吡喃葡萄糖苷、异柚葡糖苷、牡荆素、高前车素、芹菜素和泽兰黄素。

3）叶中含滨蓟黄苷、滨蓟黄素、相思子碱、下箴刺桐碱。

（4）其他：种子中含相思子毒蛋白 I／II／III，相思子凝集素 I／II、蓖麻毒蛋白；半乳糖、阿拉伯糖、木糖等糖类成分以及门冬氨酸、谷氨酸、亮氨酸、赖氨酸等氨基酸类成分[1]。

部分化合物分子结构图如下：

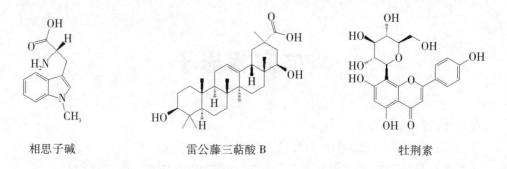

相思子碱　　　　　　　　雷公藤三萜酸 B　　　　　　　牡荆素

【现代药理与毒理研究】

广东相思子具有抗病毒活性，其活性成分皂苷（ACS）可以显著缓解 HBV 感染引起的肝脏炎症。用 ACS 处理可提高小鼠血清中的 IFN-γ 水平，并增加脾细胞中 CD4+T 细胞的百分比。KEGG 通路分析表明，用 ACS 处理极大地调节了苯丙氨酸代谢途径和酪氨酸代谢途径[1-2]。

【传统功效、民间与临床应用】味甘、微苦，性凉；归肝、胃经；利湿退黄，清热解毒，疏肝止痛；用于治疗湿热湿疸、胁肋不舒、胃脘胀痛、乳痈肿痛。内服煎汤，15~30 g，或入丸、散；外用鲜品捣敷。

【使用注意】种子有毒，用时须将豆荚摘除，以防中毒。

【黎医用药】全株与其他药配伍，用于治疗骨折、跌打损伤。

参考文献

[1] 张平，李春阳，袁旭江. 相思子化学成分及其药理作用研究进展［J］. 广东药学院

学报，2014，30（5）：654 –658.

［2］ YAO X C, LI Z Q, GONG X M, et al. Total saponins extracted from Abrus cantoniensis Hance suppress hepatitis B virus replication in vitro and in rAAV8-1. 3HBV transfected mice ［J］. Journal of ethnopharmacology，2020，249：112366.

广藿香

【黎药名】千意可。

【别名】大叶薄荷、山茴香、水蘇叶。

【来源】唇形科 Lamiaceae 广藿香 *Pogostemon cablin*（Blanco）Benth. 的干燥地上部分。

【产地】产于中国广东和海南，常见种植；在印度和东南亚地区也有分布。

【植物形态】多年生芳香草本或亚灌木状，高达 1 m。茎被绒毛。叶圆形或宽卵形，长 2 ～10.5 cm，基部楔形，具不规则齿裂，腹面疏被绒毛，背面被绒毛，侧脉约 5 对；叶柄长 1 ～6 cm，被绒毛。轮伞花序具 10 至多花，组成长 4 ～6.5 cm 穗状花序，密被绒毛，花序梗长 0.5 ～2 cm；苞片及小苞片线状披针形，花萼筒形，长 7 ～9 mm，被绒毛，内面被细绒毛，萼齿钻状披针形，长约为萼筒 1/3；花冠紫色，长约 1 cm，裂片被毛；雄蕊被髯毛（图48，见附录三）。

【采收加工】枝叶茂盛时采割，日晒夜焖，反复至干。

【药材性状】茎略呈方柱形，多分枝，枝条稍曲折，长 30 ～60 cm，直径 0.2 ～0.7 cm。表面被柔毛；质脆，易折断，断面中部有髓。老茎类圆柱形，直径 1 ～1.2 cm，被灰褐色栓皮。叶对生，皱缩成团，展平后叶片呈卵形或椭圆形，长 4 ～9 cm，宽 3 ～7 cm；两面均被灰白色茸毛；先端短尖或钝圆，基部楔形或钝圆，边缘具大小不规则的钝齿；叶柄细，长 2 ～5 cm，被柔毛。气香特异，味微苦。

【化学成分】

（1）黄酮类：主要活性成分之一。二氢黄酮类化合物如 7,4′ – 二甲氧基圣草素、7,3′,4′ – 三甲氧基圣草素；黄酮类化合物如 Apigenin、5,4′ – 二羟基 – 7 – 甲氧基黄酮、Apigenin-7-glucoside；黄酮醇类化合物如 3,5,4′ – 三羟基 – 7 – 甲氧基黄酮、3,7,4′ – 三甲氧基山奈素；查尔酮类化合物如甘草查尔酮 A；异黄酮类化合物如尼泊尔鸢尾异黄酮 – 7 – O – α – L – 吡喃鼠李糖苷。

（2）倍半萜类：主要活性成分之一，如 α – patchoulene、广藿香半缩酮 B/C、8-keto-9（10）-α-patchoulene-4-α-ol、10α-hydroperoxy-guaia-1,11-diene、pogostol、（5R）– 5 – 羟基广藿香醇、（9R）– 9 – 羟基广藿香醇、（8S）– 8 – 羟基广藿香醇、广藿香醇等。

（3）二萜及三萜类：主要活性成分之一。前者如甜叶悬钩子苷；后者如木栓醇、木栓酮、齐墩果酸、齐墩果酸甲酯、3,23-dihydroxy-12-oleanen-28-oic acid 等。

（4）苯丙素类：如（－）– 愈创木基丙三醇、3 – 羟基 – 4 – 甲氧基桂皮醛、3′ – 甲氧基黄药苷、黄药苷、异黄药苷、毛蕊花糖苷、列当苷、紫葳新苷 I 等。

（5）甾体类：如豆甾醇、豆甾 – 4 – 烯 – 3 – 酮、谷甾醇、胡萝卜苷等。

（6）含氮类：如广藿香吡啶、表愈创吡啶、大豆脑苷 I、大豆脑苷 II和尿嘧啶等。

（7）其他类：脂肪酸类如 triacontanoicacid、DL-tartaric acid、2 - (1, 3 - 二羟基 - 丁 - 2 - 烯) - 6 - 甲基 - 3 - 酮基 - 庚酸；糠醛类如 5 - 羟甲基糠醛；邻苯二甲酸酯如 dibutyl phthalate；吡喃酮类如 2-hydroxy-6-methyl-3-(4-methylpen-tanonyl)-4-pyrone、pogostone 等。

部分化合物分子结构图如下：

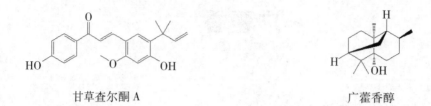

甘草查尔酮 A   广藿香醇

【现代药理与毒理研究】

广藿香具有抗炎、抗氧化、抑菌、抑制病毒、抗克氏锥虫、免疫调节、抗肿瘤等药理活性[1-3]。

【传统功效、民间与临床应用】味辛，性微温；归脾、胃、肺经；芳香化浊，和中止呕，发表解暑；用于治疗湿浊中阻、脘痞呕吐、暑湿表证、湿温初起、发热倦怠、胸闷不舒、寒湿闭暑、腹痛吐泻、鼻渊头痛。内服煎汤，3 ～10 g，鲜者加倍，不宜久煎；或入丸、散。外用水煎含漱，或浸泡患部，或研末调敷。

【使用注意】阴虚者禁服。

【黎医用药】全草 10 g，水煎内服，用于治疗暑热呕吐、腹痛。

参考文献

[1] 马川，彭成，李馨蕊，等. 广藿香化学成分及其药理活性研究进展 [J]. 成都中医药大学学报，2020，43（1）：72 - 80.

[2] 武梦琳，秦崇臻，柴玉娜，等. 广藿香醇在体外对人肝微粒体中 CYP3A4 的非竞争性抑制作用研究 [J]. 中南药学，2021，19（10）：2082 - 2086.

[3] 许家其，张海红. 广藿香作用的研究进展 [J]. 神经药理学报，2020，10（3）：27 - 32.

鬼针草

【黎药名】杆奈茴。

【别名】针人草、一包针。

【来源】菊科 Asteraceae 鬼针草 *Bidens pilosa* L. 的干燥全草。

【产地】产于中国华东、华中、华南、西南各省区，见于村旁、路边及荒地中；广布于亚洲和美洲的热带和亚热带地区。

【植物形态】一年生草本，茎无毛或上部被极疏柔毛。茎下部叶较小，3 裂或不分裂，常在开花前枯萎，中部叶具长 1.5 ～5 cm 无翅的柄，三出，小叶 3 枚，极少为具 5 小叶的羽状复叶，顶生小叶较大，具长 1 ～2 cm 的柄；边缘有锯齿，无毛或被极稀疏的短柔毛，上部叶小，3 裂或不分裂，条状披针形。头状花序边缘具舌状花 5 ～7，舌片椭圆状倒卵形，白色，长 5 ～8 mm，先端钝或有缺刻。瘦果熟时黑色，线形，具棱，长 0.7 ～1.3 cm，上部具稀疏瘤突及刚毛，顶端芒刺 3 ～4，具倒刺毛（图 49，见附录三）。

【采收加工】夏、秋间采收地上部分，晒干。

【药材性状】茎略呈方形，幼茎有短柔毛。叶纸质而脆，多皱缩、破碎，常脱落。茎顶常有扁平盘状花托，着生十余个呈针束状、有四棱的果实，有时带有头状花序。气微，味淡。

【化学成分】

（1）黄酮类：主要活性成分之一。查尔酮类如奥卡宁、异甘草素、甘草查尔酮 A、2′,3,4,4′ - 四羟基查尔酮（紫铆因）等；黄酮醇类如香叶木素、芹菜素、甲氧基木樨草素、紫云英苷、槲皮素 - 3,4′ - 二甲醚 - 7 - O - 芸香糖苷、金丝桃苷、异泽兰黄素；二氢黄酮醇类如鬼针草苷 H；橙酮类如 6,7,3′,4′ - 四羟基橙酮等。

（2）聚炔类：主要活性成分之一，如 1 - 苯基 - 1,3,5 - 三庚炔、十三碳 - 2,12 - 二烯 - 4,6,8,10 - 四炔 - 1 - 醇、十三碳 - 3,11 - 二烯 - 5,7,9 - 三炔 - 1,2 - 二醇、3 - β - 吡喃葡萄糖基氧基 - 1 - 羟基 - 十三碳 - 7,9,11 - 三炔等。

（3）苯丙素类：如 7 - 甲氧基 - 6 - 羟基香豆素等。

（4）萜类及其他成分：如 7α - 羟基 - β - 谷甾醇、豆甾 - 4 - 烯 - 3β,6α - 二醇、豆甾醇 - 7 - 酮、3β - O - (6′ - 十六烷酰氧基 - β - 吡喃葡萄糖基) - 豆甾 - 5 - 烯、3 - 羟基二氢猕猴桃内酯、2β,3β - 二羟基 - 2α - 甲基 - γ - 内酯；以及氨基酸、钙、铁、维生素 B1、维生素 B2 等[1]。

部分化合物分子结构图如下：

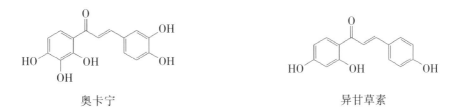

奥卡宁　　　　　　　　　　　　　　　　　异甘草素

【现代药理与毒理研究】

（1）对心血管系统的作用。可引起小鼠剂量依赖性血压下降。

（2）对消化系统的作用。可减少幽门结扎小鼠的胃液、胃酸和胃蛋白酶的分泌量，对吲哚美辛引起的胃损伤具有保护作用，并可有效地抑制乙醇引起的胃出血。

（3）对中枢神经系统的作用。鬼针草能明显提高小鼠的痛反应时间，但强度不如吗啡。

（4）其他作用。对革兰氏阳性菌有抑制作用；鬼针草中的聚乙烯和黄酮类成分具有明显的抗疟活性，此外还有抗炎免疫作用[2]。

【传统功效、民间与临床应用】味甘、微苦，性平；清热解毒，利湿退黄，散瘀活血；用于治疗感冒发热、湿热黄疸、风湿痹痛、痈肿疮疖。内服煎汤，15～30 g。

【黎医用药】全草适量，水煎内服，用于治疗毒蛇咬伤、肠炎、腹泻。

参考文献

［1］曾晓燕，张婷，潘卫松，等. 鬼针草属药用植物化学成分研究进展［J］. 中药材，2017，40（3）：748－753.

［2］刘娜. 鬼针草药理作用研究进展［J］. 海峡药学，2019，31（12）：64－67.

海金沙

【黎药名】白伦。

【别名】左转藤、竹园荽、金沙藤。

【来源】海金沙科 Lygodiaceae 海金沙 *Lygodium japonicum*（Thunb.）Sw. 的成熟孢子。

【产地】产于中国华东、华南、西南东部、湖南及陕西等地，见于灌木丛中；在日本、斯里兰卡、印度尼西亚爪哇岛、菲律宾、印度、澳大利亚也有分布。

【植物形态】多年生攀援草本，可攀高达 1～4 m。叶轴具窄边，羽片多数，对生于叶轴短距两侧；不育羽片尖三角形，两侧有窄边，二回羽状，叶干后褐色，类似纸质。孢子囊穗长度过小羽片中央不育部分，排列稀疏，暗褐色；孢子囊穗长 2～4 mm，长度过小羽片中央不育部分，排列稀疏，暗褐色，无毛（图50，见附录三）。

【采收加工】秋季孢子未脱落时采割藤叶，晒干，搓或打下孢子；生用。

【药材性状】呈粉末状，棕黄色或浅棕黄色。体轻，手捻有光滑感，置手中易由指缝滑落。气微，味淡。

【化学成分】

（1）黄酮类：如田蓟苷、山奈酚-7-O-α-L-吡喃鼠李糖苷、山奈酚、对香豆酸、1-正十六烷酸甘油酯、胡萝卜苷、β-谷甾醇、正三十一烷醇、蒙花苷、香叶木苷、新西兰牡荆苷、小麦黄素7-O-β-D-吡喃葡萄糖苷、芹菜素。

（2）酚酸及糖类化合物：含有对香豆酸、苯甲酸、香草酸、咖啡酸、原儿茶酸、3-甲基-1-戊醇、2-（甲基乙酰基）-3-蒈烯、环辛酮、（E）-己烯酸、十一炔。

（3）甾体类：如罗汉松甾酮 C、lygodiumsteroside A、lygodiumsteroside B、松甾酮苷 A、2α-羟基乌苏酸、22-羟基何柏烷、木栓酮。

（4）挥发油类：如油酸甲酯、α-油酸单甘油酯、正二十四烷、反角鲨烯、油酸二羟基乙酯。

部分化合物分子结构图如下：

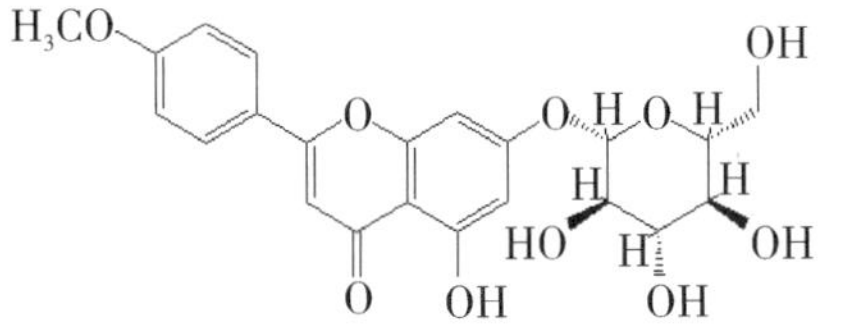

田蓟苷 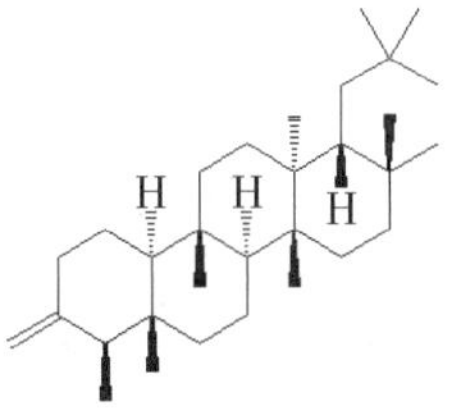　　　　　　　　　　　　　　木栓酮

【现代药理与毒理研究】

海金沙具有显著的抑菌效果，其乙醚萃取物和乙酸乙酯萃取物对革兰氏阴性菌和革兰氏阳性菌均有较好的抑制效果。海金沙有利胆、排石，治疗烧烫伤、生发、胃脘痛、带状疱疹、婴幼儿腹泻等药理作用[1]。

【传统功效、民间与临床应用】味甘、咸，性寒；归膀胱、小肠经；清利湿热，通淋止痛；用于治疗热淋、石淋、血淋、膏淋、尿道涩痛。6～15 g，包煎。

【使用注意】肾阴亏虚者慎服。

【黎医用药】干燥成熟孢子适量，水煎内服，用丁治疗不孕症。干燥藤 40～50 g，水煎内服，用于治疗痢疾。

参考文献

[1] 岑庚钰，蒙小丽，梁远芳，等. 海金沙化学成分和药理作用研究概况［J］. 中国民族民间医药，2018，27（14）：48 － 50.

海南草珊瑚

【黎药名】该隆。

【别名】山牛耳青、驳节莲树、九节风。

【来源】金粟兰科 Chloranthaceae 海南草珊瑚 *Sarcandra glabra* subsp. *brachystachys*（Blume）Verdc. 的干燥全株。

【产地】产于中国海南、广东、广西和云南，见于山坡、沟谷林下阴湿处。

【植物形态】多年生常绿亚灌木，高达 1.5 m。叶纸质，椭圆形、宽椭圆形或长圆形，长 8～20 cm，先端尖或短渐尖；基部宽楔形，具钝腺齿，侧脉 5～7 对，两面稍凸起；叶柄长 5～20 cm，基部合生成鞘；托叶钻形。穗状花序分枝少，对生，稍成圆锥花序状；苞片三角形或卵圆形。核果卵圆形，长约 4 cm，橙红色（图51，见附录三）。

【采收加工】夏、秋季采收，除去杂质，晒干。

【药材性状】长 50～120 cm。根茎较粗大，密生细根。茎圆柱形，多分枝，直径 0.3～1.3 cm，表面暗绿色至暗褐色，有明显细纵纹，散有纵向皮孔，节膨大，质脆，易折断，断面有髓或中空。叶对生，叶片卵状披针形至卵状椭圆形，长 5～15 cm，宽 3～6 cm；表面绿色、绿褐色至棕褐色或棕红色，光滑，边缘有粗锯齿，齿尖腺体黑褐色，叶柄长约 1 cm，近革质。穗状花序顶生，常分枝。气微香，味微辛。

【化学成分】

（1）黄酮类：如 2′,4′-dihydroxy-6′-methoxydihydrochalcone、新落新妇苷、草珊瑚酚苷 A、草珊瑚酚苷 B、山奈酚、草珊瑚酚苷 C、球松素、草珊瑚酚苷 D 等。

（2）萜类：主要有金粟兰诺苷 A/B、金粟兰内酯 A/B/E/F/G、草珊瑚内酯 A/B、草珊瑚萜内酯 A/B/C/D/E/F/G/H/I/J、白术内酯 Ⅱ/Ⅲ/Ⅳ、肿节风苷 A/B/C/D/E、橙花叔醇、草珊瑚三萜苷 A/B、全缘金粟兰内酯 F、草珊瑚醇 A/B 等。

（3）香豆素类：如秦皮乙素、秦皮素、异嗪皮啶、东莨菪内酯、东莨菪苷、滨蒿内酯、4,4′–双异嗪皮啶、3,3′–双异嗪皮啶、七叶树内酯、秦皮苷等。

（4）酚酸类：酚酸类成分为草珊瑚主要活性物质之一，如香草酸、丁香酸、刺五加苷 B1、咖啡酸乙酯、迷迭香酸、vinyl caffeate、迷迭香酸甲酯、原儿茶酸、咖啡酸、葡萄糖丁香酸、迷迭香酸 –4–O–β–D–葡萄糖、3–O–咖啡酰基奎宁酸、新绿原酸、4–O–咖啡酰基奎宁酸、绿原酸、隐绿原酸等。

部分化合物分子结构图如下：

香草酸　　　　　　　　　　　迷迭香酸

【现代药理与毒理研究】

海南草珊瑚多用于治疗跌打损伤、风湿性关节炎和骨折等。现代药理研究表明，海南草珊瑚的提取物和酚酸类、香豆素类、黄酮类以及萜类等一些单体化合物显示出抗炎、抗肿瘤、抗菌、抗氧化、降糖和神经保护等多种药理活性。

【传统功效、民间与临床应用】味苦、辛，性平；活血散瘀，祛风止痛；用于治疗跌打损伤、骨折、瘀阻肿痛、风湿痹痛、肢体麻木。内服煎汤，9~15 g，或泡酒服；外用适量，捣敷。

【使用注意】孕妇慎服。

【黎医用药】全株适量，水煎内服，用于风湿痹痛；根 15~25 g，水煎内服，用于风湿性关节炎。

参考文献

[1] 李丹丹，李龙进，肖逸飞，等. 草珊瑚化学成分及药理活性研究进展 [J]. 中成药，2022，44（9）：2923 –2928.

[2] 陈芳有，陈志超，罗永明. 草珊瑚化学成分及生物活性研究进展 [J]. 中国中药杂志，2022，47（4）：872 –879.

海南地不容

【黎药名】雅乐雷。

【别名】金不换。

【来源】防己科 Menispermaceae 海南地不容 *Stephania hainanensis* H. S. Lo et Y. Tsoong 的干燥块根。

【产地】产于中国海南，见于林下多石砾的地方。

【植物形态】多年生藤本，老枝稍木质化，枝、叶含淡黄色或白色液汁，全株无毛。枝粗壮，具直沟槽。叶薄纸质，三角状圆形，长和宽均 10 ～16 cm，有时较小，顶端短渐尖，基部圆至近截平，边浅波状，或近全缘；掌状脉通常 10 ～11 条，3 条向上，2 条近平伸，5 ～6 条向下，网状小脉上有清晰的小乳突；叶柄粗壮，通常与叶近等长或稍短。雄花序为复伞形聚伞花序，常几个生于　腋生、无叶、屈曲的短枝上，总梗长 3 ～7 cm，伞梗 3 ～5 个，小聚伞花序有花 3 ～5 朵；小苞片狭披针形；花梗长 1 ～3 mm；雄花萼片黄绿，通常为 6 片，极少数为 8 片，外轮匙状楔形，内轮稍阔；花瓣 3 片，极少 4 片，橙黄色，其中 1 片常深凹；聚药雄蕊柱长约 1 mm；雌花序紧密呈头状，总梗长 2.5 ～5 cm，上端明显膨大，雌花花被左右对称；萼片 1，近卵形，长约 0.4 mm；花瓣 2，肉质，阔卵形至贝壳状，比萼片稍大。核果红色，阔倒卵圆形，果梗稍肉质；果核背部有 4 行钩刺状雕纹，每行约 20 颗（图 52，见附录三）。

【采收加工】秋、冬季采挖，除去须根，洗净，切片，晒干。

【药材性状】块根略呈球形，直径 5 ～ 20 cm。切片或条状块切面灰黄色或淡黄色，可见筋脉（三生维管束）环状排列呈同心环状。气微，味苦。

【化学成分】

（1）生物碱类：生物碱类为最主要的活性成分，如罗默碱、荷包牡丹碱、牛心果碱、蝙蝠葛任碱、去氢罗默碱、去氢异劳瑞宁碱、鹅掌楸碱、青风藤碱、克班宁、氧化克班宁、荷包牡丹碱、羟基荷包牡丹碱、去甲荷包牡丹碱、四氢小檗碱、盐酸巴马汀、巴婆碱、防己诺林碱、粉防己碱、延胡索乙素等。

（2）其他：如 2 - 羟基 - 1 - 甲氧基阿朴菲、紫堇定、异紫堇定、去甲异紫堇定、橙黄胡椒酰胺、赤酮甾醇、（24R）- 5α - 豆甾 - 7, 22（E）- 二烯 - 3α - 醇等。

部分化合物分子结构图如下：

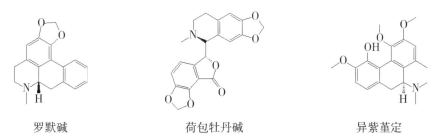

罗默碱　　　　　　　　　　荷包牡丹碱　　　　　　　　　　异紫堇定

【现代药理与毒理研究】

海南地不容具有清热解毒、截疟、镇痛等功能。其发挥药效学活性的有效成分为多种生物碱，药理学研究显示生物碱有较好的止痛、抗纤维化、抑炎、抗肿瘤作用。

【传统功效、民间与临床应用】味苦，性微寒；止痛、消肿解毒；用于治疗胃痛、外伤疼痛、疮疖痈肿。内服煎汤，6～9 g；外用适量，捣敷。

【黎医用药】块根15～20 g，水煎内服，用于治疗胃炎、胃十二指肠溃疡、支气管炎，各种头痛等；小块塞入患处用于治疗牙痛。

参考文献

[1] 连敬杰，刘凡凡，范冬立，等. 海南地不容的化学成分 [J]. 沈阳药科大学学报，2019，36 (3)：202-206.
[2] 于蕾，姜春艳，宋冬雪，等. 海南地不容生物碱抑制肿瘤细胞增殖及构效关系解析 [J]. 辽宁中医杂志，2020，47 (2)：145-154.

海南狗牙花

【黎药名】胆呼塞。

【别名】鸡爪花、单根木、尖蕾狗牙花。

【来源】夹竹桃科 Apocynaceae 海南狗牙花 *Ervatamia hainanensis* Tsiang 的干燥根。

【产地】产于中国海南、广东、广西和云南等地区，见于山地林中。

【植物形态】多年生小乔木或灌木状，全株无毛。枝淡灰色，有微小皮孔及小条纹；小枝有棱角；节间长 2.5～6 cm。叶纸质，椭圆形或窄椭圆形，长 4～17 cm，先端骤短尖，基部楔形，侧脉 5～12 对；叶柄长 1～8 mm。聚伞花序 2～3 歧分枝；苞片卵形；花蕾卵圆形，顶端骤尖；花冠白或黄白色，裂片常镰刀形，长 0.5～1.5 cm，花冠筒长 0.8～1.7 cm；雄蕊内藏，生于花冠筒中部或上部；子房无毛。蓇葖果常窄斜椭圆形（图53，见附录三）。

【采收加工】根全年均可采，洗净，切片晒干。

【药材性状】根圆柱形或圆锥形，长可达30 cm，直径约8 cm；表面灰棕色或黄棕色，具纵裂纹，皮部易剥落，而露出棕黄色木部，鲜时有乳汁溢出，干后呈棕色稠状物附着。质坚硬，不易折断，断面中央木部占大部分，淡黄色。气微，味微苦。

【化学成分】

（1）生物碱类。

依波加型单萜吲哚类生物碱：如狗牙花定碱、heyneanine、ibogamine、3-oxocoronaridine、10-hydroxyheyneanin、ibogamine-18-carboxylic acid 等。

柯南因－士的宁型生物碱：如 vobasine、派利文碱、geissoschizol、10-hydroxygeissoschizol、ervahainanmine 等。

双聚单帖吲哚型生物碱：如 tabernamine、ervahanine A/B/C、ervahaimine A/B/C/D

等；其他类生物碱如 ervatamines B/C/D/E、pandine 等。

（2）三萜类、木质素类及甾醇类：如 cycloartenol、β-amyrin acetate、β-sitosterol、dau-costerol、α-amyrin acetate、α-amyrin、α-amyrin acetate、obtusifoliol 等。

部分化合物分子结构图如下：

狗牙花定碱　　　　　　　　　派利文碱

【现代药理与毒理研究】

海南狗牙花有清热解毒、降压、消肿止痛之功效，用于高血压、咽喉肿痛、风湿痹痛、动脉粥样硬化、病毒性肝炎等疾病的治疗[1]。

【传统功效、民间与临床应用】味苦、辛，性凉；清热解毒，散结利咽，降压止痛；用于治疗跌打损伤、咽喉肿痛、毒蛇咬伤、风湿痛、乳痈疮疖、胃痛、高血压。内服煎汤，10 ~15 g；外用捣敷。

【黎医用药】根及叶适量，水煎内服，用于毒蛇咬伤。

参考文献

［1］唐本钦，陆建林，孙建博. 海南狗牙花的化学成分和药理活性研究进展［J］. 中药材，2017，40（4）：1002 - 1004.

海南青牛胆

【黎药名】肉让布藤。

【别名】松筋藤、宽筋藤。

【来源】防己科 Menispermaceae 海南青牛胆 *Tinospora hainanensis* H. S. Lo et Z. X. Li 的藤茎。

【产地】产于中国海南各地，见于村边、路旁的疏林中。

【植物形态】多年生落叶大藤本，长 3 ~ 10 m 或更长。全株无毛，老茎肥壮，有膜质的表皮；皮孔初时透镜状，2 裂，后呈圆形，十字形裂，明显凸起。叶片膜状薄纸质，心形或心状圆形，长 11 ~15 cm，宽 9 ~12 cm，顶端常骤尖，基部心形，后裂片圆，干时淡绿色，两面无毛；基出脉常 5 条，脉腋内具褐色腺点，网状小脉两面凸起；叶柄基部膨大，扭曲。花序与叶一同出现，雌花序由小聚伞花序组成，小聚伞花序梗长 1 ~3 mm，具花 2 ~4 朵；苞片钻状披针形，脱落；萼片6，外轮小，近三角形，内轮阔卵状椭圆形，盛开时微外展；花瓣6，边缘伸展，不内折，顶端短尖；不育雄蕊6；心皮3。核果红色，果核阔椭圆形，长9～10 mm，背部圆；背脊延伸成刺状，两侧散生刺状和乳头状突起，腹面平坦（图54，见附录三）。

【采收加工】全年均可采收，洗净，切厚片，晒干或鲜用。

【药材性状】圆柱形，对剖则呈半圆柱形、略扭曲、长短不一的节块，粗5～20 mm，灰黄色或黄色，较光滑或具皱纹，有明显的皮孔及叶痕。质硬，可折断，断面灰白色，木部呈放射状纹理，可见众多的细小圆孔；剖开时，向一方扭曲，木部从射线部分分裂呈折纸扇的扇骨状张开样。气微，味微苦。

【化学成分】

（1）甾酮类：如罗汉松甾酮A、24－表－罗汉松甾酮A、β－蜕皮甾酮。

（2）季铵类生物碱：如2,3－二甲氧基－9,10－二羟基－N－甲基四氢原小檗碱季铵盐（海南青牛胆碱）、（S）－反式－甲基四氢非洲防己碱、非洲防己碱、（S）－反式－轮环藤酚碱、巴马亭碱。

（3）其他类：如β－香树脂醇、阿魏酸二十二酯、丁香苷、甾醇、高级脂肪酸；挥发油类含脂肪酸、不饱和脂肪酸、亚油酸、游离氨基酸；除此之外海南青牛胆中富含无机元素钙、镁、锌、锶等[1]。

部分化合物分子结构图如下：

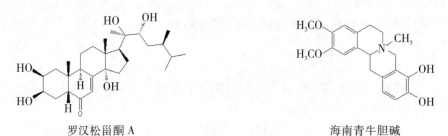

罗汉松甾酮A　　　　　　　　　　　　　海南青牛胆碱

【现代药理与毒理研究】

（1）抗骨质疏松作用。海南青牛胆可使维A酸所致实验性骨质疏松大鼠骨密度增加，改善大鼠的血清生化指标，对于临床预防和治疗骨质疏松症有一定作用。

（2）抗炎、抗菌、止痛、肌松作用。该植物所含的生物碱具有上述作用。

（3）神经保护作用。海南青牛胆茎皮提取物均能逆转过氧化氢造成的氧化损伤，从而促进PC12细胞的存活，从而显著减弱过氧化氢诱导的神经毒性[1-2]。

【传统功效、民间与临床应用】味苦，性凉；归肝经；用于镇痛、肌松、抗炎、抗菌。民间用其治疗关节疼痛、筋骨损伤。内服煎汤，5～10 g。

【黎医用药】藤茎5～10 g，水煎内服，用于松弛肌肉紧张，治疗跌打损伤（如脚扭伤）、筋骨疼痛、风湿疼痛。

参考文献

[1] 吴丽媛，关世侠，姜月霞，等. 海南青牛胆化学成分与药理作用研究进展［J］. 现代药物与临床，2010，25（3）：177－180.

[2] DAO R Y, LI P J, T W, et al.. Neuroprotective activity of two active chemical constituents from Tinospora hainanensis [J]. Asian pacific journal of tropical medicine, 2017, 10 (2): 108 – 113.

海南砂仁

【黎药名】桑英万。

【别名】海南壳砂仁、壳砂。

【来源】姜科 Zingiberaceae 海南砂仁 *Amomum longiligulare* T. L. Wu 的干燥果实。

【产地】主产于中国海南，广东徐闻、遂溪等地有引种，常见于林下生长。

【植物形态】多年生草本，株高 1 ~ 1.5 m，具匍匐根茎。叶片线形或线状披针形，长 20 ~ 30 cm，宽 2.5 ~ 3 cm，顶端具尾状细尖头，基部渐狭，两面均无毛；叶舌披针形，长 2 ~ 4.5 cm，薄膜质，无毛。总花梗长 1 ~ 3 cm，被长约 5 mm 的宿存鳞片；苞片披针形，长 2 ~ 2.5 cm，褐色，小苞片长约 2 cm，包卷住长 2 ~ 2.2 cm 的顶端 3 齿裂的白色萼管；花冠管较萼管略长，裂片长圆形，长约 1.5 cm；唇瓣圆匙形，长和宽约 2 cm，白色，顶端具突出、二裂的黄色小尖头，中脉隆起，紫色；雄蕊长约 1 cm，药隔附属体 3 裂，顶端裂片半圆形，两侧的近圆形。蒴果卵圆形，具钝三棱，长 1.5 ~ 2.2 cm，宽 0.8 ~ 1.2 cm，被片状、分裂的短柔刺，刺长不逾 1 mm。种子紫褐色，被淡棕色、膜质假种皮（图 55，见附录三）。

【采收加工】夏、秋季果实成熟时摘收，晒干或低温干燥，取用种子。

【药材性状】果实呈长椭圆形或卵圆形，有明显柱三棱，长 1.5 ~ 2 cm，直径 0.8 ~ 1.7 cm。表面棕褐色，被片状、分枝的短柔刺；果皮厚而硬，内表面多红棕色。种子团较小，每瓣有种子 5 ~ 17 粒。种子多面形，直径 1.5 ~ 2 mm，表面红棕色或深棕色，具不规则的皱纹。气芳香，味淡。

【化学成分】

（1）挥发油类。挥发油类成分是砂仁主要药理活性成分之一。其中，最主要成分为乙酸龙脑酯、樟脑、龙脑、石竹烯、古巴烯、匙叶桉油烯、豆甾醇、α - 甜没药醇；其次为龙脑、崁烯、α - 蒎烯、β - 蒎烯、α - 柯巴烯、柠檬烯、月桂烯、蓝桉醇、二环大根香叶烯、薄荷烯醇、二十三烷、二十四烷。

（2）其他。其他化学成分包含二芳基庚烷类化合物（治疗胃溃疡的物质之一）；黄酮类化合物如槲皮素、儿茶素、槲皮苷、异槲皮苷；多酚类物质如 3 - 乙氧基对羟基苯甲酸、香草酸 - 1 - β - D - 葡萄糖苷、黄烷香豆素、异黄烷香豆素、β - 胡萝卜苷；有机酸如香草酸、硬脂酸、棕榈酸、原儿茶酸、对甲氧基肉桂酸酯等。

部分化合物分子结构图如下：

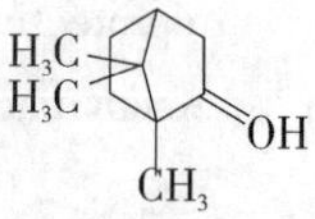

龙脑

【现代药理与毒理研究】

海南砂仁所含挥发油具有调节胃肠动力、调节免疫、抗炎、抗氧化、抗血小板聚集、抑制血栓形成以及镇痛等作用[1-2]。

【传统功效、民间与临床应用】味辛，性温；归脾、胃、肾经；化湿开胃，温脾止泻，理气安胎；用于治疗湿浊中阻、脘痞不饥、脾胃虚寒、呕吐泄泻、妊娠恶阻、胎动不安。内服煎汤，3～6 g，后下，或入丸、散。

【使用注意】阴虚有热者禁服。

【黎医用药】果实5～10 g，水煎内服，用于治疗消化不良。

参考文献

[1] 屈慧娟，欧虹雅，林开文，等. 海南砂仁化学成分和药理作用研究进展 [J]. 海南医学院学报，2023，29（1）：72-75.

[2] 杨东生，张越，舒艳，等. 砂仁化学成分及药理作用的研究进展 [J]. 广东化工，2022，49（8）：111-114.

海南萝芙木

【黎药名】雅嘉格。

【别名】鱼胆木、山马蹄、刀伤药。

【来源】夹竹桃科 Apocynaceae 海南萝芙木 *Rauvolfia verticillata* var. *hainanensis* Tsiang 的干燥根。

【产地】产于中国西南、华南及台湾等地区，见于林边、丘陵的林中或溪边灌木丛中；在越南也有分布。

【植物形态】多年生灌木，全株无毛。小枝下部叶对生，叶3～4轮，生枝顶，近纸质至膜质，长椭圆状披针形或卵状披针形，长3.5～25 cm，先端长渐尖，基部窄楔形，侧脉6～7对；叶柄长0.5～1.5 cm；叶膜质，对生或三叶轮生，椭圆状卵圆形或具倒卵形的轮廓，先端渐尖或急尖，基部楔形，长8～18 cm，宽3～5.5 cm；中脉在叶面略凹下，在叶背凸起，侧脉16～20对，弧曲上升，在近边缘处联结，网脉明显，横生；叶柄平伸，长2～3 cm。聚伞花序较疏，花序梗长2～15 cm；花梗长3～6 mm；花冠白色，裂片宽椭圆形或卵形，长1～4.5 mm，花冠筒圆筒形，长1～1.8 cm，中部至喉部膨大，被长柔毛；雄蕊着生花冠筒中部；心皮2，离生。核果椭圆状或卵圆形，离生，长约1 cm，直径约5 mm。种子1（图56，见附录三）。

【采收加工】秋、冬季采根，洗净泥土，切片晒干。

【药材性状】干燥根呈圆锥形，支根为圆柱形，弯曲而略扭转；上端直径 1 ～2 cm，下端细至 0.5 cm 以下，长 15 ～30 cm 或更长，多有支根。外表灰棕色至灰黄色，有不规则而纵长的隆起和纵沟。栓皮较松，易于脱落。质坚硬，不易折断，折断面不平坦；横切面射线极纤细。微带芳香，味苦，皮部较木质部更苦。

【化学成分】

包括丁香脂素、邪蒿素、花椒树皮素甲、利血平、山德维辛碱、萝尼生、α - 育亨宾、阿马里新、3 - 表 - α - 育亨宾、3，4，5 - 三甲氧基肉桂酸甲酯、β - 谷甾醇、哈尔满、育亨宾、蛇根碱、萝芙木碱、胡萝卜苷、蛇根精。

部分化合物分子结构图如下：

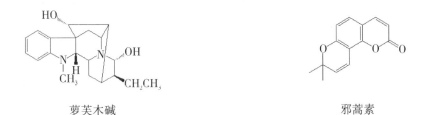

萝芙木碱　　　　　　　　　　　　　　邪蒿素

【现代药理与毒理研究】

（1）抗炎作用。725 mg/kg 剂量海南萝芙木水提物对 2，4 - 二硝基氯代苯致小鼠耳片肿胀度的抑制率较高，并抑制由此引发的小鼠皮肤毛细血管通透性亢进。

（2）镇痛和解热作用。海南萝芙木水提物对醋酸引起小鼠疼痛的镇痛百分率可达 42.48%，镇痛作用显著；对致热家兔亦有明显的解热作用，并表现出一定的剂量依赖关系[1]。

【传统功效、民间与临床应用】味苦、微辛，性凉；清热，降压，宁神；用于治疗感冒发热、头痛身疼、咽喉肿痛、高血压病、眩晕、失眠。内服煎汤，10 ～ 30 g；外用鲜品，捣敷。

【使用注意】有胃病及气血虚寒者慎服。

【黎医用药】根、叶 10 ～ 20 g，水煎内服，配伍用于治疗高血压、头痛、跌打损伤。

参考文献

[1] 刘洋洋. 海南萝芙木 *Rauvolfia verticillata* Four. Baill. var. *hainanensis* Tsiang 清热解毒作用及其药效物质的研究 [D]. 长沙：湖南大学，2010.

华南忍冬

【黎药名】簸托铐的。

【别名】南银花、山金银花、土忍冬、山银花。

【来源】忍冬科 Caprifoliaceae 华南忍冬 *Lonicera confusa*（Sweet）DC. 的花蕾或刚开放的花。

【产地】产于中国广东、广西、海南，多见于丘陵山坡、杂木林和灌丛中及平原旷野或河边。

【植物形态】多年生半常绿藤本。幼枝、叶柄、总花梗、苞片、小苞片和萼筒均密被灰黄色卷柔毛，并疏生微腺毛。叶纸质，卵形或卵状长圆形，长 3～6 cm，基部圆、平截或带心形；幼时两面有糙毛，老时腹面无毛。花有香味，双花腋生或于小枝或侧生短枝顶集成具 2～4 节的短总状花序，有总苞叶；总花梗长 2～8 mm；苞片披针形，小苞片圆卵形或卵形，有缘毛；萼筒被糙毛，萼齿披针形，外密被柔毛；花冠白色，后黄色，唇形，筒直或稍弯曲，外面稍被开展倒糙毛和腺毛，内面有柔毛，唇瓣稍短于冠筒；雄蕊和花柱均伸出，比唇瓣稍长，花丝无毛。果熟时黑色，椭圆形或近圆形（图 57，见附录三）。

【采收加工】夏初花开放前采收，干燥。

【药材性状】呈棒状，上粗下细，略弯曲，长 1.6～3.5 cm，直径 0.5～2 mm。萼筒和花冠密被灰白色毛，子房无毛。气清香，味淡、微苦。

【化学成分】

（1）酚酸类：如咖啡酸、绿原酸、绿原酸甲酯和 5 - O - 咖啡酰基 - 奎宁酸丁酯等。

（2）黄酮类：如木樨草素、槲皮素、苜蓿素、苜蓿素 - 7 - O - β - D - 葡萄糖苷、木樨草素 - 7 - O - β - D - 半乳糖苷、芦丁、金圣草素 - 7 - O - 新橙皮糖苷等。

（3）常春藤皂苷类：如常春藤皂苷元 - 28 - O - β - D - 吡喃葡萄、糖基(6 - +1) - O - β - D - 吡喃葡萄糖基酯、忍冬苷、灰毡毛忍冬次皂苷甲和灰毡毛忍冬次皂苷乙、川续断皂苷乙、灰毡毛忍冬皂苷甲和灰毡毛忍冬皂苷乙等。

部分化合物分子结构图如下：

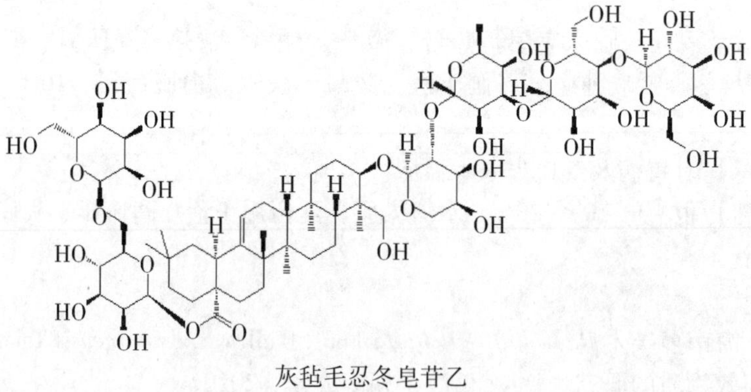

灰毡毛忍冬皂苷乙

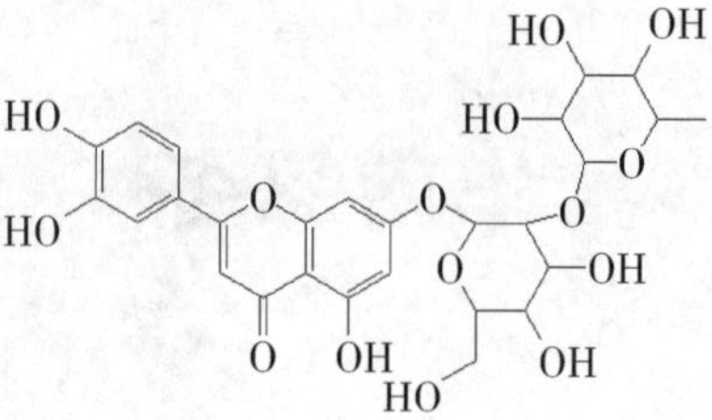

忍冬苷

【现代药理与毒理研究】华南忍冬具有广泛的药理作用，如抗菌及抗病毒作用、抗炎抗氧化作用、降血糖及降血脂作用等。[1]

【传统功效、民间与临床应用】味甘，性寒；归肺、心、胃经；清热解毒，疏散风热；用于治疗痈肿疔疮、喉痹、丹毒、热毒血痢、风热感冒、温病发热、中暑、多种感染性疾病。内服煎汤，6～15 g，或入丸、散；外用捣敷。

【使用注意】脾胃虚寒及疮疡属阴证者慎服。

【黎医用药】茎叶适量，捣烂外敷，用于肿痛。花蕾适量茶饮，用于解暑。

参考文献

[1] 张小娜，童杰，周衍晶，等. 忍冬属药材药效成分及药理作用研究进展 [J]. 中国药理学通报，2014，30（8）：1049 - 1054.

海 芋

【黎药名】雅咖。

【别名】野芋头、广东狼毒、天荷、狼毒头。

【来源】天南星科 Araceae 海芋 *Alocasia odora*（Roxb.）K. Koch 的根茎。

【产地】产于中国江西、福建、台湾、湖南、广东、广西、四川、贵州、云南等地区，常见于海拔 1700 m 以下的雨林林缘或河谷林下成片生长；在南亚及东南亚地区也有分布。

【植物形态】多年生大型常绿草本，具匍匐根茎；有直立地上茎，基部生不定芽条。叶多数，亚革质，草绿色，箭状卵形，长 50～90 cm，边缘波状，后裂片连合 1/10～1/5，侧脉斜升。叶柄绿或污紫色，螺旋状排列，粗厚，长达 1.5 m。花序梗 2～3 丛生，圆柱形，长 12～60 cm，绿色，有时污紫色；佛焰苞管部绿色，卵形或短椭圆形，长 3～5 cm，檐部黄绿色舟状，长圆形，长 10～30 cm，略下弯，先端喙状；肉穗花序芳香：雌花序白色，不育雄花序绿白色，长 5～6 cm；能育雄花序淡黄色，长 3～7 cm；附属器淡绿或乳黄色，圆锥状，长 3～5.5 cm，具不规则槽纹。浆果红色，卵状，长 0.8～1 cm。种子 1～2（图58，见附录三）。

【采收加工】全年可采。加工时以布或纸垫手，以免中毒，用刀削去外皮，切片，以清水浸泡 6～7 天，多次换水，取出晒干或鲜用。

【药材性状】干燥根茎呈椭圆形、长椭圆形或圆柱形，大小不一，长者可达 90 cm，直径 3～6 cm 或更粗。有时可见未除尽的栓皮及环状的节和圆形的根痕。质坚实，横断面白色粉质，维管束呈淡黄色点状散在，内皮层环清晰。气微，味淡，嚼之发麻。

【化学成分】

（1）生物碱类：如 1H-indole-3-carbaldehyde、thymidine、格罗斯酰胺、尿嘧啶、（R)-5-hydroxypyrrolidin-2-one、5-methyluracil、大麻酚素 F 等。

（2）黄酮类：如槲皮素、金丝桃苷、槲皮素 - 3 - O - α - L - 鼠李糖苷等。

（3）萜类：如（6R,9R）-blumenol B、blumenol A、（6S,7E）-6-hydroxy-4,7-megastig-madien-3,9-dione、phaseic acid、cannabiside D、ursolic acid 等。

（4）木脂素类：如（+）-lyoniresinol-3α-O-β-D-glucopyranoside、（+）-lyoniresinol、syringaresinol、8,8′-bisdihydro siringenin glucoside 等。

（5）苯丙素类：如锡林碱、二氢辛、二氢针叶树素等。

（6）酚类：如香草酸、原儿茶酸、乙酸龙脑、丁香酸、茴香酸等。

部分化合物分子结构图如下：

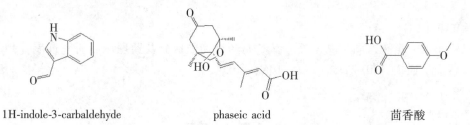

| 1H-indole-3-carbaldehyde | phaseic acid | 茴香酸 |

【现代药理与毒理研究】

（1）抗肿瘤作用。海芋水煎液对小鼠 S180 实体瘤、裸小鼠人胃腺癌移植瘤有一定抑制作用。

（2）抗病毒作用。海芋所含凝集素对 HIV-1 病毒逆转录酶有抑制活性。

（3）抗氧化作用。海芋的抗氧化性来源于其中的多酚成分[2]。

【传统功效、民间与临床应用】味辛，性寒，有毒；清热解毒，行气止痛，散结消肿；用于治疗流感、感冒、腹痛、肺结核、风湿骨痛、疔疮、痈疽肿毒、瘰疬、附骨疽、斑秃、疥癣、虫蛇咬伤。内服煎汤，3～9 g，鲜品 15～30 g（需切片与大米同炒至米焦后加水煮至米烂，去渣用。或久煎 2 小时后用）。外用捣敷（不可敷健康皮肤），或焙贴，或煨热擦。

【使用注意】本品有毒，不宜生食；体虚者及孕妇慎服。

【黎医用药】根茎 6～15 g，久煎去毒方可内服，用于肺结核、流感；捣烂外敷可用于跌打肿痛、无名肿痛、毒蛇咬伤。

参考文献

［1］黄文杰. 海芋的活性成分研究［D］. 广州：广东药科大学，2017.

［2］雷霄，徐朝晖，王源，等. 海芋属植物化学成分及生物活性研究进展［J］. 中国新药与临床杂志，2013，32（3）：163－166.

黑面神

【黎药名】卜啦。

【别名】狗脚刺、田中逮、夜兰茶、鬼画符。

【来源】大戟科 Euphorbiaceae 黑面神 *Breynia fruticosa*（L.）Müll. Arg. 的干燥根和叶。

【产地】产于中国浙江、福建、广东、海南、广西、四川、贵州、云南等地区，见于山坡、平地旷野灌木丛中或林缘；在越南也有分布。

【植物形态】多年生灌木，高达 3 m。小枝上部扁。叶革质，卵形、宽卵形或菱状卵形，长 3 ～7 cm，背面粉绿色，干后黑色，具小斑点，侧脉 3 ～5 对；叶柄长 3 ～4 mm，托叶三角状披针形。花单生或 2 ～4 朵簇生叶腋，雌花位于小枝上部，雄花位于下部，有时生于不同小枝；雄花花梗长 2 ～3 mm；花萼陀螺状，6 齿裂。蒴果球形，直径 6 ～7 mm，花萼宿存（图59，见附录三）。

【采收加工】全年可采，根洗净切片晒干，叶采集后晒干。

【药材性状】枝叶干后呈黑色。枝扁圆形，表面有棱及沟，并有白色细小皮孔；质硬而脆，断面灰棕色，中有髓腔。叶表面黑色有光，背面灰黑带红。质脆易碎。根长圆柱形，横向延长，质地坚硬，难于折断，断面类白色。气微，味淡。

【化学成分】包括熊果酸、豆甾醇、咖啡酸、vomifoliol、8－羟基木樨草素－8－鼠李糖苷、4－羟基－3，5，5－三甲基－2－环己烯－1－酮、异佛尔酮、香草醛、原儿茶醛、9-octadencenoic acid, 2, 3-dihydroxypropyl ester、3，5－二甲氧基－4－羟基苯甲醛、（4S, 9R）4－羟基－1－酮－α－紫罗兰醇－9－O－β－D－吡喃葡萄糖、（4R, 9R）－1－酮－α－紫罗兰醇－9－O－β－D－吡喃葡萄糖、阿魏酸二十四烷醇酯、β－谷甾醇、正三十二烷醇、胡萝卜苷、熊果苷、（－）－表儿茶素、木栓醇、无羁萜、乔木萜酮、β－乔木萜醇等。

部分化合物分子结构图如下：

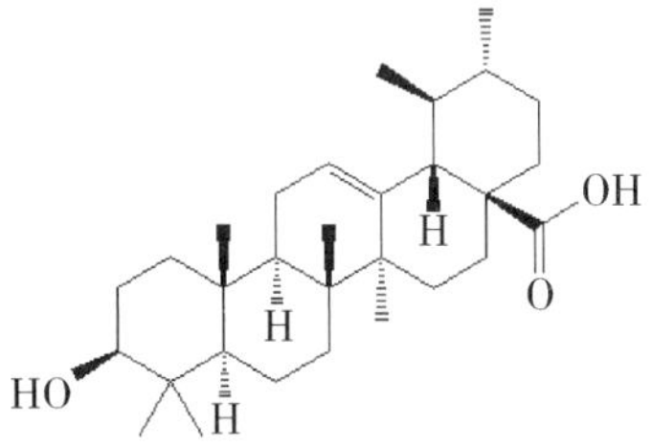

熊果酸 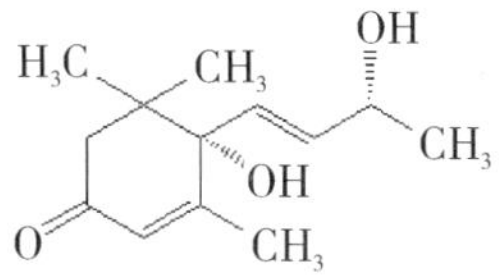　　　　　　　vomifoliol 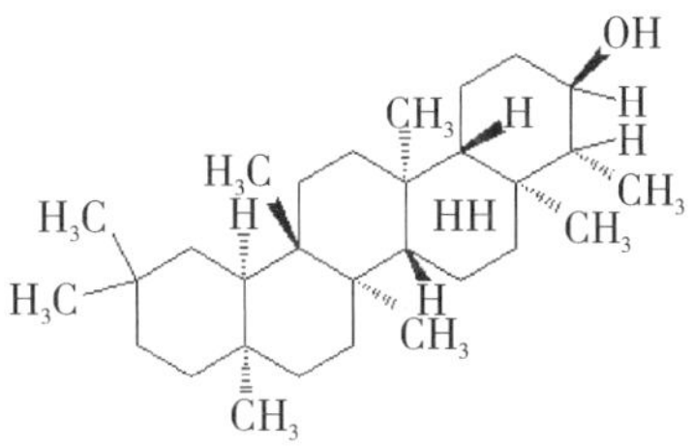　　　　　　　木栓醇

【现代药理与毒理研究】

（1）抗炎作用。对炎症早期的毛细血管扩张、通透性亢进、渗出和水肿等表现有抑制作用，表现出明显的抗炎作用。

（2）抑菌作用。对金黄色葡萄球菌、绿脓杆菌、大肠杆菌、福氏痢疾杆菌、甲型链球菌均有很强的抑菌作用，可能与其所含鞣质有关。

（3）抗皮肤Ⅰ型超敏反应。可显著减少尾静脉注射右旋糖酐－40 所致全身瘙痒模型小鼠的 30 分钟内瘙痒次数和瘙痒持续总时间，表现出良好的止痒作用；同时，黑面神水提物也可抑制外源性磷酸组胺引起的小鼠皮肤毛细血管通透性增高。表明黑面神水提物可通过抑制组胺的释放而发挥抗Ⅰ型超敏反应的药理作用[1-3]。

（4）毒理作用。鞣质为黑面神的有毒化学成分，属于中大分子物质，可结合蛋白质形成沉淀。黑面神表皮含有大量鞣质，服用过量可引起呕吐、头晕、头痛、上腹不适，严重者可发生中毒性肝炎，引起肝性脑病，甚至死亡。

【传统功效、民间与临床应用】根入药，味苦，性寒，有毒；祛风，解毒，散瘀，止痛；用于治疗乳蛾、咽痛、漆疮、鹤膝风、杨梅疮、产后腹痛、崩漏。内服煎汤，4.5～9 g，或浸酒；外用煎水洗，或捣敷。叶入药，味微苦，性凉，有毒；归心、肝、肺经；清热祛湿，活血解毒；用于治疗腹痛吐泻、湿疹、缠腰火丹、皮炎、漆疮、风湿痹痛、产后乳汁不通、阴痒。内服煎汤，15～30 g，或捣汁；外用捣敷，或煎水洗，或研末撒。

【使用注意】根内服不宜过量、久服；孕妇禁服。叶，孕妇忌服。

【黎医用药】根、枝6～9 g，水煎内服，用于骨折、跌打损伤、毒蛇咬伤。

参考文献

[1] 梁小燕，谌崇峰，余灵，等. 血浆置换及血液滤过成功救治黑面神中毒致肝损伤患儿1例 [J]. 河南医学研究，2021，30 (28)：5371 – 5374.

[2] 彭伟文，谭泳怡，梅全喜，等. 黑面神水提物抗炎作用实验研究 [J]. 今日药学，2012，22 (3)：145 – 147.

[3] 彭伟文，梅全喜，戴卫波. 广东地产药材黑面神研究进展 [J]. 亚太传统医药，2010，6 (7)：137 – 139.

红背桂

【黎药名】啪飞好。

【别名】青紫木。

【来源】大戟科 Euphorbiaceae 红背桂 *Excoecaria cochinchinensis* Lour. 的全株。

【产地】中国海南、广东、广西、台湾、云南等地区普遍种植，见于丘陵灌丛中；在亚洲东南部也有分布。

【植物形态】多年生常绿灌木，枝无毛，具多数皮孔。叶常对生，纸质，叶片狭椭圆形或长圆形，长6～14 cm，宽1.2～4 cm，顶端长渐尖，基部渐狭，边缘有疏细齿，齿间距3～10 mm；两面均无毛，腹面绿色，背面紫红或血红色；中脉于两面均凸起，侧脉8～12对，弧曲上升，离缘弯拱连接，网脉不明显；叶柄长3～10 mm，无腺体；托叶卵形。花单性，雌雄异株，聚集成腋生或稀兼有顶生的总状花序，雄花序长1～2 cm，雌花序由3～5朵花组成，略短于雄花序；雄花梗长约1.5 mm；苞片阔卵形，长和宽近相等，顶端凸尖而具细齿，基部于腹面两侧各具1腺体，每一苞片仅有1朵花；小苞片2，线形，长约1.5 mm，顶端尖，上部具撕裂状细齿，基部两侧亦各具1腺体；萼片3，披针形，长约1.2 mm，顶端有细齿；雄蕊长伸出于萼片之外，花药圆形，略短于花丝。蒴果球形，基部截平，顶端凹陷。种子近球形，直径约2.5 mm（图60，见附录三）。

【采收加工】全年均可采，洗净，晒干或鲜用。

【药材性状】全株长30～100 cm，主根圆锥形，棕褐色。木栓层易脱落，可见棕褐色皮层；断面具髓，质地脆，易折断。茎圆柱形，多分枝，直径0.5～2 cm，表面暗褐色，有密集短纵纹；质地坚硬，易于折断，断面具髓。叶多皱缩，完整叶展平后呈狭椭圆形或长圆形,顶端渐尖,基部楔形,有时两侧边缘可见 2～3 腺体,两面无毛,上表面暗棕色,下表面暗红色。气微,味淡。

【化学成分】

(1)黄酮苷类:黄酮苷类化合物为红背桂的主要有效成分,如木樨草素、山奈酚、槲皮素、异高山黄芩。

(2)萜类:三萜类化合物如 baccatin、熊果酸、齐墩果酸;二萜类化合物如 agallochin、agallochin K、excolabdone A。

(3)其他:如间苯三酚、3,4,5 – 三羟基苯甲酸、胡萝卜苷、β – 谷甾醇、6 – 甲氧基 – 7 – 羟基香豆素、arujnolic acid[1 - 2]。

部分化合物分子结构图如下:

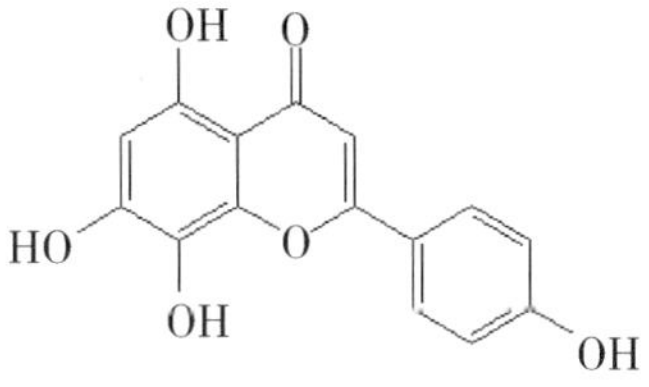

异高山黄芩

【现代药理与毒理研究】

(1)抗炎、抗菌作用。红背桂里含有黄酮苷,大部分黄酮类化合物的母核均为 2 – 苯基色原酮,具有抗炎、抗菌作用。

(2)抗炎作用。总黄酮类化学成分可以抑制血清白细胞介素(IL-1β)和肿瘤坏死因子(TNF-α)等炎症因子的分泌。

【传统功效、民间与临床应用】味辛、微苦,性平,有毒;归肝经;祛风除湿,通络止痛,活血;用于治疗风湿痹痛、腰肌劳损、跌打损伤。内服煎汤,3～6 g;外用适量,鲜品捣敷。

【使用注意】孕妇慎用。

【黎医用药】叶片适量,捣烂外敷患处,用于跌打损伤、扭伤肿痛、外伤淤血。

参考文献

[1] 陈兵祥,王小玲. 红背桂花的化学成分研究 [J]. 药学研究,2015,34(3):147 – 149.
[2] 韩倩,魏江存,陈勇,等. 中药红背桂总黄酮的提取工艺研究 [J]. 湖北农业科学,2020,59(14):145 – 148.

红厚壳

【黎药名】雅加牛。

【别名】胡桐、琼崖海棠树、海棠木。

【来源】红厚壳科 Calophyllaceae 红厚壳 *Calophyllum inophyllum* L. 的新鲜或干燥茎、叶。

【产地】产于中国海南、台湾，见于丘陵空旷地和海滨沙荒地；在印度及东南亚等地也有分布。

【植物形态】多年生乔木；树皮厚，灰褐色或暗褐色，有纵裂缝，创伤处常渗出透明树脂。幼枝具纵条纹。叶片厚革质，宽椭圆形或倒卵状椭圆形，稀长圆形，长 8 ～15 cm，宽 4 ～8 cm，顶端圆或微缺，基部钝圆或宽楔形，两面具光泽；中脉在腹面下陷，背面隆起，侧脉多数，几与中脉垂直，两面隆起；叶柄粗壮，长 1 ～2.5 cm。总状花序或圆锥花序近顶生，有花 7 ～11，长在 10 cm 以上，稀短；花两性，白色，微香，直径 2 ～2.5 cm；花梗长 1.5 ～4 cm；花萼裂片 4 枚，外方 2 枚较小，近圆形，顶端凹陷，长约 8 mm，内方 2 枚较大，倒卵形，花瓣状；花瓣 4，倒披针形，长约 11 mm，顶端近平截或浑圆，内弯；雄蕊极多数，花丝基部合生成 4 束；子房近圆球形，花柱细长，蜿蜒状，柱头盾形。果圆球形，直径约 2.5 cm，成熟时黄色（图 61，见插图）。

【采收加工】全年均可采收，茎洗净，切片，鲜用或晒干。

【药材性状】枝圆柱形，扭曲。具纵条纹，树皮厚，灰褐色或暗褐色，有纵裂缝，有时可见透明树脂。叶片厚革质，皱缩卷曲，展平后为宽椭圆形或倒卵状椭圆形，长 8 ～15 cm，宽 4 ～8 cm，两面具光泽。中脉在背面隆起，密集侧脉与中脉垂直，两面隆起。气微，味淡。

【化学成分】

海南红厚壳的茎、叶、根、皮、种子中含吨酮类、香豆素类、黄酮类、萜类化合物，且该几种成分具有不同的药理活性作用。

（1）吨酮类：如 1, 3, 5 – 三羟基呫吨酮、甲氧基 – 9 – 呫吨酮、3, 6 – 二羟基 – 1, 5 – 二甲氧基呫吨酮、4 – 羟基呫吨酮、6 – 脱氧巴西红厚壳素、巴西红厚壳素、桑橙酮等。

（2）香豆素类：如（ – ） – 胡桐素 B、（ + ） – 胡桐素 A、12-methoxycalanolide A/B/D、胡桐素 A/C/D/E1/E2/F、calanone、calocoumarin A、cordatolide A/B/E 等。

（3）黄酮类：如 2, 3 – 二氢穗花杉双黄酮、穗花杉双黄酮、biflavanone、caloverticillic acids A/B/C、藤黄双黄酮、pancibiflavonol 等。

（4）萜类：如海棠果醛、canophyllic acid、canophyllol、friedelan-3β, 28-diol、friedelan-3β-ol、无羁萜、sitosterrol、蒲公英赛醇、蒲公英赛酮、terpenoidic 等。

部分化合物分子结构图如下：

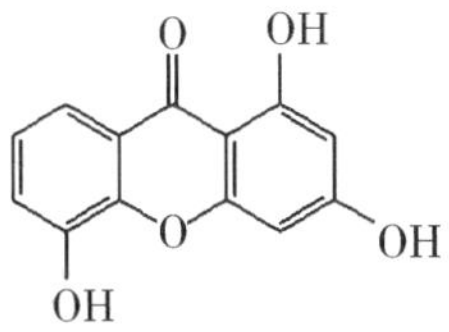

1,3,5-三羟基咕吨酮 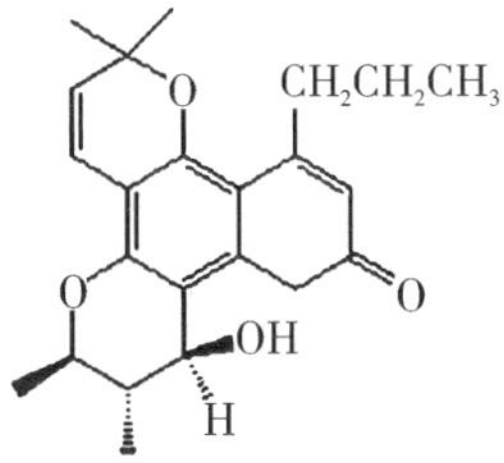　　胡桐素 A 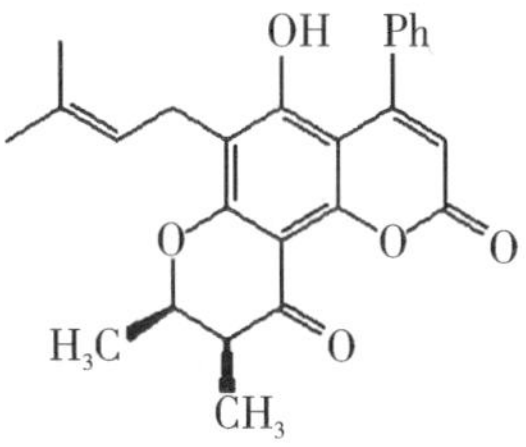　　calocoumarin A

【现代药理与毒理研究】

（1）抗氧化性。红厚壳果实粉末乙醇提取液的抗氧化活性最佳，在某些抗氧化性能方面优于 BHT，但总体不如强抗氧化剂维生素 C[1]。

（2）抗 HIV 活性。红厚壳中的香豆素类化合物 calanolide A、calanolide B 和其次生代谢物 inophyllorns 能抑制 HIV 逆转录酶，具有抗 HIV 的活性[2]。

【传统功效、民间与临床应用】味微苦，性平；祛瘀止痛，活血；用于治疗风湿疼痛、跌打损伤、痛经、外伤出血。内服煎汤，3～10 g；外用鲜叶适量，捣敷。

【黎医用药】根 60 g，与猪尾同炖，用于治疗腰腿痛、关节炎。

参考文献

[1] 姜欣，韩丙军，林靖凌，等. 海南红厚壳果实提取物抗氧化活性研究 [J]. 食品研究与开发，2011，32（5）：1-5.
[2] PAWAR K D，JOSHI S P，BHIDE R S，et al. Pattern of anti-HIV dipyranocoumarin expression in callus cultures of Calophyllum inophyllum Linn. [J]. Journal of biotechnology，2007，130（4）：346-353.

胡　椒

【黎药名】胡椒。

【别名】玉椒、昧履支、披垒。

【来源】胡椒科 Piperaceae 胡椒 Piper nigrum L. 的干燥果实。

【产地】中国台湾、福建、广东、广西及云南等地区均有种植；现广植于热带地区。

【植物形态】多年生攀援藤本；茎、枝无毛，节常生根。叶近革质，宽卵形或卵状长圆形，稀近圆形，长 10～15 cm，先端短尖，基部圆，稍偏斜，两面无毛；叶脉 5～7，最上 1 对互生，离基 1.5～3.5 cm，余均基出，网脉明显；叶柄长 1～2 cm，无毛。花杂性，常雌雄同花序与叶对生，短于叶或与叶等长，花序梗与叶柄等长，无毛；苞片匙状长圆形，长 3.5 cm，中部宽约 0.8 mm，贴生于花序轴，先端宽圆，边缘与花序轴分离，呈浅杯状；雄蕊 2，花丝粗短，花药肾形；子房球形，柱头 3～4。核果球形，3～4 mm，无柄，红色，未成熟干后黑色（图 62，见附录三）。

【采收加工】秋末至次春果实呈暗绿色时采收，晒干，为黑胡椒；果实变红时采收，用水浸渍数日，擦去果肉，晒干，为白胡椒。

【药材性状】黑胡椒果实近圆球形，直径 3～6 mm；表面暗棕色至灰黑色，具隆起的网状皱纹，顶端有细小的柱头残基，基部有自果柄脱落的疤痕；质硬，外果皮可剥离，内果皮灰白色或淡黄色，断面黄白色，粉性，中央有小空隙。白胡椒果核近圆球形，直径 3～6 mm；最外为内果皮，表面灰白色，平滑，先端与基部间有多数浅色线状脉纹。气芳香，味辛辣。

【化学成分】

（1）生物碱类：生物碱类为胡椒重要活性成分。其中胡椒碱含量最高、活性最广，此外还有胡椒新碱、N－哌啶－7-（3，4 亚甲二氧基苯基）－2E,4E,6E－庚三烯酰胺、胡椒油碱 A/B、胡椒林碱、胡椒内酰胺－C 5∶1（2E）、荜芨明宁碱等。

（2）挥发类：挥发类为胡椒主要化学成分之一，如 D－α－蒎烯、β－蒎烯、β－石竹烯、β－榄香烯、D－大根香叶烯等成分。

（3）其他化学成分：如（－)-kusunokinin、荜澄茄脂素、裂榄宁、月桂酸、棕榈酸、二羟基苯乙酸葡萄糖苷、5，7－二甲氧基黄酮、扁柏脂素、野漆树苷[1-2]。

部分化合物分子结构图如下：

胡椒碱   胡椒新碱

【现代药理与毒理研究】

（1）抗癌作用。胡椒碱能通过影响凋亡信号的激活和抑制细胞周期的进程，抑制多种类型癌细胞的增殖和存活。

（2）抗氧化作用。胡椒碱、石竹烯等成分能较明显地降低酵母细胞内的氧化和脂质过氧化水平，其作用机制可能与基因 *CTT*1 编码的过氧化氢酶有关。

（3）抗菌作用。胡椒中的生物碱及挥发油具有较强的抑菌作用，可能通过影响菌株的正常代谢能量供给和关键物质的合成导致菌体衰亡而抑制细菌生长。

（4）抗炎与免疫调节作用。胡椒碱对 T 淋巴细胞增殖相关的多个关键信号通路的抑制从而发挥其在治疗 T 淋巴细胞介导自身免疫和慢性炎症疾病上的抗炎作用。

（5）对中枢神经系统的调节保护作用。胡椒还具有抗惊厥、抗抑郁等药理活性，胡椒及其所含的酰胺类成分在神经退行性疾病方面具有较好神经保护作用[1-3]。

【传统功效、民间与临床应用】味辛，性热；归胃、大肠经；温中散寒，下气，消痰；用于治疗胃寒呕吐、腹痛泄泻、食欲不振、癫痫痰多。内服煎汤，1～3 g，或入丸、散；外用研末调敷，或置膏药内外贴。

【使用注意】热病及阴虚有火者禁服，孕妇慎服。

【黎医用药】果、根 3～5 g，水煎内服，用于治疗泻泄、胃寒痛、食欲不振。

参考文献

[1] 于岚，郝正一，胡晓璐，等. 胡椒的化学成分与药理作用研究进展［J］. 中国实验

方剂学杂志，2020，26（6）：234 – 242.

［2］ RATHER R A, BHAGAT M. Cancer chemoprevention and piperine：molecular mecha-
nisms and therapeutic opportunities ［J］. Frontiers in cell and developmental biology,
2018，15（6）：10.

葫芦茶

【黎药名】雅扎连。

【别名】牛虫草、迫颈草、田刀柄。

【来源】豆科 Fabaceae 葫芦茶 *Tadehagi triquetrum*（L.）Ohashi 的干燥全草。

【产地】产于中国福建、江西、广东、海南、广西、贵州及云南，多见于荒地或山地林缘、路旁；在太平洋群岛、新喀里多尼亚和澳大利亚北部也有分布。

【植物形态】多年生亚灌木状草本，茎直立，高 1～2 m。幼枝三棱形，棱上被疏短硬毛；仅具单小叶。叶柄长 1～3 cm，两侧有宽翅，翅宽 4～8 mm；小叶窄披针形或卵状披针形，长 5.8～13 cm，先端急尖，基部圆或浅心形，腹面无毛，背面中脉或侧脉疏被短柔毛，侧脉 8～14 对，不达叶缘。总状花序长 15～30 cm，被贴伏丝状毛和小钩状毛；花 2～3 朵簇生于每节上；花萼长约 3 mm，上部裂片先端微 2 裂或有时全缘；花冠淡紫或蓝紫色，长 5～6 mm，旗瓣近圆形，翼瓣倒卵形，基部具耳，龙骨瓣镰刀形，弯曲，瓣柄与瓣片近等长。子房被毛。荚果长 2～5 cm，宽约 5 mm，全部密被黄或白色糙伏毛，有近方形荚节 5～8（图 63，见附录三）。

【采收加工】夏秋季采收，洗净，晒干。

【药材性状】干燥全草，茎多折断，长约 30 cm，粗约 0.5 cm。老茎红褐色，细茎红棕色，三角状，棱上被粗毛。叶片红棕色，革质，叶柄具翅，与叶片相连。气香，味微甘。

【化学成分】

（1）黄酮类：如 4′, 7 – 二羟基异黄酮、4′, 5, 7 – 三羟基异黄酮、（ + ）– 儿茶素、山奈酚 – 3 – O – β – D – 葡萄糖吡喃糖苷、山奈酚、二氢槲皮素等。

（2）酚类：如水杨酸、原儿茶酸、对羟基苯甲酸、对甲氧基 – 反式 – 肉桂酸、葫芦茶苷、对羟基苯甲酸、4 – 羟基 – 3 – 甲氧基苯甲酸、4 – 羟基 – 3,5 – 二甲氧基苯甲酸、顺式对羟基肉桂酸、反式对羟基肉桂酸、原儿茶酸乙酯、木脂素等。

（3）三萜类：如冬青素 A、熊果酸、木栓酮、表木栓酮等。

（4）其他类：如豆甾醇、胡萝卜苷[1]等。

部分化合物分子结构图如下：

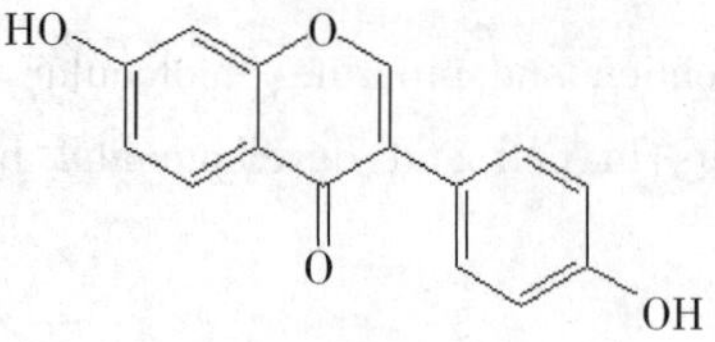

4',7 - 二羟基异黄酮 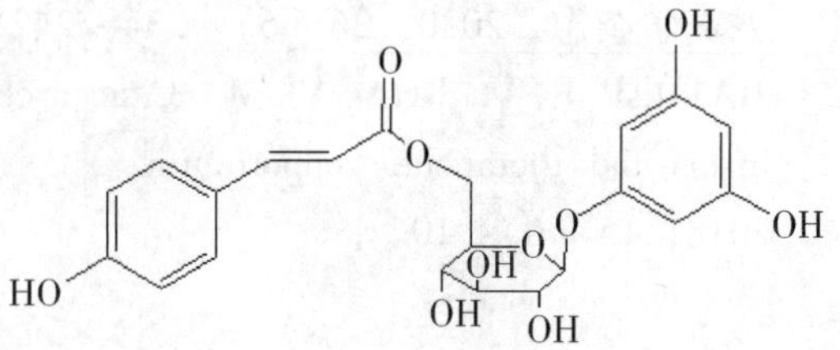   葫芦茶苷

【现代药理与毒理研究】

(1) 抗氧化作用。葫芦茶中富含黄酮类化合物,对超氧阴离子自由基的清除率最高。葫芦茶中葫芦茶苷具有抗氧化特性,可以通过清除自由基、增强抗氧化因子间的协调作用减少肝细胞损伤[2]。

(2) 降糖降脂作用。葫芦茶苷是脂肪生成和葡萄糖消耗的调节因子,具有抑制 Hep G2 细胞的脂质积累,促进葡萄糖的消耗和吸收。

(3) 杀菌抑癌作用。葫芦茶苷的主要代谢产物为对羟基桂皮酸,具有杀菌抑癌等功效。

【传统功效、民间与临床应用】枝叶入药,味微苦、涩,性凉;清热解毒,利水消积;用于治疗中暑烦渴、感冒发热、咽喉肿痛、肺病咳血、肾炎、黄疸、泄泻、痢疾、风湿关节痛、小儿疳积、钩虫病、疥疮;内服煎汤,干品 15 ~ 30 g,鲜品 30 ~ 60 g;外用捣汁涂,或煎水洗。根入药,味微苦、辛,性平;清热止咳,解毒散结;用于治疗风热咳嗽、肺痈、痈肿、瘰疬、黄疸;内服煎汤,15 ~ 30 g。

【黎医用药】全草 30 g,水煎内服,用于治疗风湿关节炎、骨折、跌打损伤。

参考文献

[1] 陈常玉,安妮,于蕾. 葫芦茶的研究现状 [J]. 广州化工,2016,44 (4):1 - 3.
[2] 丁辉,史丽颖,陈瑶,等. 葫芦茶叶抗过敏性哮喘组分分析 [J]. 中国实验方剂学杂志,2017,23 (9):30 - 35.

黄毛楤木

【黎药名】意颜浩。

【别名】鸟不落、鸟不企。

【来源】五加科 Araliaceae 黄毛楤木 *Aralia chinensis* L. 的根、根皮和叶。

【产地】在中国各地广泛分布,见于森林、灌丛或林缘路边。

【植物形态】多年生灌木或乔木。小枝被黄褐色绒毛,疏生细刺。二回或三回羽状复叶,叶柄粗壮,小叶纸质至薄革质,卵形至长卵形,先端渐尖,基部圆形,边缘有锯齿。圆锥花序大,花白色,芳香,花瓣 5,卵状三角形;雄蕊 5,子房 5 室,花柱 5 宿存,离生或基部合生。果球形,直径约 3 mm,黑色;宿存花柱长约 1.5 mm(图 64,见附录三)。

【采收加工】秋季采收，洗净鲜用或切片晒干。

【药材性状】根呈圆柱形，常分枝，弯曲。表面土黄色或灰黄色，常皱缩，显纵纹，具横向凸起的皮孔和圆形凹陷的侧根痕。根皮外方呈片状剥落。质硬，易折断，断面不整齐，粉性大。小叶叶脉有非腺毛。气微，味微苦、辛。

【化学成分】

（1）三萜皂苷类：如竹节人参皂苷Ⅳ、去葡萄糖竹节参皂苷Ⅳ、黄毛楤木皂苷 D、楤木皂苷Ⅲ、楤木皂苷Ⅱ、楤木皂苷Ⅻ、楤木皂苷ⅩⅤ、楤木皂苷ⅩⅣ、楤木皂苷ⅩⅥ、楤木皂苷Ⅶ、银莲花苷等。

（2）其他类化学成分：如β－谷甾醇、软脂酸、齐墩果酸等。

部分化合物分子结构图如下：

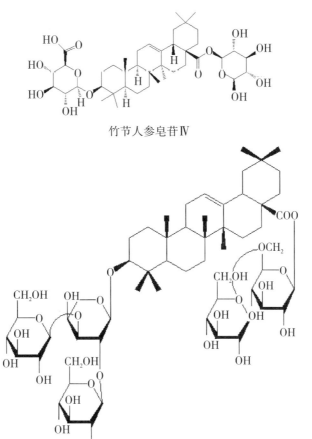

竹节人参皂苷Ⅳ

黄毛楤木皂苷 D

【现代药理与毒理研究】

（1）抗应激及补益作用。黄毛楤木皂苷能显著提高小鼠常压耐缺氧能力，可使小鼠常压缺氧存活时间延长，可提高正常小鼠耐低温能力。

（2）对心血管系统作用。黄毛楤木皂苷可使大鼠离体心脏心率减慢，轻度增加心肌收缩幅度，对冠脉流量无明显影响。

（3）降血糖作用。黄毛楤木总皂苷可使正常小鼠及多种高血糖模型动物血糖明显下降；但对葡萄糖性高血糖小鼠无明显降血糖作用。

（4）对消化系统作用。黄毛楤木总皂苷可抑制因吲哚美辛所致大鼠胃及肠溃疡，对胃、肠黏膜有保护作用。

（5）保肝作用。黄毛楤木总皂苷对四氯化碳所致急性肝损伤有保护作用。

（6）抗氧化作用。黄毛楤木总皂苷能提高小鼠血液中超氧化物歧化酶、过氧化氢酶活力，有明显的抗氧化作用。

（7）急性和亚急性毒性。其两种毒性均很低[1]。

【传统功效、民间与临床应用】根或根皮入药，味辛、苦，性平；归肝、胃、肾经；祛风除湿，散瘀消肿；用于治疗感冒、咳嗽、风湿痹痛、淋证、水肿、臌胀、黄疸、痢疾、白带、跌打损伤、阴疽、瘰疬、瘀血闭经、崩漏、牙疳、痔疮；内服煎汤，15～30 g，或浸酒；外用捣烂敷或再酒炒热敷，或研粉调敷，或煎汤熏洗。叶入药，味甘、微苦，性平；利水消肿；用于治疗水肿、臌胀；内服煎汤，15～30 g；外用捣敷。

【使用注意】孕妇慎服。

【黎医用药】根10 g，水煎内服，用于治疗急性肝炎、肾炎水肿、跌打损伤、咽喉炎等。

参考文献

[1] 熊筱娟，高应东，邹盛勤. 江西黄毛楤木生药学·化学成分及药理活性研究 [J]. 安徽农业科学，2006，34（6）：1104－1106.

黄 皮

【黎药名】油皮。

【别名】黄弹子、黄段、黄皮果、王坛子。

【来源】芸香科 Rutaceae 黄皮 *Clausena lansium*（Lour.）Skeels 的叶和果实。

【产地】中国海南、广东、广西、台湾、福建、贵州南部、云南等地均有种植；在热带及亚热带其他地区也有引种。

【植物形态】多年生小乔木，高达5～12 m。奇数羽状复叶，小叶5～11片，卵形或卵状椭圆形，长6～14 cm；基部近圆或宽楔形，叶缘波状或具浅圆锯齿，腹面中脉常被细毛；小叶柄长4～8 mm。顶生，多花；花瓣5，白色，稍芳香，长圆形，长约5 mm，被毛；雄蕊10，长者与花瓣等长，花丝下部稍宽，非屈膝状；子房密被长毛，子房柄短。果球形、椭圆形或宽卵形，长1.5～3 cm，直径1～2 cm，淡黄至暗黄色，被毛，果肉乳白色，半透明（图65，见附录三）。

【采收加工】叶全年均可采收，鲜用或晒干。

【药材性状】为单数羽状复叶，小叶5～13片；多皱缩，破碎，黄绿色至深绿色，完整者呈阔卵形或卵状椭圆形，密布细小半透明油点及疏柔毛，长 4 ～ 13 cm，宽 2 ～5 cm；先端急尖或短渐尖，基部楔形至圆形，两侧不对称；叶全缘或浅波状至浅圆齿状，略反卷，腹面叶脉凹下，背面则凸起；小叶柄被短柔毛，长 2 ～ 4 mm，质脆。气香，味微苦辛。

【化学成分】

（1）挥发油类：黄皮挥发油类成分中，萜烯类化合物如萜品烯 - 4 - 醇、桧萜、γ - 松油烯、α - 松油烯是其主要特征香气成分，还有 β - 蒎烯、月桂烯、萜品油烯等。

（2）生物碱类：生物碱类化合物是黄皮发挥油药理作用的重要活性成分之一。

1）含酰胺类生物碱：如左旋黄皮酰胺、黄皮新肉桂酰胺 B、N - 苯乙基苯甲酰胺、N-benzoyltyramine、N - 苯甲酰基酪氨酸甲醚、（E）- N - 甲基肉桂酰胺等。

2）咔唑类生物碱：黄皮的特征成分，分简单取代咔唑类/吡喃或去氢吡喃并咔唑类、1,4 - 醌 - 咔唑类及二聚体咔唑类。

（3）香豆素类化合物：如 8 - 羟基呋喃香豆素、欧前胡素、异栓翅芹醇、pabularinone、chalepind、白芷属脑、兰香豆素 A；多酚类化合物：如绿原酸、香草酸、对香豆酸、阿魏酸；如表儿茶素、芦丁等。

（4）黄酮类化合物其他化学成分：酚酸类如 coumaric acid；萜类如 isololiolide；木脂素类如 pinoresinol[1-2]。

部分化合物分子结构图如下：

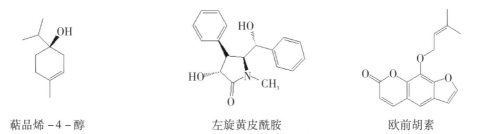

萜品烯 - 4 - 醇　　　　　　　　左旋黄皮酰胺　　　　　　　　欧前胡素

【现代药理与毒理研究】

（1）抗炎作用、神经保护作用。黄皮叶提取物中 lansiumamide B 和 SB-204900 有抗炎作用，包括抑制组胺的释放，IL-6、COX-2 和 TNF-α 分泌。黄皮果核的水提物组分之一 HP-14 具有神经保护作用，其机制可能是针对抑制脑内炎性因子释放进而减少受损部位的神经元凋亡来发挥神经保护作用的。

（2）降糖作用、抗氧化作用。黄皮叶通过促进糖尿病大鼠血清胰岛素释放，改善胰岛素抵抗，从而降低糖尿病大鼠空腹血糖和餐后血糖。黄皮叶使血清 SOD、CAT、GSH 活性增强，一氧化氮（NO）、MDA 含量降低，提高糖尿病大鼠抗氧化能力，减轻 STZ 对胰岛 β 细胞损伤或促进已损伤 β 细胞的修复[1-2]。

【传统功效、民间与临床应用】味辛、苦，性平。解表散热，行气化痰，利尿，解毒；用于治疗温病发热、疟疾、咳嗽痰喘、脘腹疼痛、风湿痹痛、黄肿、小便不利、热毒疥癣、蛇虫咬伤。内服煎汤，15 ～ 30 g，鲜品 30 ～ 60 g；外用煎水洗或捣烂敷。

【黎医用药】叶、根皮、果实 10 g，水煎内服，用于治疗伤风感冒咳嗽、肠胃痉挛、疝气疼痛等。

参考文献

[1] 林春瑶, 刘功良, 李南薇, 等. 黄皮功能成分及加工研究进展 [J]. 中国酿造, 2020, 39 (11): 25 – 29.

[2] 马延蕾. 海南黄皮化学成分及其抗肿瘤活性研究 [D]. 福州: 福建中医药大学, 2018.

火炭母

【黎药名】雅芒咩。

【别名】炭星、白饭草、赤地利。

【来源】蓼科 Polygonaceae 火炭母 *Polygonum chinense* (L.) H. Gross 的全草。

【产地】产于中国华东、华中、华南和西南及陕西南部、甘肃南部, 见于山谷湿地、山坡草地; 在东亚其他国家、东南亚地区也有分布。

【植物形态】多年生草本, 高达 1 m。茎直立, 无毛, 多分枝。叶卵形或长卵形, 长 4 ～ 10 cm, 宽 2 ～ 4 cm, 先端渐尖, 基部平截或宽心形, 无毛, 背面有时沿叶脉疏被柔毛; 下部叶叶柄长 1 ～ 2 cm, 基部常具叶耳, 上部叶近无柄或抱茎, 托叶鞘膜质, 无毛, 长 1.5 ～ 2.5 cm, 偏斜, 无缘毛。头状花序常数个组成圆锥状, 花序梗被腺毛; 苞片宽卵形; 花被 5 深裂, 白或淡红色, 花被片卵形, 果时增大; 雄蕊 8; 花柱 3, 中下部连合。瘦果宽卵形, 具 3 棱, 长 3 ～ 4 mm, 包于肉质蓝黑色宿存花被内 (图 66, 见附录三)。

【采收加工】四季可采, 洗净晒干或鲜用。

【药材性状】茎扁圆柱形, 有分枝, 长 30 ～ 100 cm, 节稍膨大, 下部节上有须根; 表面淡绿色或紫褐色, 无毛, 有细棱; 质脆, 易折断, 断面灰黄色, 多中空。叶互生, 多卷缩、破碎; 叶片展平后呈卵状长圆形, 长 5 ～ 10 cm, 宽 2 ～ 4.5 cm; 先端短尖, 基部截形或稍圆, 全缘, 上表面暗绿色, 下表面色较浅, 两面近无毛; 托叶鞘筒状, 膜质, 先端偏斜。气微, 味酸、微涩。

【化学成分】

(1) 黄酮类: 黄酮类成分是火炭母主要的化学成分, 主要有槲皮苷、异槲皮苷、柚皮素、异鼠李素、芽菜素、树皮素、山奈酚、广寄生苷、木樨草素、巴达薇甘菊素、山奈酚 – 7 – O – 葡萄糖苷、山奈酚 – 3 – O – 葡萄糖醛酸。

(2) 甾体类: 如 β – 谷甾醇、3,6 – 二酮 – 4 – 烯豆甾烷、3,6 – 二酮豆甾烷、番麻皂素等。

(3) 酚酸类: 如没食子酸、咖啡酸、3,3′ – 二甲基鞣花酸、原儿茶酸、丁香酸、3 – O – 甲基并没食子酸、没食子酸甲酯、鞣花酸。

(4) 挥发油类及其他类: 以饱和烃及其衍生物为主, 含正十六烷酸、叶绿醇、邻苯二甲酸、邻苯二甲酸二异丙基酯等。

（5）酰胺类：如 aurantiamide acetate。

（6）氨基酸：如 L－鼠李糖、D－半乳糖、棕榈酸、亚麻酸等。

（7）微量元素：如 Fe、Mg、Ca、K、Zn、Mn 含量较高。

部分化合物分子结构图如下：

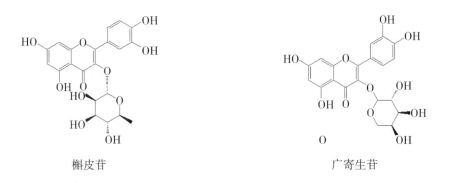

槲皮苷　　　　　　　　　　　广寄生苷

【现代药理与毒理研究】

（1）抗氧化活性。火炭母水提取液具有良好的抗氧化活性，对超氧阴离子自由基和羟基自由基具有一定的清除能力。

（2）抑菌作用。火炭母的抑菌活性物质存在于叶和茎中，且叶提取液抑菌活性更高。火炭母提取物对金黄色葡萄球菌、痢疾杆菌、枯草杆菌、藤黄球菌、白色念珠菌均有抑制作用。

（3）抗腹泻作用。火炭母 75% 乙醇提取物有显著抗腹泻活性，且呈剂量依赖性。

【传统功效、民间与临床应用】地上部分入药，味辛、苦，性凉，有毒；清热利湿，凉血解毒，活血舒筋；用于治疗痢疾泄泻、咽喉肿痛、白喉、肺热咳嗽、肝炎、带下、痈肿、湿疹、中耳炎、眩晕耳鸣、角膜薄翳、跌打损伤；内服煎汤，9～15 g，鲜品30～60 g；外用捣敷，或煎水洗，或捣汁滴耳。根入药，味辛、甘，性平；补益脾肾、清热解毒、活血消肿；用于治疗体虚乏力、耳鸣耳聋、头目眩晕；内服煎汤，9～15 g，鲜品可用至60 g；外用研末调敷。

【黎医用药】全草适量，水煎内服，用于肝炎；与辣蓼配伍，水煎内服，用于肠炎；全草捣烂外敷，用于毒蛇咬伤等。

参考文献

［1］韦安达，戴忠华，林思，等. 壮药火炭母化学成分及药理作用的研究进展［J］. 壮瑶药研究，2020（1）：30－36.

［2］杨艾华，宋姗姗，林宇杰，等. 火炭母水提液体内外抗氧化活性研究［J］. 安徽农业科学，2021，49（13）：184－186，193.

鸡骨香

【黎药名】噻喃哈。

【别名】青藤仔、侧鱼胆、蟹角胆藤。

【来源】大戟科 Euphorbiaceae 鸡骨香 *Croton crassifolius* Geisel. 的干燥根。

【产地】产于中国福建、广东、广西和海南等省区，见于沿海丘陵山地和较干旱山坡灌木丛中；在越南、老挝、泰国也有产出。

【植物形态】多年生灌木，高达 50 cm。幼枝、幼叶、老叶背面、花序和果均密被星状绒毛。叶卵形或长圆形，长 4～10 cm，先端钝或短尖，基部近圆或微心形，近全缘或具细齿，齿间有时具腺体，基脉 3～5 出；叶柄长 2～4 cm，叶柄顶端或叶基部有 2 枚具柄杯状腺体。花序总状；苞片具线形撕裂齿，齿端有头状腺体；雄花萼片和花瓣近等长，雄蕊 14～20；雌花子房密被黄色绒毛，花柱 4 深裂。蒴果近球形，直径约 1 cm，被星状毛。种子椭圆形，褐色（图 67，见附录三）。

【采收加工】全年均可挖根，切片，晒干。

【药材性状】根细长条状，直径 2～10 mm，表面黄色或淡黄色，有纵纹及突起，有时栓皮脱落。质脆易断，断面不平坦，纤维性。皮部呈淡黄色，木部黄色。气微香，味苦涩。

【化学成分】

（1）萜类：倍半萜类如 cypenrenoic acid、cyperenol、ent-spathulenol；二萜类如 crassifolin A/B/C/D/E/F/G/H/I、石岩枫二萜内酯 B/C/D、isoteufin、isoteucvin、teucvin、山藿香定、teucvidin、penduliflaworosin 等，为鸡骨香的主要成分；三萜类如羽扇豆醇、3 - 表 - 蒲公英赛醇、油酮酸、紫胶桐油酸等。

（2）挥发油类：如匙叶桉油烯醇、甘菊环类等。

（3）其他化学成分：如 β - 谷甾醇、豆甾醇、丁香酸等成分。

部分化合物分子结构图如下：

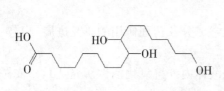

紫胶桐油酸

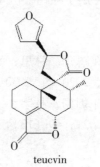

teucvin

【现代药理与毒理研究】

（1）抗癌活性。鸡骨香中所含三萜化合物紫胶桐油酸（aleuritolic acid，AA）对肝癌细胞具有细胞毒性，它通过诱导线粒体依赖性肝癌细胞凋亡来发挥剂量和时间依赖性细胞毒性。鸡骨香中所含的汉黄芩素、黄芩新素Ⅱ、黄芩素对肿瘤细胞 Sw-620、A549、Hela 和 MDA-MB-231 的增殖也有显著抑制作用。

（2）抗菌活性。鸡骨香的根中分离得到吡喃-2-酮衍生物 crotonpyrones B，对金黄色葡萄球菌显示出中等抗菌活性，MIC 值为 50 mg/mL。

（3）抗血管生成作用。血管生成是指新血管从预先存在的脉管系统发展，并持续不受调节，最终导致包括癌症在内的血管生成疾病的过程。鸡骨香所含二萜类化合物 penduliflaworosin 可能通过 VEGF 受体 2 信号通路发挥抗血管生成作用。

【传统功效、民间与临床应用】味微苦、辛，性温，有小毒；理气止痛，祛风除湿；用于治疗脘腹胀痛、风湿痹痛、疝气痛、痛经、咽喉肿痛及跌打肿痛。内服煎汤，6～15 g，研末 0.9～1.5 g；外用研末调敷。

【使用注意】鸡骨香中毒症状似巴豆。

【黎医用药】根 10～15 g，水煎内服，用于风湿、扭伤接骨、小儿消化不良、小儿腹泻、肝病。

参考文献

［1］王佰灵，梁生旺，王淑美，等. 鸡骨香研究进展［J］. 广东药学院学报，2014，30（3）：385-388.
［2］唐雪平，何月云，陈其琦，等. 鸡骨香的药理活性研究概述［J］. 轻工科技，2021 37（7）：20-22.

鸡冠花

【黎药名】秆特开。

【别名】老来红、芦花鸡冠、笔鸡冠。

【来源】苋科 Amaranthaceae 鸡冠花 Celosia cristata L. 的干燥花序。

【产地】中国南北各地均有种植，广布于温暖地区。

【植物形态】一年或多年生草本、亚灌木或灌木。叶互生，叶片卵形、卵状披针形或披针形，宽 2～6 cm。花多数，极密生，成扁平肉质鸡冠状、卷冠状或羽毛状的穗状花序；一个大花序背面有数个较小的分枝，圆锥状矩圆形，表面羽毛状；花被片红色、紫色、黄色、橙色或红色黄色相间。胞果卵球形，具薄壁，盖裂。种子凸镜状肾形，呈光亮黑色（图 68，见附录三）。

【采收加工】秋季花盛开时采收，晒干。

【药材性状】为穗状花序，多扁平而肥厚，呈鸡冠状；长 8～25 cm，宽 5～20 cm，上缘宽，具皱褶，密生线状鳞片，下端渐窄，常残留扁平的茎。表面红色、紫红色或黄白色。中部以下密生多数小花，每花宿存的苞片及花被片均呈膜质。果实盖裂。种子有光泽，呈黑色扁圆肾形。体轻，质柔韧。无臭，味淡。

【化学成分】

（1）黄酮类：鸡冠花中含槲皮素、山奈酚、异鼠李素、山奈酚 - 3 - O - α - L - 鼠李糖 - （1→6） - β - D - 葡萄糖 - （1→2） - β - D - 葡萄糖苷等；鸡冠花籽中含芹菜素、木樨草素、槲皮素、山奈酚。

（2）皂苷类和甾类：五环三萜皂苷类如鸡冠花苷、青葙苷 A、青葙苷 B、青葙苷 C、青葙苷 D、青葙苷Ⅰ和青葙苷Ⅱ；植物甾醇类如 β - 谷甾醇、豆甾醇、stigmast-5-en-3-ol、胡萝卜苷。

（3）有机酸类和萜类：有机酸类如棕榈酸、4 - 羟基 - 3 - 甲氧基苯甲酸、2 - 羟基十八烷酸、正二十六烷酸；萜类如齐墩果酸。

（4）其他化学成分：如鸡冠花红色素、鸡冠花黄色素、紫丁香苷、对羟基苯甲醛、对羟基苯乙醛、无机元素、蛋白质和膳食纤维等。

部分化合物分子结构图如下：

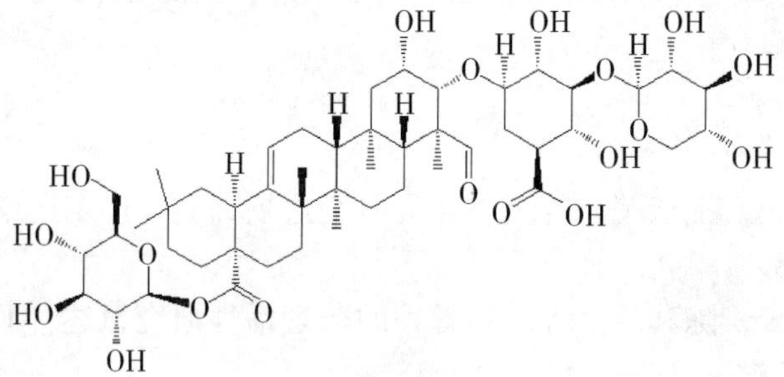

鸡冠花苷

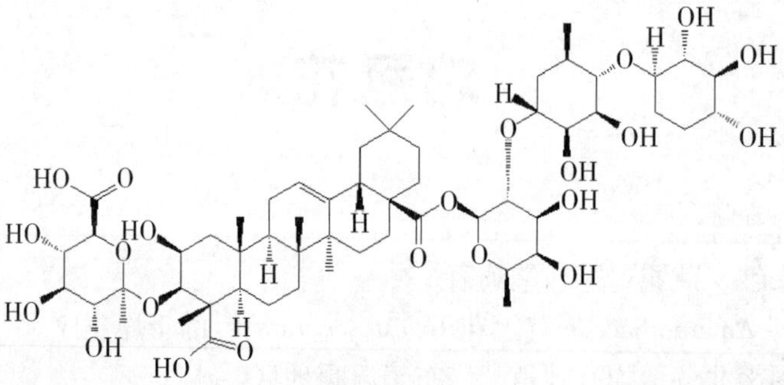

青葙苷Ⅰ

【现代药理与毒理研究】

（1）止血作用。鸡冠花乙酸乙酯和正丁醇明显缩短了血浆凝血酶时间、凝血酶原时间和凝血活酶时间。止血机制是通过影响内、外源性凝血系统以及血浆中凝血因子的活性而产生的。

（2）镇痛作用。不同剂量鸡冠花甲醇提取物均具有显著的镇痛作用并且镇痛作用与中枢和外周系统有关[1-2]。

【传统功效、民间与临床应用】味甘、涩，性凉；归肝、大肠经；收敛止血，止带，止痢；用于治疗吐血、崩漏、便血、痔血、赤白带下、久痢不止。内服煎汤，6～12 g，或入丸、散；外用煎汤熏洗，或研末调敷。

【黎医用药】花 6～12 g，水煎内服，用于治疗子宫出血、白带过多、胃出血、贫血。

参考文献

[1] 赵润琴，张允菲，冯程，等. 鸡冠花的化学成分和药理作用研究进展［J］. 中医药信息，2017，34（3）：129－131.

[2] ISLAM S, SHAJIB M S, AHMED T. Antinociceptive effect of methanol extract of Celosia cristata Linn. in mice［J］. BMC Complement Altern Med，2016，16（1）：400.

鸡矢藤

【黎药名】尾脱。

【别名】鸡屎藤、牛皮冻、女青、解暑藤。

【来源】茜草科 Rubiaceae 鸡矢藤 *Paederia foetida* Linn. 的干燥全草及根。

【产地】产于中国海南、福建、广东等地区，见于低海拔疏林内；在越南和印度也有分布。

【植物形态】多年生藤状灌木，长达 5 m，无毛或近无毛。叶对生，膜质，卵形或披针形，长 5～10 cm，宽 2～4 cm；顶端短尖或削尖，基部浑圆，有时心形，叶腹面无毛，在背面脉上被微毛；侧脉每边 4～5 条，在腹面柔弱，在背面突起；叶柄长 1～3 cm；托叶卵状披针形，长 2～3 mm，顶部 2 裂。圆锥花序腋生或顶生，长 6～18 cm，扩展；小苞片微小，卵形或锥形，有小睫毛；常为三歧蝎尾状聚伞花序，柔弱；花有小梗，花萼钟形，萼檐裂片钝齿形；花冠紫蓝色，长 12～16 mm，常被绒毛，裂片短。果阔椭圆形，压扁，长和宽均在 6～8 mm，光亮，顶部具圆锥形花盘和微小宿存萼檐裂片；小坚果浅黑色，具 1 阔翅（图 69，见附录三）。

【采收加工】割取地上部分，晒或阴干即成；或秋季挖根，洗净，切片晒干。

【药材性状】茎扁圆柱形，稍扭曲，无毛或近无毛；老茎灰棕色，直径 3～12 mm，栓皮常脱落，有纵皱纹及叶柄断痕；易折断，断面平坦，灰黄色。叶对生，多皱缩或破碎，完整者展平后呈宽卵形或披针形，长 5～15 cm，宽 2～6 cm，先端尖；基部楔形、圆形或浅心形，全缘，绿褐色，两面无柔毛或近无毛。聚伞花序顶生或腋生，前者多带叶，后者疏散少花，花序轴及花均被疏柔毛，花淡紫色。气特异，味微苦、涩。

【化学成分】

（1）环烯醚萜苷类：如鸡矢藤苷、鸡矢藤次苷、鸡矢藤苷酸、车叶草苷、脱乙酰车叶草苷、甲基鸡矢藤苷、咖啡-4-O-β-D-吡喃葡萄糖-鸡矢藤苷 B、去乙酰车叶草酸、京尼平苷酸、车叶草酸、鸡矢藤酸、鸡矢藤苷酸甲酯。

（2）黄酮类：如黄豆苷原、蒙花苷、山奈酚、槲皮素、黄芪苷、芸香糖苷、杨属苷、异槲皮苷、芦丁、槲皮黄苷、kaempferol、3-O-rutinoside-7-O-glucoside 等。

（3）挥发油类：如油酸、亚油酸、棕榈酸、2，4-二叔丁基苯酚、芳樟醇、丁香酚、水杨酸甲酯、龙脑、樟脑、3 -（Z - 己烯 - 1 - 醇）乙酸酯、叶绿醇、β - 芳樟醇、2 - 茨醇。

（4）三萜类：如乌苏酸、2α - 羟基乌苏酸、3 - O - β - D - 吡喃葡萄糖基乌苏酸、齐墩果酸、3β，13β - 二羟基 - 乌索 - 11 - 烯 - 28 - 羧酸、表木栓醇卫、木栓酮。

（5）甾体类及其苷类：如 β - 谷甾醇、（24R）- 豆甾 - 4 - 烯 - 3 - 酮、胡萝卜苷、豆甾醇、菜油甾醇、borassoside E。

（6）苯丙素类：如香豆酸、东莨菪香豆素、异东莨菪香豆素、臭矢菜素 B/D、丁香脂素二葡萄糖、1 - 咖啡酸 - 6 - 阿魏酸 - 葡萄糖苷、咖啡酸、异落叶松树脂醇等。

（7）其他化学成分：如烷烃有 $C_{30}H_{62}$— $C_{33}H_{68}$；脂肪醇有二十六烷醇、三十一烷醇；脂肪酸有乙酸、丙酸、壬酸、癸酸、花生酸等；鸡矢藤富含钾、钙、镁等微量元素；此外还有茜根定 - 1 - 甲醚、苯酚、萜烯醛、熊果苷等成分。

部分化合物分子结构图如下：

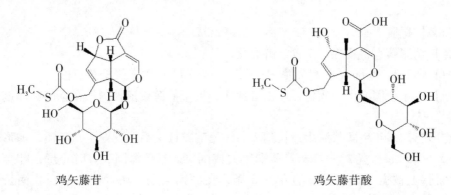

鸡矢藤苷　　　　　　　　　　　鸡矢藤苷酸

【现代药理与毒理研究】

（1）抗炎活性。鸡矢藤可通过多种作用机制和多条通路充分发挥抗炎作用，具有广泛的抗炎活性。

（2）镇痛作用。鸡矢藤苷酸甲酯具有良好的外周和中枢神经镇痛效果。

（3）降尿酸作用。鸡矢藤提取物显著降低小鼠的血清尿酸水平，其作用机制是抑制肝脏的黄嘌呤氧化酶活性和血清腺苷脱氨酶活性，并抑制次黄嘌呤生成[1]。

（4）降糖作用。鸡矢藤提取物能显著降低糖尿病大鼠空腹血糖水平，提高胰岛素分泌水平，改善胰岛结构及形态，具有治疗糖尿病的疗效。

（5）其他作用。鸡矢藤能减缓肝脏纤维化的进程起到保肝作用；还可通过调节染色质修饰酶和改变人前列腺癌细胞中炎症介质基因表达来诱导抗癌活性；鸡矢藤水提液能促进肠、胃运动功能[1-3]。

【传统功效、民间与临床应用】味甘、微苦，性平；祛暑利湿，消积，止痛，解毒；用于治疗中暑、风湿痹痛、食积、小儿疳积、痢疾、黄疸、肝脾肿大、瘰疬、肠痈、脚气、烫伤、湿疹、皮炎、跌打损伤、蛇咬蝎螫。内服煎汤，10 ～15 g，大剂量30 ～60 g，或浸酒；外用捣敷，或煎水洗。

【黎医用药】根或全草适量，水煎内服，用于治疗风湿痹痛、跌打损伤、胃痛、支气管炎。

参考文献

[1] 王星星，王重娟，李仲昆. 鸡矢藤的化学成分及药理活性研究进展 [J]. 世界中医药，2021，16（5）：826-830.

[2] TAN D C, KASSIM N K, ISMAIL I S, et al. Identification of Antidiabetic Metabolites from Paederia foetida L. Twigs by Gas Chromatography - Mass Spectrometry - Based Metabolomics and Molecular Docking Study [J]. Biomed Res Int, 2019, 2019：7603125.

[3] 徐锦，梁志敏，刘智君，等. 鸡矢藤提取物对 2 型糖尿病大鼠胰腺 β 细胞内质网应激的影响 [J]. 中成药，2019，41（7）：1694-1697.

积雪草

【黎药名】雅总志。

【别名】连钱草、地钱草、崩大碗。

【来源】伞形科 Apiaceae 积雪草 *Centella asiatica*（Linn.）Urban 的干燥全草。

【产地】产于中国大部分地区，常见于阴湿的草地或水沟边；在印度及东南亚地区也有分布。

【植物形态】多年生草本，茎匍匐，节上生根。叶肾形或马蹄形，长 1～2.8 cm，宽 1.5～5 cm，有钝锯齿，两面无毛或背面脉上疏生柔毛；叶柄长 1.5～27 cm。伞形花序有花 3～4 朵；花瓣卵形，紫红或乳白色。果两侧扁，有毛或平滑（图 70，见附录三）。

【采收加工】夏、秋季采收，除去泥沙，晒干。

【药材性状】常卷缩成团状，根圆柱形，表面浅黄色或灰黄色。茎细长弯曲，黄棕色，有细纵皱纹，节上常着生须状根。叶片多皱缩、破碎，完整者展平后呈近圆形或肾形，直径 1～4 cm，灰绿色，边缘有粗钝齿；叶柄扭曲。伞形花序腋生，短小。双悬果扁圆形，有明显隆起的纵棱及细网纹，果梗甚短。气微，味淡。

【化学成分】

（1）三萜类：五环三萜类有积雪草苷、羟基积雪草苷、积雪草苷 B、玻热模苷、玻热米苷、参苦尼苷、异参苦尼苷等；达玛烷型四环三萜类有 centelloside A/B、ginsenoside Mc 等；萜酸类化合物有羟基积雪草酸、积雪草酸等。

（2）挥发油类：如（E）- β - 金合欢烯、石竹烯、大根香叶烯 D、α - 菖蒲二烯、香树烯、法呢醇、榄香烯、长叶烯。

（3）其他化学成分：如山奈酚、山奈酚 - 3 - 葡萄糖苷、山奈酸、槲皮素、槲皮素 - 3 - 葡萄糖苷、β - 谷甾醇、胡萝卜苷、绿原酸、香草酸、centellin 等化合物。

部分化合物分子结构图如下：

积雪草苷   （E）-β-金合欢烯

【现代药理与毒理研究】

（1）抗肿瘤作用。积雪草苷可通过抑制核转录因子 κB（NF-κB）信号通路来抑制结直肠癌细胞增殖。

（2）促进组织愈合和改善微循环作用。口服积雪草制剂可改善皮肤局部微循环，增加皮肤厚度，促进胶原蛋白生成，提高皮肤弹性，有助妊娠期皮肤损伤修复。

（3）增强认知作用和神经保护作用。积雪草提取物可增强认知和增加突触发生，改善学习和记忆，并具抑制乙酰胆碱酯酶活性和促进空间记忆形成的神经保护作用。

（4）抗炎作用。积雪草能够降低一氧化氮的释放，使炎性因子 TNF-α、白介素-1β和白介素-6 的表达下调，提示积雪草苷具有良好的改善细胞炎症损伤的作用。

（5）抗缺血再灌注损伤作用。积雪草苷对大鼠肾缺血再灌注损伤有保护作用，保护肾缺血再灌注损伤[1-2]。

【传统功效、民间与临床应用】味苦、辛，性寒；归肝、脾、肾经；清热利湿，解毒消肿；用于治疗湿热黄疸、中暑腹泻、石淋血淋、痈肿疮毒、发热、咳喘、咽喉肿痛、带状疱疹、痛经、崩漏、丹毒、瘰疬、跌扑损伤、外伤出血，蛇虫咬伤。内服煎汤，9～15 g，鲜品倍量，或捣汁；外用捣敷或绞汁涂敷。

【使用注意】体虚寒者不宜服用。

【黎医用药】全草 15～20 g，水煎内服，配伍其他药物用于治疗胆结石、感冒、支气管炎、喉咙发炎。新鲜全草捣烂外敷，用于皮肤过敏。

参考文献

[1] 李辉标，唐洪梅，陈新林，等. 积雪草主要化学成分及治疗消化系统疾病的研究进展 [J]. 今日药学，2019，29（7）：497-500.

[2] 林辰曦，陈煜，陈凌，等. 积雪草苷对高脂血症金黄地鼠脂质调节及肝脏保护作用研究 [J]. 中国中西医结合杂志，2019，39（4）：475-479.

假　蒟

【黎药名】意翻。

【别名】蛤蒌、假蒌、山蒌。

【来源】胡椒科 Piperaceae 假蒟 *Piper sarmentosum* Roxb. 的全草和果穗。

【产地】产于中国海南、福建、广东、广西、云南、贵州等地区，见于林下或村旁湿地上；在印度、越南、马来西亚、菲律宾、印度尼西亚、巴布亚新几内亚也有分布。

【植物形态】多年生匍匐的逐节生根草本。小枝近直立，无毛或幼时被极细的粉状短柔毛，各部有时被粉状细柔毛；能育小枝近直立。叶近膜质，有细腺点，下部叶阔卵形，顶端短尖，基部常心形，两侧近相等，腹面无毛，背面沿脉上被极细的粉状短柔毛；叶脉7条，干时呈苍白色，背面显著凸起，最上1对离基1～2 cm从中脉发出；弯拱上升至叶片顶部与中脉汇合，最外1对有时近基部分枝，网状脉明显；上部叶小，基部常浅心形、圆、截平；叶柄被极细粉状短柔毛。花单性，雌雄异株，聚集成与叶对生的穗状花序；雄花序总花梗与花序等长或略短，被极细的粉状短柔毛；花序轴被毛；苞片扁圆形，近无柄，盾状；雄蕊2枚。核果近球形，具4棱，部分与花序轴合生（图71，见附录三）。

【采收加工】全草全年均可采收，洗净，鲜用或阴干；果穗秋季采收，阴干备用。

【药材性状】茎枝圆柱形，稍弯曲，节上有不定根。叶多皱缩成不规则团块，黄绿色，展平后为阔卵形或近圆形，长7～14 cm，宽6～13 cm；先端短尖，基部近截形或浅心形，全缘；掌状脉7条，小脉结成网状，具叶柄。有时可见与叶对生的穗状花序，揉之有胡椒样辛香气味。气香，味辛辣。

【化学成分】

（1）挥发油类：不同提取方式分离假蒟中挥发油类成分，其组成不同。新鲜假蒟中含多种成分，其中单萜类成分β－月桂烯含量最高。

假蒟精油主要含2,4,5－三甲氧基－1－丙烯基苯、顺－石竹烯、1,2－二甲氧基4－(1－丙烯基)苯、细辛脑、4－甲氧基－6－(2－丙烯基)－1,3－苯并二恶茂、δ－杜松烯。假蒟精油经气相色谱－质谱法分析主要含肉豆蔻醚和反式石竹烯；醇类化合物如橙花叔醇、植醇；萜烯类如石竹烯、蛇床烯、杜松烯等。

假蒟石油醚洗提物中含二十二烷酸、Ethanol, 2-(9, 12-octadecadienyloxy)、9, 12－十八烷二烯酸、棕榈酸甲酯、十六烷酸和十六碳二烯酸等组分。

（2）生物碱：果实中含胡椒碱、假蒟碱、假蒟亭碱、墙草碱、几内亚胡椒酰胺、苯并二氧戊烷酰胺 B、荜茇酰胺；茎叶中含异丁酰胺、甲基丁基酰胺等。

部分化合物分子结构图如下：

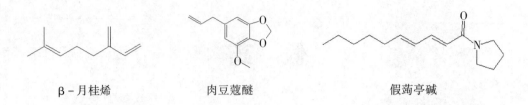

β-月桂烯   肉豆蔻醚   假蒟亭碱

【现代药理与毒理研究】

(1) 抗氧化活性。假蒟提取物有一定的抗氧化活性，并能影响 IPEC-J2 细胞炎性因子的分泌，抑制炎症反应。

(2) 抗抑郁作用。假蒟的正丁醇部位（PSZ）和氟西汀一样能增加大鼠海马组织中 CREB 和 ERK 蛋白磷酸化，发挥抗抑郁作用[1-2]。

【传统功效、民间与临床应用】全草入药，味苦，性温；祛风，行气，止痛，消肿；用于治疗风寒咳喘、风湿痹痛、胃脘痛、腹痛泄泻、产后脚肿、跌打损伤、外伤出血；内服煎汤，9～15 g；外用捣敷，或研粉撒敷。果穗入药，味辛，性温；温中，行气，止痛，利水；用于治疗脘腹胀痛、腹泻、风湿痹痛、疝气痛、水肿；内服煎汤，1.5～3 g，或煎水含漱。

【使用注意】孕妇慎服；忌吃糯米、酸类、豆类等食物。

【黎医用药】全株适量，水煎内服，用于风湿痹痛、胃痛。

参考文献

[1] 陈川威，周璐丽，王定发，等. 假蒟提取物的体外抗氧化和抗炎效果研究 [J]. 中国畜牧兽医，2019，46 (3)：677-683.

[2] 李清. 假蒟的抗抑郁作用和化学成分研究 [D]. 上海：第二军医大学，2017.

假烟叶树

【黎药名】雅大干。

【别名】软毛茄、臭枇杷叶、臭鹏木。

【来源】茄科 Solanaceae 假烟叶树 Solanum erianthum D. Don 的叶或全株。

【产地】产于中国海南、四川、贵州、云南、广西、广东、福建和台湾等地区，见于荒山荒地灌木丛中；广布于热带地区。

【植物形态】多年生落叶灌木，树皮灰白色。全株均被星状柔毛，有特殊臭气。叶互生，有时对生，有柄；叶片质厚，宽卵形、矩圆状卵形或椭圆状卵形，长 10～23 cm，宽 6～15 cm，先端渐尖，基部宽楔形或近圆形，背面密被星状毛。聚伞花序项生或近顶生，总花梗腹面有 2 分枝，每枝有一密集聚伞花序；花萼灰绿色，长约 5 mm；花冠浅钟状，白色，外面被毛。浆果球形，淡黄绿色，基部有宿萼；种子多数，细小，扁圆形，白色（图 72，见附录三）。

【采收加工】叶于开花前采收，全株全年可采，洗净，切段鲜用或晒干。

【药材性状】全株均被星状柔毛，有特殊臭气。叶互生，有时对生，有柄；叶片质厚，宽卵形、矩圆状椭圆形或椭圆状卵形，长 10～23 cm，宽 6～15 cm；叶腹面绿色，背面灰绿色；先端渐尖，基部宽楔形或近圆形，背面密被星状毛。有臭气，气微，味微苦。

【化学成分】

（1）甾体类：主要活性成分之一。甾体生物碱包括螺甾碱烷型如澳洲茄胺、螺茄二烯、野烟叶醇 A/B、澳洲茄边碱、野烟叶苷Ⅰ/Ⅱ/Ⅲ、澳洲茄碱等；缩亚胺胆甾烷型如野烟叶碱、密花茄碱；甾醇含 β-谷甾醇、豆甾醇等。

（2）萜类及挥发油：主要活性成分之一。沉香螺旋烷型倍半萜如 solanerianones A/B、螺岩兰草酮、solafuranone 等；愈创木烷型倍半萜如 （4S,5R,7S）-4,11-dihy-droxy-guaia-1(2),9(10)-dien；萜苷类如 solanerioside A、长寿花糖苷；挥发油中主要成分为大桉牛儿烯 D 和咕巴烯。

（3）黄酮类：如异金雀儿黄素、7-O-β-D-葡萄糖苷、embinoidin、山茶苷 C 等。

（4）有机胺类生物碱：如印枳碱、N-trans-feruloyltyramine 等。

（5）脂肪酸：如 α-亚麻酸、9S-hydroxy-10（E），12（Z），15（Z）-octadectrienoic acid、9（Z），11（E）-十八碳二烯酸、硬脂酸、棕榈酸等。

（6）其他类：酚类如香草酸、香草乙酮；木脂素如 （+）-(7S,8R,7′E)-4-hydroxy-3,5,5′,9′-tetramethoxy-4′,7-epoxy-8,3′-neolign-7′-en-9-old 等；苯并呋喃型内酯如二氢猕猴桃内酯、地芝普内酯；假烟叶中还富含钾、铁、钠、钙、磷等微量元素及糖类、蛋白质、维生素等成分。

部分化合物分子结构图如下：

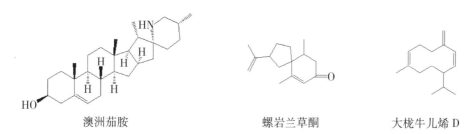

澳洲茄胺　　　　　　　　　螺岩兰草酮　　　　　　　大桉牛儿烯 D

【现代药理与毒理研究】

（1）抗肿瘤作用。假烟叶树叶、花、果实粗提物的抗肿瘤活性检测结果表明，其对多种肿瘤细胞均具有很强的毒性。抗肿瘤作用的物质基础可能是其中的甾体生物碱和挥发油[1]。

（2）抗氧化活性。假烟叶树叶的丙酮提取物和茎甲醇提取物抗氧化能力很强。

【传统功效、民间与临床应用】味辛、苦，性微温，有毒；行气血，消肿毒，止痛；用于治疗胃痛、腹痛、痛风、骨折、跌打损伤、痛疖肿毒、皮肤溃疡。内服煎汤，4.5～9 g；外用煎水洗或捣敷。

【黎医用药】根叶 10 g，水煎内服，用于毒蛇咬伤、跌打损伤、胃痛等。

参考文献

[1] 杨炳友，许振鹏，刘艳，等. 民族药假烟叶树的研究进展 [J]. 中药材，2018，41 (2)：497 - 502.

假鹰爪

【黎药名】熬柄甘。

【别名】山指甲、狗牙花。

【来源】番荔枝科 Annonaceae 假鹰爪 *Desmos chinensis* Lour. 的叶。

【产地】产于中国海南、广东、广西、云南和贵州，见于丘陵山坡、林缘灌木丛中或低海拔旷地、荒野及山谷；在印度及东南亚地区也有分布。

【植物形态】多年生直立或攀援灌木；除花外，余无毛；枝条具纵纹及灰白色皮孔。叶互生，薄纸质，长圆形或椭圆形，稀宽卵形，长 4 ~ 14 cm，先端钝尖或短尾尖，基部圆或稍偏斜，背面粉绿色，侧脉 7 ~ 12 对；叶柄长 2 ~ 4 cm。花黄白色，单朵与叶对生或互生；花梗长 2 ~ 5.5 cm，无毛；萼片卵形，长 3 ~ 5 mm，被微柔毛；花瓣 6，2 轮，外轮花瓣长圆形或长圆状披针形，长达 9 cm，内轮花瓣长圆状披针形，长达 7 cm，均被微毛；花托凸起，顶端平或微凹；花药长圆形，药隔顶端平截；心皮长 1 ~ 1.5 mm，被长柔毛，柱头近头状，外弯，2 裂。果实念珠状。种子 1 ~ 7，球形（图 73，见附录三）。

【采收加工】夏、秋季采收叶片，洗净，晒干或鲜用。

【药材性状】叶稍卷曲或破碎，灰绿色至灰黄色。完整叶片长圆形至椭圆形，长 4 ~ 13 cm，宽 2 ~ 5 cm，先端短渐尖，基部阔楔形，全缘；叶柄长约 5 mm。薄革质而脆。气微，味苦。

【化学成分】

（1）黄酮类：主要化学成分之一。黄酮类如 unonal、isounonal、黄芩素 - 7 - 甲醚、假鹰爪黄酮 I、白杨素等；黄酮醇类如槲皮素；二氢黄酮类如 lawinal、isolawinal、cochinine A、假鹰爪黄酮 II、乔松素、5-methoxy-7-hydroxy flavavone 等；二氢黄酮醇如 desmal；黄烷酮类如 5,7-dihydroxy flavane、desmosflavans A/B 等；查尔酮类如小豆蔻明等。

（2）生物碱类：主要化学成分之一。四氢原小檗碱型如 (-)-discretamine、(-)-stepholidine 等；原小檗碱型如 dehydrodiscretine、pseudocolumbamine；阿朴菲型如 (-)-laurotetanine、(+)-N-methyllaurotetanine 等；氧化阿朴菲型如 dicentrinone、liriodenine 等；苄基四氢异喹啉型如 (+)-reticuline、(+)-N-methylcoclaurine 等；原阿朴菲型生物碱如 (-)-glaziovine；吗啡二烯酮型生物碱如 (-)-pallidine。

（3）挥发油类：如 α-pinene、β-elemene、β-caryophyllene、germacrene D、bicyclogermacrene、α-humulene 等。

（4）其他类：如 15-α-hydroxy-24-methylenelanosta-7,9 (11)-dien-3-one、胡萝卜苷、β - 谷甾醇、豆甾醇、豆甾 - 4 - 烯 - 3,6 - 二酮、豆甾烷 - 3,6 - 二酮、尿囊酸、琥珀酸、硬脂酸、苯甲酸、desmocyclopeptide 等。

部分化合物分子结构图如下：

假鹰爪黄酮   unonal

【现代药理与毒理研究】

（1）抗肿瘤作用。假鹰爪中的类黄酮成分在体外如毛叶假鹰爪素 C（desmosdumotin C）对多种肿瘤细胞具有明显的抑制和杀灭作用。

（2）抗氧化活性。假鹰爪分离出的 cardamonin 和 chrysin 表现出强抗氧化活性。

【传统功效、民间与临床应用】味辛，性温，有小毒；归脾、肝经；祛风利湿，化瘀止痛，截疟杀虫；用于治疗风湿痹痛、水肿、泄泻、消化不良、脘腹胀痛、疟疾、风疹、跌打损伤、疥癣、烂脚。内服煎汤，3 ~ 15 g，或浸酒，或捣汁服；外用煎水洗或捣敷。

【黎医用药】叶 20 g，水煎内服，用于治疗胃肠胀气、消化不良。

参考文献

[1] 罗艳，焦杨，邱莉，等. 假鹰爪属植物化学成分及其生物活性研究进展 [J]. 中华中医药杂志，2014，29（6）：1929 – 1934.

尖尾枫

【黎药名】波衮日。

【别名】粘手风、穿骨枫、雪突、牛舌广。

【来源】唇形科 Lamiaceae 尖尾枫 *Callicarpa dolichophylla*（Hemsl.）Merr. 的茎和叶。

【产地】产于中国台湾、福建、江西、广东、广西、海南等地区，见于海拔 1200 m 以下的荒野、山坡、谷地丛林中；在越南也有分布。

【植物形态】多年生小乔木或灌木状。小枝四棱，紫褐色，小枝无毛，节上有横线联合，但无毛环。叶披针形或椭圆状披针形，长 13 ~ 25 cm，先端尖，基部楔形，全缘或具不明显细齿，腹面脉被毛，背面无毛，被黄腺点，干时呈小窝点；叶柄长 1 ~ 1.5 cm，两柄之间具毛环。聚伞花序 5 ~ 7，歧分枝，花序梗长 1.5 ~ 3 cm；花萼杯状，无毛，被腺点，萼齿不明显或近平截；花冠淡紫红色；雄蕊较花冠长 2 倍。果扁球形，无毛，被腺点（图 74，见附录三）。

【采收加工】夏、秋季采收，晒干或鲜用。

【药材性状】茎枝呈四棱形，表面棕褐色，有点状凸起的灰白色皮孔，节上有一圈黄棕色柔毛。叶皱缩破碎，完整者展平后呈披针形至椭圆形，长 10 ~ 20 cm 或更长，宽

2～5 cm，先端锐尖，基部楔形，全缘或有不明显小数点齿，腹面暗绿色，背面暗黄绿色，有细小的黄色腺点；叶柄长 1～1.5 cm。叶腋有残留小花。揉搓后有芳香气。味微辛、辣。

【化学成分】

（1）萜类：二萜类如 callilongisin A/B/C/D、3-oxoanticopalic acid、seco-hinokiol 等；三萜类如乌苏酸、齐墩果酸、乌发醇、高根二醇、野鸦椿酸、山楂酸等。

（2）苯丙素类：如 longissimoside A/B/C/D、orobanchoside、leucosceptoside A、iso-campneoside Ⅱ、methyl caffeate、acteoside、isoacteoside 等。

（3）木脂素类：如 arctiin、lappaol F、lappaol A、lsolappaol A、lappaol E、matairesinol、arctigan A、（ - ）-lyoniresinol-3α-O-β-glucopyranoside 等。

（4）黄酮类：如 artemetin、5-hydroxy-3, 6, 7, 4′-tetramethoxyflavone、金合欢素、scutellarein 7-O-β-D-glucopyranoside、casticin、cirsimaritin、apigenin 等。

（5）甾醇类：如 β - 谷甾醇、胡萝卜苷、stigmasterol。

（6）挥发性成分：尖尾枫石油醚部位主要含咕巴烯、石竹烯、香树烯、棕榈酸、肉豆蔻酸；新鲜尖尾枫枝叶含 α - 红没药醇、β - 石竹烯、（E）- β - 金合欢烯等。

部分化合物分子结构图如下：

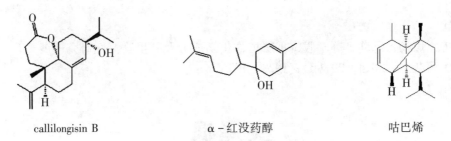

callilongisin B　　　　　α - 红没药醇　　　　　咕巴烯

【现代药理与毒理研究】

（1）抗炎活性。尖尾枫中多甲氧基黄酮化合物具有较强的抗炎活性。

（2）抗补体活性。尖尾枫水提取物和醇提取物有较强的经典途径抗补体活性。尖尾枫的水提取物可有效抑制由抗原 - 抗体复合物激活导致的补体系统紊乱。

（3）美白作用。尖尾枫的乙醇提取物通过抑制微邻苯二甲酸相关转录因子（MITF）基因表达来抑制黑色素瘤细胞黑色素生成，具有明显的美白作用[1-2]。

【传统功效、民间与临床应用】味辛，微苦，性温；祛风散寒，散瘀止血，解毒消肿；用于治疗风寒咳嗽、寒积腹痛、风湿痹痛、跌打损伤、内外伤出血、无名肿毒。内服煎汤，10～15 g，鲜品加倍，或捣汁饮；外用捣敷，或研末撒。

【黎医用药】叶适量，捣烂外敷，用于治疗跌打损伤、风湿、胃痛。

参考文献

［1］于玲玲，宁德生，符毓夏，等. 瑶药尖尾枫的化学成分、药理活性及质量标准研究进展［J］. 广西科学，2020，27（4）：327 - 335.

［2］邹芷琪，于玲玲，潘争红，等. 瑶药尖尾枫果实活性部位筛选及其化学成分研究

［J］．天然产物研究与开发，2022，34（11）：1865 – 1870，1929．

见血封喉

【黎药名】另不赶。

【别名】箭毒木。

【来源】桑科 Moraceae 见血封喉 *Antiaris toxicaria* Lesch. 的乳汁和种子。

【产地】产于中国华南地区及云南南部，见于中海拔的山地阔叶林中。

【植物形态】多年生高大乔木，具剧毒乳液，胸直径可达 1.5 m，具大板根。幼枝被褐色柔毛。幼树之叶被长粗毛，具锯齿，大树之叶长椭圆形，先端骤短尖，基部圆或浅心形，两侧不对称；托叶披针形，早落。雄花序盘状，苞片舟状三角形，被毛，雄花花药具紫斑，花丝极短；雌花单生，藏于梨形花托内，为多数苞片包围，无花被，子房 1 室，胚珠自室顶悬垂，花柱 2 裂，柱头钻形，被毛。核果梨形，具宿存苞片，直径约 2 cm，鲜红至紫红色。种子无胚乳，外种皮坚硬（图 75，见附录三）。

【采收加工】夏季采收果实，剥取种子晒干；或割取乳汁干燥。

【药材性状】新鲜乳液白色，种子外种皮坚硬，子叶肉质，胚根小。

【化学成分】

（1）强心苷：如 α – 见血封喉苷、β – 见血封喉苷、19 – 脱氧苷、马来毒箭木苷、铃兰毒原苷、洋地黄毒苷，还有 9 种不同糖基与见血封喉苷元组合成的强心苷。

（2）黄酮类：噢弄酮如 antiarone A/B；查尔酮如 antiarone C/D/E；其他类如 antiarone F/G/H/I。

部分化合物分子结构图如下：

见血封喉苷

antiarone A

【现代药理与毒理研究】

（1）强心作用。见血封喉强心苷广泛存在于见血封喉的树皮及枝条中，具有强心作用。

（2）毒性。现代研究表明，见血封喉的毒性是通过血液系统产生作用的，通过抑制 Na^+/K^+ – ATP 酶而减少心肌细胞内的 K^+，从而导致快速型的心律失常，严重情况下可导致心室颤动和停跳，造成中毒和死亡的发生[1]。

【传统功效、民间与临床应用】味苦，性温，有大毒。鲜树汁可强心，催吐，泻下，麻醉；外用治淋巴结结核，傣族妇女常用其乳汁治疗乳腺炎。种子可解热，用于痢疾。

【使用注意】见血封喉有剧毒，用量宜小，使用宜慎。

【黎医用药】树皮 10 g，水煎内服，配方用于痢疾；乳汁外涂患处，用于淋巴结核，还可用于毒杀野兽。

参考文献

[1] 王韵. 见血封喉的研究综述 [J]. 当代化工研究，2019 (1)：184 – 185.

降 香

【黎药名】塞拉破。

【别名】紫藤香、花梨母、降香檀。

【来源】豆科 Fabaceae 降香 *Dalbergia odorifera* T. Chen 的树干和根部心材。

【产地】产于中国海南中部和南部，见于中海拔山坡疏林中、林缘或旷地上。

【植物形态】多年生乔木，高可达 10 ～ 15 m。小枝有小而密集的皮孔。羽状复叶长 12 ～ 15 cm；小叶 3 ～ 6 对，卵形或椭圆形，长 3.5 ～ 8 cm，先端急尖而钝，基部圆或宽楔形，两面无毛。多数聚伞花序组成腋生的圆锥花序；苞片近三角形，小苞片宽卵形；花萼钟状，下方 1 枚萼齿较长，披针形，其余宽卵形；花冠淡黄色或乳白色，花瓣近等长，具柄，旗瓣倒心形，翼瓣长圆形，龙骨瓣半月形，背弯拱；雄蕊 9，单体；子房窄椭圆形，具长柄，胚珠 1 ～ 2。荚果舌状长圆形，长 4.5 ～ 8 cm，宽 1.5 ～ 1.8 cm，果瓣革质，对种子部分明显凸起呈棋子状，网纹不显著。种子常 1 枚（图 76，见附录三）。

【采收加工】全年均可采收，除去边材，阴干。

【药材性状】为柱形、类圆柱形、长条形稍扭曲不规则碎块状。表面紫红色或红褐色，切面有致密的纹理，有纵长线纹，有光泽，断面粗糙能沉入水。质硬，有油性，烧之香气浓烈，有油流出，燃完留有白灰。气微香，味微苦。

【化学成分】

（1）挥发油类：降香挥发油中含 β - 甜没药烯、橙花叔醇、β - 欧白芷内酯、香叶基丙酮、α - 白檀油醇、7,8 - 二氢芳樟醇、氧化石竹烯、蒎烯、金合欢醇、桉树脑、2,4 - 二甲基 - 2,4 - 庚二烯醛、2,4 - 二甲基 - 2,6 - 庚二烯醛等。

（2）黄酮类：黄酮类化合物是降香檀心材中的主要成分，其中二氢黄酮类如柚皮素、山姜素、北美圣草素、甘草素等；查尔酮类如异甘草素、2′ - O - 甲基 - 异甘草素、紫铆花素；异黄酮类如芒柄花素、3′ - 羟基大豆黄酮、鲍迪木醌、漆树黄酮等；二氢异黄酮类如（3R）- 4′ - 甲氧基 - 2′,3,7 - 三羟基二氢异黄酮、紫苜蓿酮等；新黄酮类如黄檀内酯、羟基黄檀内酯等；异黄烷类如降香异黄烯等；紫檀素类如美迪紫檀素；双黄酮类如 DO13-DO21。

（3）其他类：桂皮酰酚类如 obtustyrene、isomucronustyrene，此外还有 cearoin、3-hydmxy-9-methoxy-coumestan、meliotocarpan A、硫磺菊素、软脂酸等[1]。

【现代药理与毒理研究】

（1）改善心肌功能。降香挥发油对脑垂体后叶素所导致的大鼠心肌缺血模型有一定的改善作用[1]。

（2）抗氧化应激作用。所含木樨草素及木樨草苷在体外研究中能清除自由基，降低脂质过氧化物 MDA 含量，调节细胞内 ROS 水平。

（3）抗炎作用。降香化合物（2R, 3R）-obtusafuran 具有治疗神经炎症性疾病的药效。该化合物能够抑制 LPS 诱导的小鼠小神经胶质 BV2 细胞中 iNOS 蛋白的表达、一氧化氮、COX-2、PGE2 的释放及 TNF-α、IL-1β 的合成。

（4）抗肿瘤作用。降香化学成分 4-Methoxy-dalbergione 通过上调凋亡蛋白水平（pro-caspase-3、PARP）、下调凋亡抑制蛋白水平（Bcl-2, Bcl-xL、Survivin）及抑制 JAK2/STAT3 通路，发挥体内外抗骨肉瘤增值、诱导凋亡的作用。

（5）毒性。小鼠静脉注射降香挥发油的 LD_{50} 相当于人口服剂量的 1684 倍，表明降香挥发油的毒性极低。

【传统功效、民间与临床应用】味辛，性温；归肝、脾经；化瘀止血，理气止痛；用于治疗吐血、衄血、外伤出血、肝郁胁痛、胸痹刺痛、跌扑伤痛、呕吐腹痛、寒疝疼痛。内服煎汤 9～15 g，后下；研末吞服 1～2 g，或入丸、散；外用适量，研细末敷患处。

【使用注意】阴虚火旺，血热妄行者禁服。

【黎医用药】干燥心材适量，水煎内服，用于治疗止痛、止痒、降血压。

参考文献

[1] 何欣，杨云，赵祥升，等. 降香化学成分及药理作用研究进展 [J]. 中国现代中药. 2022，24（6）：1149 - 1166.

角花胡颓子

【黎药名】波佐。

【别名】吊中子藤、假甜酸。

【来源】胡颓子科 Elaeagnaceae 角花胡颓子 *Elaeagnus gonyanthes* Benth. 的果实、叶、根或根皮。

【产地】产于中国海南、广东、广西、云南及湖南南部，常见于阴湿山谷中；在中南半岛也有分布。

【植物形态】多年生常绿攀援灌木，幼枝密被紫红或棕红色鳞片。叶革质，椭圆形，长 5～9 cm，先端钝或钝尖，基部圆，边缘微反卷，腹面幼时被锈色鳞片，背面棕红色，具锈色或灰色鳞片，侧脉 7～10 对，腹面网脉明显；叶柄锈色或褐色，长 4～8 mm。花白色，被白色和散生褐色鳞片，常单生于新枝基部叶腋，每花有 1 苞片；花梗长 4～6 mm；萼筒四角形或短钟状，在腹面微缢缩，基部在子房上缢缩，裂片卵状三角形，内面具白色星状鳞片；雄蕊 4，花丝比花药短，花药长圆形；花柱无毛，柱头粗短。果宽椭圆形或倒卵状宽椭圆形，长 1.5 ～ 2.2 cm，幼时被黄褐色鳞片，萼筒宿存；成熟时黄红色，顶端常有干枯的萼筒宿存。果柄长 1.2 ～ 2.5 cm（图 77，见附录三）。

【采收加工】春季果实成熟时采摘，鲜用或晒干；叶全年均可采，鲜用或晒干；根和根皮全年均可采，挖根，洗净，切片晒干。

【药材性状】根、茎呈圆柱形，略弯曲，少分枝，表面灰褐色，有纵皱纹。质坚实，断面皮部红褐色，木部棕黄色。叶稍微皱缩，展平后呈椭圆形，边缘微波状而反卷，上表面黄绿色，有光泽，下表面灰白色，被白色鳞秕，散生点状褐色鳞斑，厚革质。果实黄红色，顶端常有干枯的萼筒宿存。气微，味微苦。

【化学成分】含 β - 谷甾醇、羽扇豆醇、齐墩果酸、熊果酸、α - 香树脂素、β - 胡萝卜苷等成分。

【现代药理与毒理研究】

（1）抗炎镇痛作用。角花胡颓子醇提物能明显延长热致痛小鼠痛阈时间，大大减少醋酸致痛小鼠扭体次数；能抑制二甲苯致耳肿胀及皮肤毛细血管通透性、角叉菜胶致足肿胀和棉球诱导肉芽肿增生，减少角叉菜胶性炎症渗出液中 PGE2 和组胺的含量[1]。

（2）抑制肿瘤作用。角花胡颓子提取物具有抑肿瘤作用，可诱导肿瘤细胞凋亡，其机制可能与下调 Survivin mRNA 表达相关[2]。

【传统功效、民间与临床应用】果实入药，味酸，性平；收敛止泻，止痢；用于治疗肠炎、腹泻、痢疾；内服煎汤，9 ～ 18 g。根和根皮入药，味辛、微涩，性凉；归肝、胃经；利水通淋，散瘀消肿；用于治疗痢疾、腹泻、黄疸型肝炎、热淋、石淋、胃痛、吐血、痔血、血崩、风湿痹痛、跌打肿痛；内服煎汤，15 ～ 30 g。叶入药，味微苦、涩，性温；平喘止咳；用于治疗支气管哮喘、慢性支气管炎；水煎服，或外敷、水煎熏洗，鲜用 10 ～ 15 g，干品 3 ～ 5 g。

【黎医用药】根、叶、果实适量，水煎内服，用于治疗感冒、咳嗽、肠炎。

参考文献

[1] 杨嘉，董志，朱毅. 角花胡颓子醇提物抗炎镇痛作用研究 [J]. 时珍国医国药，2012，23（5）：1200 - 1202.
[2] 王琪，魏娜，罗晓庆，等. 角花胡颓子提取物对荷瘤鼠肿瘤细胞凋亡的影响 [J]. 中华中医药学刊. 2013，31（8）：1693 - 1694.

金钗石斛

【黎药名】麦雅乃。

【别名】扁金钗、扁黄草、扁草、吊兰花。

【来源】兰科 Orchidaceae 金钗石斛 *Dendrobium nobile* Lindl. 的新鲜或干燥茎。

【产地】产于中国海南、台湾、湖北、香港、广西、四川、贵州、云南、西藏等地区，见于林中树上和岩石上；在印度和东南亚地区也有分布。

【植物形态】多年生草本，茎直立，稍扁圆柱形，长可达 60 cm，上部常有回折状弯曲，下部为细圆柱形，具多节。叶革质，长圆形，长 6 ~ 11 cm，宽 1 ~ 3 cm，先端不等，2 裂，基部具抱茎鞘；花序生于具叶或已落叶的老茎中部以上茎节，长 2 ~ 4 cm，具 1 ~ 4 花，花序梗长 0.5 ~ 1.5 cm；苞片卵状披针形；白色，上部带淡紫红色，有时淡紫红色；中萼片长圆形，长 2.5 ~ 3.5 cm，侧萼片与中萼片相似，基部歪斜，萼囊倒圆锥形；花瓣稍斜宽卵形，具短爪，全缘，唇瓣宽倒卵形，基部两侧有紫红色条纹，具短爪，两面密被绒毛，唇盘具紫红色大斑块。药帽前端边缘具尖齿（图78，见附录三）。

【采收加工】全年均可采收，以春末夏初和秋季采者为好，鲜用者除去根及泥沙；干用则煮蒸透或烤软后，晒干或烘干。

【药材性状】茎下部圆柱形，中部及上部扁圆形，稍曲折略呈"之"字状，长 18 ~ 50 cm，直径 4 ~ 12 mm，节间长 1.5 ~ 6 cm。表面金黄色或绿黄色，基部有光泽，具纵沟及纵纹，节膨大，棕色，节上有互生花序柄及残存膜质叶鞘。鲜品茎绿色，质量。气微，味微苦回甜。

【化学成分】

（1）生物碱类：如石斛碱、nobilonine、dendrine、dendroxine 及其衍生物、3 - 羟基 - 2 - 氧石斛碱、dendronobiline A 及衍生物等。

（2）多糖及其苷类：如 dendroside A/B/C/D/E/F/G、dendronobiloside A/B/C/D/E、isoliquirtin、daucosterol、芹菜素 - 6 - C - α - 鼠李糖 - 8 - C - β - 葡萄糖苷等。

（3）倍半萜类：如金钗石斛素 A/B/C/D/E/F/G/H/I/J、dendrobane A、bullatantirol、dendrodensiflorol、dendrobiumane A 等。

（4）菲类：如 fimbriatone、flavanthrinin、hircinol、ephemeranthol-A、erianthridin、flavanthridin、moscatin、confusarin、nudol、lusianthrin、denthyrsinol A/B/C 等。

【现代药理与毒理研究】

（1）神经保护作用。金钗石斛碱有效改善中年大鼠慢性不可预知压力引起的焦虑和抑郁相关行为异常，改善大脑的病理损伤，维持神经递质平衡。金钗石斛生物碱对阿尔茨海默病模型也有潜在神经保护作用。

（2）调节肠道菌群作用。金钗石斛提取物能够改善小鼠便秘症状且能够改变小鼠肠道中乳酸杆菌的多样性，并且多样性指数随着药物浓度升高而增加。

（3）改善肝功能作用。金钗石斛多糖可明显改善高脂高糖饮食诱导的 NAFLD 大鼠一般状态、改善肝功能、调节血脂，同时减缓炎症反应浸润。

（4）抗氧化活性。金钗石斛黄酮对 ABTS 自由基、DPPH 自由基的清除作用明显，IC_{50}值分别为 684.89、425.34 μg/mL[1-2]。

【传统功效、民间与临床应用】味甘，性微寒；归胃、肾经；益胃生津，滋阴清热；用于治疗热病津伤、口干烦渴、胃阴不足、食少干呕、病后虚热不退、阴虚火旺、骨蒸劳热、目暗不明、筋骨痿软。内服煎汤，6～12 g，鲜品 15～30 g，或入丸、散，或熬膏。

【使用注意】虚而无火者忌用。

【黎医用药】根茎 10～20 g，水煎内服，和其他药物配伍用于治疗久病口渴、厌食、遗精、腰膝酸软。

参考文献

［1］ XIONG T W, LIU B, WU Q, et al. Beneficial effects of Dendrobium nobile Lindl. Alkaloids（DNLA）on anxiety and depression induced by chronic unpredictable stress in rats ［J］. Brain Res. 2021, 1771：147647.

［2］ LI D D, ZHENG C Q, ZHANG F, et al. Potential neuroprotection by Dendrobium nobile Lindl alkaloid in Alzheimer's disease models ［J］. Neural Regen Res, 2022, 17（5）：972－977.

九 节

【黎药名】赛赛帕。

【别名】大丹叶、暗山公、九节木。

【来源】茜草科 Rubiaceae 九节 *Psychotria asiatica* L. 的嫩枝及叶。

【产地】产于中国海南、广东、广西、浙江、湖南、贵州、云南、福建、台湾、香港、澳门等地区，见于山坡或村边；在越南也有分布。

【植物形态】多年生灌木或小乔木。叶对生，纸质或革质，顶端渐尖而尖头常钝，基部楔形，全缘，干时常暗红色或在背面褐红色而腹面淡绿色，中脉和侧脉在腹面凹下，在背面凸起，脉腋内常有束毛，侧脉 5～15 对，弯拱向上。托叶膜质，短鞘状，脱落。聚伞花序通常顶生，无毛或稀有极短的柔毛，多花，常成伞房状或圆锥状；花冠白色，喉部被白色长柔毛，花冠裂片近三角形，开放时反折；雄蕊与花冠裂片互生。核果有纵棱，红色（图79，见附录三）。

【采收加工】夏、秋季采收嫩枝、叶，晒干或鲜用。

【药材性状】干燥枝条粗者达 6 mm，黑褐色，着生多数不定根，折断面中心有髓；叶皱缩或破碎。完整叶呈椭圆状矩圆形，长 8～20 cm，先端尖或钝，基部渐狭，腹面暗红色，背面淡红色，侧脉腋内可见簇生短柔毛；叶柄长可达 2 cm。质脆易碎。气微，味淡。

【化学成分】

包含齐墩果酸、3 – 表齐墩果酸、黑麦草内酯、吐叶醇、吴茱素 B、3 – 羟基熊果酸、刺囊酸、桦木酮酸、3 – 甲氧基槲皮素、（22E)-5, 8-epidioxyergosta-6, 22-dien-3-ol、咖啡因、2, 6 – 二甲氧基对苯醌、山柰酚。

部分化合物分子结构图如下：

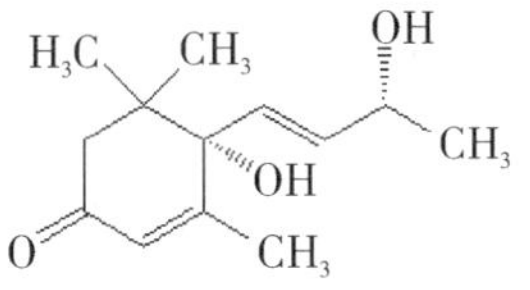

吐叶醇 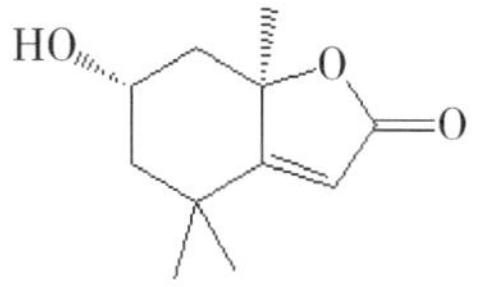　　　　　　　　　　　　　　　黑麦草内酯

【现代药理与毒理研究】

（1）抗阿尔兹海默病作用。九节能降低阿尔茨海默病模型小鼠中的 AChE 的酶活力、LPO、MDA 含量，提高 SOD 酶活力。

（2）抗抑郁作用。九节地上部分乙醇提取物在给药后第 10 天具有显著的抗抑郁作用，而且具有一定的量效关系[2]。

【传统功效、民间与临床应用】味苦，性寒；祛风解毒，活血止痛；用于治疗感冒发热、咽喉肿痛、白喉、痢疾、肠伤寒、疮疡肿毒、风湿痹痛、跌打损伤、毒蛇咬伤。内服：10 ～ 30 g，或研末；外用煎水熏洗，或研末调敷，或捣敷。

【黎医用药】茎和叶 10 ～ 15 g，捣烂外敷，用于骨折、跌打损伤。

参考文献

[1] 曹坚，杨健妮，周秀悄，等. 黎药海南九节的化学成分研究 [J]. 中药材，2019，42（6）：1297 – 1300.
[2] 卢海啸，王键华，黄雪怡，等. 九节属的植物化学及生物活性研究进展 [J]. 玉林师范学院学报. 2018，39（2）：16.

卷　柏

【黎药名】雅浩仁。

【别名】九死还魂草、石柏、岩柏草。

【来源】卷柏科 Selaginellaceae 卷柏 *Selaginella tamariscina*（P. Beauv.）Spring 的干燥全草。

【产地】产于中国绝大部分地区，见于石灰岩上；在俄罗斯西伯利亚、朝鲜半岛、日本、印度和菲律宾也有分布。

【植物形态】多年生草本，呈垫状。根托生于茎基部，长 0.5 ～ 3 cm，根多分叉，密被毛，和茎及分枝密集形成树状主干；主茎自中部羽状分枝或不等二叉分枝，非"之"字形，无关节，禾秆色或棕色，不分枝主茎高 10 ～ 35 cm，茎卵状圆柱形，无沟槽，光滑；侧枝 2 ～ 5 对，二至三回羽状分枝，小枝规则，分枝无毛，背腹扁，末回分枝连叶宽1.4 ～3.3 mm。叶交互排列，二型，叶质厚，光滑，边缘具白边，主茎的叶较小枝的略大，覆瓦状排列，绿或棕色，边缘有细齿；分枝的腋叶对称，卵形、卵状三角形或椭圆形，长 0.8 ～ 2.6 cm，边缘有细齿，黑褐色；中叶不对称，椭圆形，长 1.5 ～ 2.5 cm，覆瓦状排列，边缘有细齿；侧叶不对称。孢子叶穗紧密，四棱柱形，单生于小枝末端；孢子叶一型，卵状三角形，边缘有细齿，具白边（膜质透明），先端有尖头或具芒；大孢子叶在孢子叶穗上下两面不规则排列；大孢子浅黄色；小孢子橘黄色（图80，见附录三）。

【采收加工】全年均可采收，除去须根及泥沙，晒干。

【药材性状】卷缩似拳状，枝丛生，扁而有分枝，绿色或棕黄色，向内卷曲，枝上密生鳞片状小叶，叶先端具长芒，中叶（腹叶）两行，卵状矩圆形，斜向上排列，叶缘膜质，有不整齐的细锯齿。背叶（侧叶）背面的膜质边缘常呈棕黑色。基部残留棕色至棕褐色须根，散生或聚生成短干状。质脆，易折断。无臭，味淡。

【化学成分】

（1）黄酮类：如槲皮素、染料木苷、银杏双黄酮、扁柏双黄酮、穗花杉双黄酮、4′,7″-二甲氧基穗花杉双黄酮、罗伯斯特双黄酮等。

（2）木脂素类：如丁香脂素-4-O-β-D-吡喃葡萄糖苷、松脂醇-4,4′-O-二-β-D-葡萄糖苷、松脂酚-4-O-β-D-葡萄糖苷、丁香脂素二葡萄糖苷、丁香脂素、（－）-松脂素、Sinensioside A、Sinensiol A/B/C/D/E/F/G、Selaginoside、Laricires-inol 等。

（3）其他化学成分：D-葡萄糖、莽草酸、α-萘酚、甲基-β-D-吡喃木糖苷、甲基-β-D-吡喃阿拉伯糖苷、香荚兰酸、β-谷甾醇、1-单取代亚油酸甘油酯、卷柏素等。

部分化合物分子结构图如下：

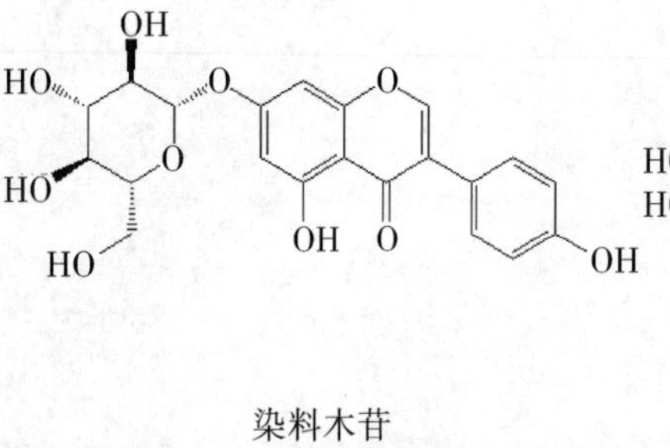

染料木苷 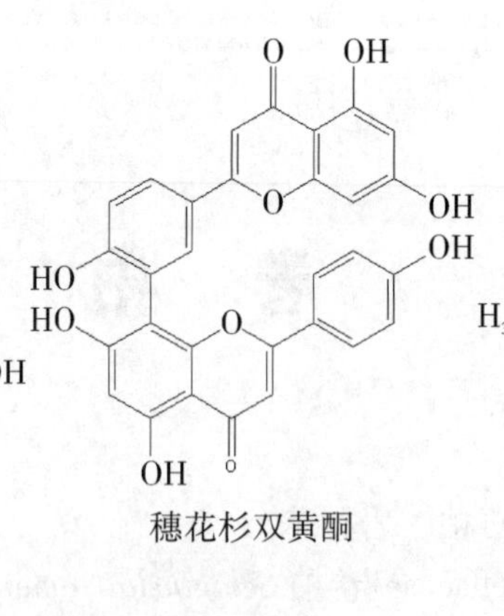　　　　　　　穗花杉双黄酮 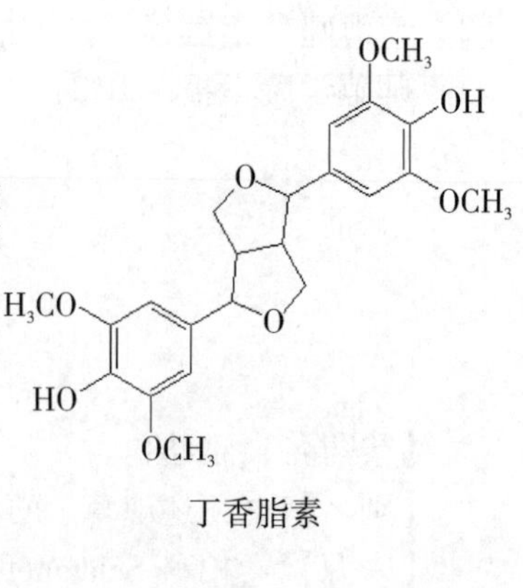　　　　　　丁香脂素

【现代药理与毒理研究】

（1）抗菌作用。其对各标准菌及其耐药菌菌株均有一定的抗菌活性，表现为广谱作用，且表现出不易产生耐药性的特点。

（2）抗肿瘤作用。穗花杉双黄酮使 Skp2 表达下调，降低了 CDKN1B 的降解或泛素化，从而抑制癌细胞的生长。

（3）扩张血管作用。卷柏的正己烷、乙酸乙酯和正丁醇的提取物均有明显的舒张血管的作用，其中乙酸乙酯提取物的作用最强。

【传统功效、民间与临床应用】味辛，性平；归肝、心经。生用可活血通经，用于治疗经闭痛经、癥瘕痞块、跌扑损伤；炒炭用（卷柏炭）可化瘀止血，用于治疗吐血、崩漏、便血、脱肛。内服煎汤，5～10 g；外用研末敷。

【使用注意】孕妇慎用。

【黎医用药】全草10～15 g，水煎内服，配伍用于子宫出血、尿血、咳血、吐血。

参考文献

[1] 孙中宣，范氏英，王蓉，等. 江南卷柏化学成分研究 [J]. 现代中药研究与实践，2021，35（4）：20-23.

[2] 郑鑫，温静，李文兰，等. 中华卷柏的化学成分和药理作用研究进展 [J]. 国际药学研究杂志，2020，47（9）：698-702，708.

决明子

【黎药名】雅齐亮。

【别名】决明、草决明、草决明子。

【来源】豆科 Fabaceae 决明子 *Senna tora*（L.）Roxb. 的干燥成熟种子。

【产地】中国长江以南各省区普遍分布，常见于山坡、旷野及河滩沙地上；在全世界热带、亚热带地区广泛分布。

【植物形态】一年生亚灌木状草本，高达2 m。羽状复叶长4～8 cm，叶柄上无腺体，叶轴上每对小叶间有1棒状腺体；小叶3对，倒卵形或倒卵状长椭圆形，长2～6 cm，先端圆钝而有小尖头，基部渐窄，偏斜，腹面被稀疏柔毛，背面被柔毛；小叶柄长1.5～2 mm；托叶线状，被柔毛，早落。花腋生，通常2朵聚生；花序梗长0.6～1 cm；花梗长1～1.5 cm；萼片稍不等大，卵形或卵状长圆形，外面被柔毛，长约8 mm；花瓣黄色，背面2片稍长，长1.2～1.5 cm；能育雄蕊7，花药四方形，顶孔开裂，花丝短于花药；子房无柄，被白色柔毛。荚果纤细，近四棱形，两端渐尖，膜质。种子约25枚，菱形，光亮（图81，见附录三）。

【采收加工】秋季采收成熟果实，晒干，打下种子，除去杂质。

【药材性状】呈短圆柱形，较小，长3～5 mm，宽2～3 mm。表面棱线两侧各有1片宽广的浅黄棕色带。气微，味微苦。

【化学成分】

（1）蒽醌类：如大黄酚、大黄素甲醚、美决明子素、黄决明素、决明素、橙黄决明素、大黄素、芦荟大黄素等。

（2）苯并-吡咯酮类：如决明子内酯、决明种内酯、决明子苷及红镰玫素-6-龙胆二糖苷等。

（3）脂肪酸类：如棕榈酸、硬脂酸、油酸、亚油酸等。

（4）非皂化物质：如胆甾醇、豆甾醇、β－谷甾醇、1,3－二羟基－3－甲基蒽醌等。

部分化合物分子结构图如下：

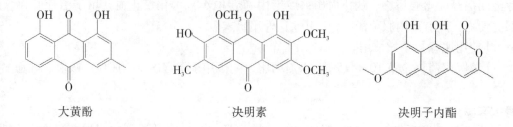

| 大黄酚 | 决明素 | 决明子内酯 |

【现代药理与毒理研究】

（1）降脂作用。决明子能显著改善高脂血模型大鼠的血脂水平和抗氧化酶系活性，减少肝脏细胞脂肪滴的数量[1-2]。

（2）降血压作用。决明子对高血压模型大鼠具有较好的降血压作用。

（3）泻下和润肠通便作用。决明子能减少机体肠道对固醇类食物的吸收，增强肠道的排泄功能。

（4）其他作用。决明子还具有清肝明目、降血糖、抗菌、抗氧化、抗焦虑、抗抑郁、抗凝血、抗肥胖、改善胃肠道功能和保护神经系统作用。

（5）毒理作用。决明子属于寒凉之品，久服易伤脾胃，长期服用还会导致肝肾损伤。不建议长期连续服用，孕妇禁用，脾胃虚寒、气血不足者不宜服用。

【传统功效、民间与临床应用】味甘、苦、咸，性微寒；归肝、大肠经；清热明目，润肠通便；用于治疗目赤涩痛、羞明多泪、头痛眩晕、目暗不明、大便秘结、肿毒、癣疾。内服煎汤，9～15 g，或研末，或泡茶饮；外用研末调敷。

【使用注意】脾胃虚寒及便溏者慎服。

【黎医用药】种子10～15 g，水煎内服，配伍用于治疗风火目赤、高血压、便秘。

参考文献

［1］朱周靓，张世鑫，郑云燕，等. 决明子提取物对高脂血症大鼠血脂和肝肾功能的影响［J］. 预防医学，2021，33（12）：1290－1294.

［2］胡慧明，朱彦陈，于城安，等. 山楂、决明子、泽泻提取物对高脂血症大鼠血脂水平、肝功能及 HMGCR 表达的影响［J］. 中成药，2021，43（10）：2830－2834.

楝

【黎药名】苦乃。

【别名】苦楝树、紫花树、森树。

【来源】楝科 Meliaceae 楝 *Melia azedarach* L. 的干燥树皮及根皮。

【产地】中国大部分地区均有种植，常见于低海拔旷野、路旁或疏林中；广布于亚洲热带和亚热带地区。

【植物形态】多年生落叶乔木，二至三回奇数羽状复叶，长 20～40 cm。小叶卵形、椭圆形或披针形，长 3～7 cm，宽 2～3 cm，先端渐尖，基部楔形或圆，具钝齿，幼时被星状毛，后脱落，侧脉 12～16 对。花芳香；花萼 5 深裂，裂片卵形或长圆状卵形；花瓣淡紫色，倒卵状匙形，长约 1 cm，两面均被毛；花丝筒紫色，长 7～8 mm，具 10 窄裂片，每裂片 2～3 齿裂，花药 10，着生于裂片内侧；子房 5～6 室。核果球形或椭圆形（图 82，见附录三）。

【采收加工】春、秋季剥取，晒干，或除去粗皮，晒干。

【药材性状】呈不规则板片状、槽状或半卷筒状，长宽不一，厚 2～6 mm。外表面灰棕色或灰褐色，粗糙，有交织的纵皱纹及点状灰棕色皮孔，除去粗皮呈淡黄色；内表面类白色或淡黄色。质韧，不易折断，断面纤维性，呈层片状，易剥离。无臭，味苦。

【化学成分】

（1）萜类：如苦楝素、苦楝子酮、苦楝了醇、12-O-Acetylazedarachin A、川楝素、Trichilin A 等。

（2）甾醇类：如川楝子甾醇、苦楝子二醇、羽扇豆醇、β-谷甾醇、苦楝新醇等。

（3）生物碱类：如去氢苦木碱、methyl indole 3-carboxylate 等。

（4）黄酮类：如 melianxanthone、芸香苷和山柰酚-3-L-鼠李糖-D-葡萄糖苷等。

（5）蒽醌：如 1,8-dihydroxy-2-methylanthraquinnone-3-O-β-D-galactopyranoside 等。

（6）脂肪酸类：如亚油酸、油酸、肉豆蔻酸、棕榈酸、棕榈油酸等。

部分化合物分子结构图如下：

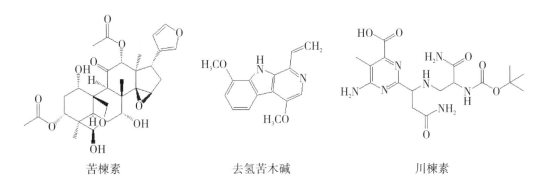

苦楝素　　　　　　去氢苦木碱　　　　　　川楝素

【现代药理与毒理研究】

（1）驱虫作用。楝皮为我国民间常用的驱虫药，对蛔虫、绦虫、肺丝虫和肝片吸虫等均具有杀虫活性。

（2）抗菌作用。楝皮对大肠杆菌、铜绿假单胞菌、金黄色葡萄球菌、白色念珠菌、枯草芽孢杆菌和黑曲霉等均具有抗菌作用[1-2]。

（3）抗肿瘤作用。楝树对多种肿瘤细胞增殖具有抑制作用，如肝癌 BEL7402、肺癌 H460 和胃癌 SGC-7901 等。

（4）其他作用。楝皮还具有镇痛作用、抗胃溃疡和抗腹泻作用。

【传统功效、民间与临床应用】味苦，性寒，有毒；归肝、脾、胃经；杀虫，疗癣；用于治疗蛔虫病、蛲虫病、虫积腹痛；外治疥癣瘙痒。内服煎汤，3～6 g，或入丸、散；外用适量，煎水洗，或研末，用猪油调敷患处。

【使用注意】孕妇及肝肾功能不全者慎用。不宜持续和过量服用。

【黎医用药】皮、叶3～5 g，水煎内服，用于驱蛔虫；配伍猪油捣烂外敷患处，用于疥疮瘙痒。

参考文献

[1] 王家培，余四九，王家鹏，等. 苦楝树皮煎液治疗羊绦虫病、肺丝虫病和肝片吸虫病的效果试验 [J]. 贵州畜牧兽医，2020，44（1）：12-15.

[2] 彭红，周刚，王颖思，等. 苦楝果水提物的抑菌效果研究 [J]. 工业微生物，2020，50（4）：21-26.

簕欓花椒

【黎药名】千至念。

【别名】花椒簕、鸡咀簕、画眉簕、雀笼踏。

【来源】为芸香科 Rutaceae 簕欓花椒 *Zanthoxylum avicennae* (Lam.) DC. 的干燥根。

【产地】产于中国云南、福建、广东、广西、海南等地区，见于低海拔平地、坡地或谷地次生林中；在菲律宾、越南北部也有分布。

【植物形态】多年生落叶乔木，幼枝叶密被刺，各部无毛。奇数羽状复叶，叶轴腹面浅沟状，常具绿色窄翅；小叶11～21片。幼苗小叶多达31片，常对生，斜卵形、斜长方形或镰刀状，先端短钝尖，基部楔形偏斜，全缘，或中部以上疏生不明显钝齿。花序顶生，花多；花序轴及花梗有时紫红色；雄花萼片及花瓣均5片；萼片宽卵形，绿色；花瓣黄白色，雌花的花瓣比雄花的稍长，长约2.5 mm；雄花的雄蕊5枚；退化雌蕊2浅裂；雌花有心皮2，极少3个；退化雄蕊极小。果瓣淡紫红色，直径4～5 mm，顶端无芒尖，油腺点多明显，微凸；果柄长3～6 mm。种子卵形，直径3.5～4.5 mm（图83，见附录三）。

【采收加工】根全年可采，切片晒干。

【药材性状】不规则圆柱形，有分枝。外表棕黄色，有纵皱纹及沟纹，落皮层厚约1～4 mm，呈枯朽状，粉性易碎，片块状剥落，剥落处可见灰棕色皮部。质坚硬，难折断。横切面皮部易与木质部分离。木质部表面棕黄色或棕褐色，外侧有一较明显环纹，较粗的根环纹间易分离，老根中心常枯朽呈空洞状。气微，味辛、苦，麻舌。

【化学成分】

（1）萜烯类：如 α-萜品烯、β-水芹烯、柠檬油精、β-榄香烯、芳樟醇等。

（2）生物碱：如簕欓碱、二氢鹰不泊碱、oxyavicine、两面针碱、白屈菜红碱、magnoliflorine，δ - 藤泊它碱、白栝楼碱等。

（3）香豆素类：如鹰不泊内酯、鹰不泊内酯醇、香叶木苷、橙皮苷等。

部分化合物分子结构图如下：

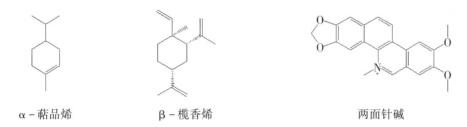

α - 萜品烯　　　　　　　β - 榄香烯　　　　　　　　两面针碱

【现代药理与毒理研究】

（1）抗炎镇痛作用。簕欓花椒能显著抑制小鼠足肿胀和棉球所致肉芽肿，并提高热板法所致小鼠疼痛的痛阈值。此外，还能治疗牙痛[1]。

（2）抗菌作用。簕欓花椒挥发油对大肠杆菌、枯草杆菌和金黄色葡萄球菌具有显著抑制作用。

（3）抗肿瘤作用。簕欓花椒挥发油对肺腺癌细胞 SPCA-1、肝癌细胞 BEL-7402、胃癌细胞 SGC-7901 和白血病细胞 K-562 肿瘤细胞的增殖具有显著抑制作用。

（4）其他作用。簕欓花椒具有降血糖和退黄疸作用和一定的细胞毒活性[2]。

【传统功效、民间与临床应用】味辛、苦，性微温；祛风除湿，活血止痛，利水消肿；用于治疗风湿痹痛、跌打损伤、腰肌劳损、脘腹疼痛、黄疸水肿、白带、感冒、咳嗽。内服煎汤，30 ～ 60 g；研末，3 g，或浸酒；外用浸酒擦。

【使用注意】体虚多汗、溃疡病患者及孕妇、月经期慎服。

【黎医用药】根、叶、皮 10 g，水煎内服，用于胃病、胆道蛔虫等。

参考文献

[1] 吴晓华，田素英，梁爱华. 簕欓根不同提取物镇痛抗炎作用的研究 [J]. 今日药学，2017，27（7）：441 - 450.

[2] 吴晓华，田素英，郭巧玲. 簕欓根不同提取物降酶退黄作用研究 [J]. 中国药业，2017，26（21）：18 - 20.

了哥王

【黎药名】雅金群。

【别名】九信菜、鸡子麻、山黄皮。

【来源】瑞香科 Thymelaeaceae 了哥王 *Wikstroemia indica*（L.）C. A. Mey. 的干燥茎叶。

【产地】产于中国浙江、湖南、福建、台湾、广东、广西、海南等地区，见于开旷林下或石山上；在越南、印度、菲律宾也有分布。

【植物形态】多年生灌木。枝红褐色，无毛。叶对生，纸质或近革质，倒卵形、长圆形或披针形，长 2～5 cm，宽 0.5～1.5 cm，先端钝或尖，基部宽楔形或楔形，侧脉细密，与中脉的夹角小于 45°，无毛。顶生短总状花序；花数朵，黄绿色，花序梗长 0.5～1 cm，无毛；花梗长 1～2 cm；萼筒筒状，几无毛，裂片 4，宽卵形或长圆形；雄蕊 8，2 轮，着生于萼筒中部以上；花盘常深裂成 2 或 4 鳞片；子房倒卵形或长椭圆形，无毛或顶端被淡黄色绒毛，花柱极短，柱头头状。果椭圆形，长 7～8 mm，无毛，成熟时暗紫黑或鲜红色（图 84，见附录三）。

【采收加工】全年可采，洗净，切段，晒干备用。

【药材性状】茎圆柱形，有分枝，长短不等，直径 8～25 mm；粗茎表面淡棕色至棕黑色，有不规则粗纵皱纹，皮孔突起，往往两个横向相连，有的数个连接成环；细茎表面暗棕红色，有细纵皱纹，并有对生的叶柄痕，有时可见突起的小枝残基。质硬，折断面皮部有众多绵毛状纤维；叶不规则卷曲，展平后长椭圆形，全缘，淡黄绿色至淡绿色，叶脉背面稍突出。叶柄短，长约 2 mm。质脆，易碎。气微，味微苦。

【化学成分】

（1）黄酮类：如苜蓿素、山奈酚 - 3 - O - β - D 吡喃葡萄糖苷、南荛酚、槲皮素、3-hydroxydaphnodorin 等。

（2）香豆素类：如西瑞香素、1,2 - 苯并吡喃酮和伞形花内脂等。

（3）甾体类：如 β - 胡萝卜苷、豆甾醇、豆甾烷 - 3 - 6 - 二醇、β - 谷甾醇油酸酯等。

（4）木质素类：如双木脂素、单环氧木脂素、双环氧木脂、2R,3R - 牛蒡子苷元、络石苷元、去甲络石苷元等[1]。

部分化合物分子结构图如下：

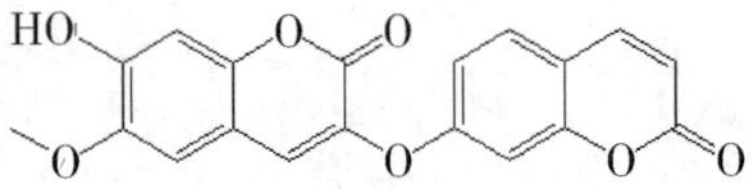

西瑞香素

【现代药理与毒理研究】

（1）抗氧化作用。了哥王具有体外抗氧化活性，能显著提高大鼠血清超氧化物歧化酶和过氧化氢酶活性，并降低血清丙二醛的含量[2]。

（2）抗肿瘤作用。了哥王对小鼠腹水瘤细胞 S180 和人结肠癌细胞 CT26 的增殖均具有显著抑制作用[3]。

（3）抗炎作用。了哥王对二甲苯诱导小鼠耳郭肿胀和蛋清诱导小鼠足肿胀具有显著抑制作用。

（4）抗菌作用。了哥王对大肠杆菌、枯草芽孢杆菌、结核分枝杆菌、金黄色葡萄球菌和乙型溶血性链球菌均具有抑制作用。

（5）毒理作用。了哥王有大毒，轻度中毒会引起精神萎靡、食欲降低，伴有呕吐、腹泻等消化道反应，重则导致肝肾损伤，甚至死亡。

【传统功效、民间与临床应用】味苦、性辛，寒，有毒；清热解毒，化痰散结，消肿止痛；用于治疗痈肿疮毒、瘰疬、风湿痛、跌打损伤、蛇虫咬伤。内服煎汤（宜久煎 4 小时以上），6 ～ 9 g；外用捣敷，研末调敷或煎水洗。

【使用注意】体质虚弱者慎服，孕妇禁服。

【黎医用药】全株 10 ～ 20 g，水煎内服，用于赤痢；水煎泡足，用于治疗香港脚。树皮适量，水煎内服，用于治疗腹胀。

参考文献

[1] 唐晓芳，董梦羽，许倩，等. 了哥王石油醚部位化学成分的分离与鉴定 [J]. 沈阳药科大学学报，2021，38（1）：8 - 12.

[2] 周志容，冯果，李玮，等."汗渍法"炮制对了哥王中芫花素含量及其抗氧化能力的影响 [J]. 中国药房，2020，31（19）：2320 - 2325.

[3] 彭礼珍，冯果，李来来，等."汗渍法"炮制了哥王前后对 S180、CT26 细胞的影响 [J]. 贵州中医药大学学报，2022，44（3）：34 - 37.

荔　枝

【黎药名】常麦吴。

【别名】丹荔、丽枝、离枝、火山荔。

【来源】无患子科 Sapindaceae 荔枝 *Litchi chinensis* Sonn. 的干燥种子。

【产地】主产于中国广东、海南、福建，常见种植；在亚洲东南部也有种植。

【植物形态】多年生常绿乔木，树皮灰黑色；小枝密生白色皮孔。小叶 2 ～ 3 对，披针形、卵状披针形或长椭圆状披针形，长 6 ～ 15 cm，宽 2 ～ 4 cm，先端骤尖或短尾尖，全缘，背面粉绿色，两面无毛，侧脉纤细，腹面不明显，背面明显或稍凸起；小叶柄长 7 ～ 8 mm。花序多分枝；花梗纤细，长 2 ～ 4 mm，有时粗短；萼被金黄色短绒毛；雄蕊 6 ～ 7。果卵圆形或近球形，长 2.5 ～ 3.5 cm，熟时常暗红至鲜红色。种子全为肉质假种皮包被（图 85，见附录三）。

【采收加工】果实成熟时采摘，取其种子，晒干备用。

【药材性状】长圆形或卵圆形，略扁，长 1.5 ～ 2.2 cm，直径 1 ～ 1.5 cm，表面棕红色，平滑、有光泽，稍有凹陷及细波纹。一端有黄棕色类圆形种脐，直径约 7 mm，质硬。气微，味微甘、苦、涩。

【化学成分】

（1）黄酮类：如山柰酚 - 3 - O - β - D - 吡喃葡萄糖苷、松素 - 7 - O - β - D - 葡萄糖苷、金粉蕨素、槲皮素、芦丁、乔松素 - 7 - 新橙皮糖苷等。

（2）甾体类：如 β - 谷甾醇、豆甾醇、(24R) - 5α - 豆甾烷 - 3，6 - 二酮等甾体类。

（3）皂苷类：如胡萝卜苷、矢车菊素 - 3 - 芦丁糖苷、矢车菊素 - 3 - 芒丁粉苷、锦葵花素 - 3 - 乙酰葡萄糖苷等。

（4）油脂类：如 α - 姜烯、2 - 苯基乙醇、苧烯、4 - 甲基 - 4 - 羟基 - 2 - 戊酮、苯乙醇、α - 羟基苯甲醇、β - 绿叶烯、异斯巴醇、金刚烷邻苯二甲酸二异丁酯；油酸、亚油酸、棕榈酸、硬脂酸、棕榈酸乙酯等环丙基脂肪酸乙酯类化合物。

（5）有机酸类：如枸橼酸、苹果酸。

（6）其他：如维生素类叶酸；氨基酸类精氨酸、赖氨酸、丙氨酸、苏氨酸、甘氨酸、丝氨酸、组氨酸、苯丙氨酸和酪氨酸[1]。

部分化合物分子结构图如下：

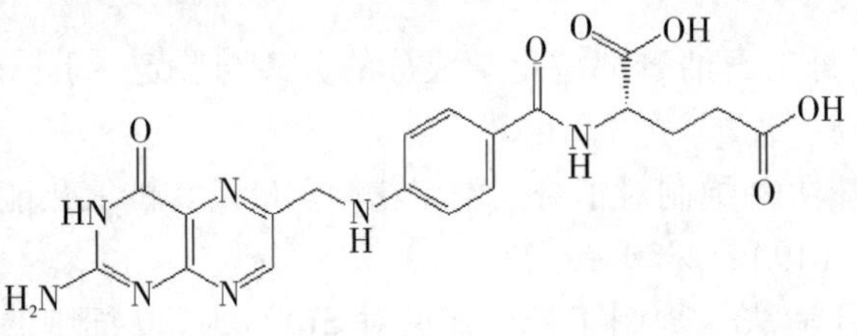

叶酸 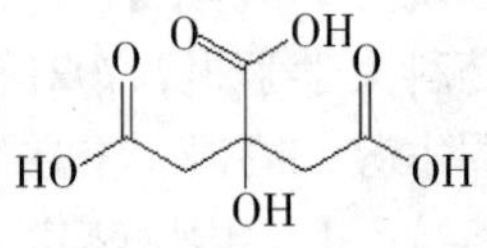　　　　　　　　　　　　　　枸橼酸

【现代药理与毒理研究】

（1）抗氧化作用。荔枝对 DPPH 自由基、超氧阴离子自由基和 ABTS$^+$ 自由基具有显著清除作用。

（2）降糖作用。荔枝对 α - 葡萄糖苷酶活性具有显著抑制作用，对四氧嘧啶诱导糖尿病小鼠具有显著降糖作用。

（3）抗炎作用。皂苷和黄酮对能抑制炎症因子和 IL-6 的释放[2-3]。

（4）其他作用。荔枝核还具有抗腺病毒的作用和免疫调节作用。

【传统功效、民间与临床应用】味甘、微苦，性温；归肝、肾经；行气散结，祛寒止痛；用于治疗寒疝腹痛、睾丸肿痛、胃脘痛、痛经及产后腹痛。内服煎汤，9～15 g；研末，1.5～3 g，或入丸、散；外用研末调敷。

【黎医用药】种子6～9 g，水煎内服，用于治疗睾丸肿痛、疝气痛、痛经。

参考文献

［1］王倩，赵立春，周改莲，等. 荔枝核研究进展及其质量标志物预测分析［J］. 食品工业科技，2020，41（6）：343 - 350.

［2］张汉辉，刘欣，黎楚然，等. 荔枝果实不同部位的主要酚类物质及其抗氧化活性分析［J］. 仲恺农业工程学院学报，2022，35（1）：31 - 39.

［3］邓志军，李阿荣，罗永佳，等. 荔枝核改善胰岛素抵抗治疗 2 型糖尿病的网络调控作用研究［J］. 广东药科大学学报，2020，36（6）：834 - 839.

两面针

【黎药名】雅因奥。

【别名】入地金牛、双面刺、山椒。

【来源】芸香科 Rutaceae 两面针 *Zanthoxylum nitidum*（Roxb.）DC. 的根或枝叶。

【产地】产于中国台湾、福建、广东、海南、广西、贵州及云南等地区，见于山地、丘陵、平地的疏林、有刺灌丛中。

【植物形态】多年生木质藤本，幼株为直立灌木。茎枝、叶轴背面及小叶两面中脉常具钩刺；奇数羽状复叶，小叶 5 ～ 11，小叶对生，厚纸质至革质、宽卵形、近圆形，或窄长椭圆形，长 3 ～ 12 cm，先端尾状，凹缺具油腺点，基部圆或宽楔形，疏生浅齿或近全缘，两面无毛；小叶柄常长 2 ～ 5 mm。聚伞状圆锥花序腋生；萼片 4，稍紫红色；花瓣 4，淡黄绿色，长约 3 mm；雄花具 4 雄蕊；雌花雌蕊常具 4 心皮。果皮红褐色，果瓣直径 5.5 ～ 7 mm，顶端具短芒尖，油腺点多；果柄长 2 ～ 5 mm。种子近球形，直径 5 ～ 6 mm（图 86，见附录三）。

【采收加工】全年均可采收，洗净，切片，晒干或鲜用。

【药材性状】为厚片或圆柱形短段，一般长 2 ～ 20 cm，厚 0.5 ～ 6 cm。表面淡棕黄色或淡黄色，有鲜黄色或黄褐色类圆形皮孔。切断面较光滑，皮部淡棕色，木部淡黄色，可见同心性环纹及密集的小孔。质坚硬。气微香，味辛辣麻而苦。

【化学成分】

（1）苯并菲啶类生物碱：如 6β-hydroxymethyldihydronitidine、nitidumtone B、8-(2′-cyclohexanone)-7,8-dihydrochelerythrine、8-acetonyldihydronitidine、oxyavicine、dihydrochelerythrine 等。

（2）喹啉类生物碱：如小檗碱、菌芋碱、去甲菌芋碱、白鲜碱、崖椒碱、5 - 甲氧基白鲜碱、coptisine、protoberrubine 等。

（3）香豆素类：如 5 - 香叶基氧基 - 7 - 甲氧基香豆素、5,7 - 二甲氧基 - 8 - 异戊基香豆素、异茴芹素、异戊烯氧基呋喃香豆素、5,7,8 - 三甲氧基香豆素等。

（4）木脂素类：如 D-episesamin、horsfieldin、L-sesamin 等。

（5）有机酸类：如 syringic acid、4-hydroxybenzoic acid、palmitic acid 等[1]。

部分化合物分子结构图如下：

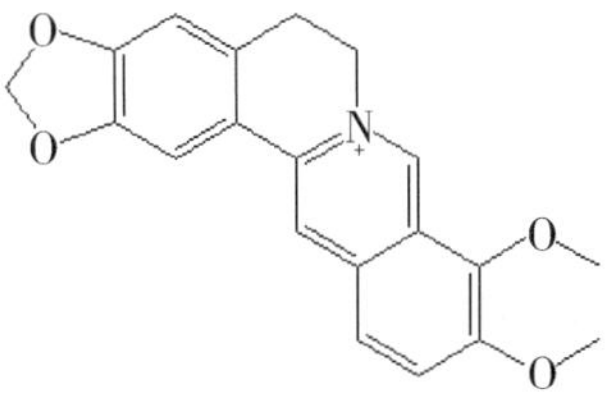

小檗碱

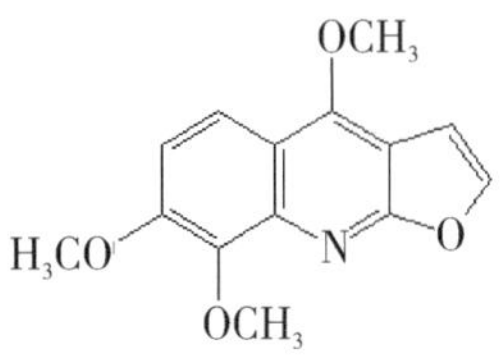

菌芋碱

【现代药理与毒理研究】

（1）抗氧化作用。两面针对 DPPH 自由基和 ABTS$^+$ 自由基具有显著清除作用。

（2）抗炎镇痛作用。两面针能有效治疗牙痛、神经痛、胃痛和咽喉肿痛等多种病症，并能抑制角叉菜所致大鼠足肿胀和棉球致大鼠肉芽增生的炎症反应。

（3）抗肿瘤作用。两面针挥发油及生物碱能显著抑制宫颈癌细胞 HeLa、乳腺癌细胞 MCF-7、肺腺癌细胞 A549、胃癌细胞 MGC-803、结肠癌细胞 COLO-205 和黑色素瘤细胞 WM9 等肿瘤细胞的增殖[1-2]。

（4）其他作用。两面针对大肠埃希菌、乙型副伤寒沙门菌、枯草芽孢杆菌、金黄色葡萄球菌、白色念珠菌和副溶血性弧菌具有显著抑制作用。

（5）毒理作用。其所含氯化两面针碱具有一定的肝肾毒性和心肌细胞毒作用。

【传统功效、民间与临床应用】 味苦、辛，性平，有小毒；归肝、胃经；活血化瘀，行气止痛，祛风通络，解毒消肿；用于治疗跌扑损伤、胃痛、牙痛、风湿痹痛、毒蛇咬伤；外治烧烫伤。内服煎汤，5～10 g；研末，1.5～3 g，或浸酒。外用适量，研末调敷或煎水洗患处，或含漱，或鲜品捣敷。

【使用注意】 孕妇禁服，不能过量服用；忌与酸味食物同服。

【黎医用药】 根 15～20 g，配伍其他药物水煎内服，用于胃痛、牙痛、风湿痹痛、乙肝。

参考文献

［1］扶佳俐，杨璐铭，范欣悦，等. 两面针化学成分及药理活性研究进展［J］. 药学学报，2021，56（8）：2169－2181.

［2］邓颖，沈晓华，邓璐璐，等. 滇产两面针中抗肿瘤活性生物碱成分研究［J］. 天然产物研究与开发，2020，32（8）：1370－1378.

灵　芝

【黎药名】 灵之茹。

【别名】 木灵芝、菌灵芝、万年蕈、灵芝草。

【来源】 多孔菌科 Polyporaceae 灵芝 *Ganoderma lucidum*（Leyss. ex Fr.）Karst. 的干燥子实体。

【产地】 产于中国华东、西南及江西、海南、广西等地区，常人工繁殖。

【植物形态】 腐生真菌，子实体，有柄，木栓质。菌盖半圆形或肾形，直径 10～20 cm，盖肉厚 1.5～2 cm，盖表褐黄色或红褐色，盖边渐趋淡黄，有同心环纹，微皱或平滑，有亮漆状光泽，边缘微钝。菌肉乳白色，近管处淡褐色。菌柄圆柱形，侧生或偏生，与菌盖色泽相似。皮壳部菌丝呈棒状。孢子卵形，担子果（图87，见附录三）。

【采收加工】 全年采收，除去杂质，剪除附有朽木、泥沙或培养基质的下端菌柄，阴干或在 40～50 ℃烘干。

【药材性状】外形呈伞状，菌盖肾形、半圆形或近圆形，直径 10 ～ 18 cm，厚 1 ～ 2 cm。皮壳坚硬，黄褐色至红褐色，有光泽，具环状棱纹和辐射状皱纹，边缘薄而平截，常稍内卷。菌肉白色至淡棕色。菌柄圆柱形，侧生，少偏生，长 7 ～ 15 cm，直径 1 ～ 3.5 cm，红褐色至紫褐色，光亮。孢子细小，黄褐色；种植灵芝子实体较粗壮、肥厚，直径 12 ～ 22 cm，厚 1.5 ～ 4 cm。皮壳外常被有大量粉尘样的黄褐色孢子。气微香，味苦涩。

【化学成分】

（1）黄酮类：如芹菜苷、高黄芩素、木樨草素、芹菜素、甘草素、异丹叶大黄素、金合欢素等。

（2）苯丙素类：如对羟基肉桂酸、七叶亭、咖啡酸、7 - 羟基 - 4 - 甲基香豆素等。

（3）核苷类：如尿嘧啶、半乳糖醇、尿苷、黄嘌呤、乙基 - β - D - 葡糖苷酸、N - 乙酰 - DL - 谷氨酸、腺嘌呤等。

（4）生物碱类：如巴豆苷、色胺等。

（5）萜类：如灵芝酸、白术内酯、青蒿乙素、积雪草酸、皂皮酸、乳香酸等[1]。

部分化合物分子结构图如下：

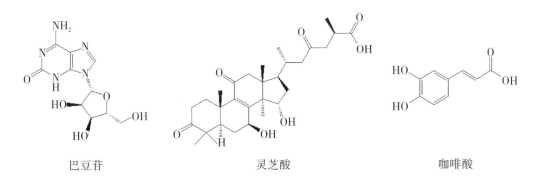

巴豆苷　　　　　　　　　灵芝酸　　　　　　　　　咖啡酸

【现代药理与毒理研究】

（1）抗氧化作用。灵芝具有显著体外抗氧化活性，灵芝还能显著提高小鼠血清超氧化物歧化酶、过氧化氢酶和谷胱甘肽过氧化物歧化酶的活性[2]。

（2）降糖降脂作用。灵芝能显著降低糖尿病患者的空腹血糖、餐后血糖、糖化血红蛋白和低密度脂蛋白胆固醇水平，提高高密度脂蛋白胆固醇水平[3]。

（3）免疫调节作用。灵芝不仅能促进淋巴细胞的增殖、增强巨噬细胞吞噬能力、促进自然杀伤细胞活化和树突细胞分化，还能促进免疫细胞因子释放。

（4）其他作用。灵芝有保肝、抗动脉粥样硬化、消炎、抗疲劳和改善机体肠道菌群等作用。

（5）毒理作用。灵芝醇急性毒性较小，无致突变和致畸性。

【传统功效、民间与临床应用】味甘，性平；归心、肺、肝、肾经；补气安神，止咳平喘；用于治疗心神不宁、失眠心悸、肺虚咳喘、虚劳短气、不思饮食、头晕、神疲乏力、冠心病、高血压病、高脂血症、硅肺，亦用于肿瘤放化疗后体虚。内服煎汤，6 ～ 12 g；研末，2 ～ 6 g；或浸酒。

【黎医用药】全株 15～20 g，水煎内服，用于小儿食欲不振。

参考文献

[1] 姬利强，李山雷，王运杰，等. 基于 HPLC – MS/MS 技术快速鉴定灵芝化学成分 [J]. 河南大学学报（医学版），2021，40（5）：313 – 321.

[2] 张博华，张明，范祺，等. 蒸汽爆破超声波复合提取灵芝多糖及抗氧化活性 [J]. 食品工业，2021，42（8）：125 – 129.

[3] 蒋亚丽，袁永，董帅，等. 灵芝酸 C2 调控 S6K/SREBPs 信号通路对肝细胞脂代谢的影响及机制研究 [J]. 中国药房，2020，31（19）：2351 – 2358.

露兜树

【黎药名】雅代楠。

【别名】林茶、华露兜、假菠萝、野菠萝。

【来源】露兜树科 Pandanaceae 露兜树 *Pandanus tectorius* Parkinson 的干燥果实。

【产地】产于中国福建、台湾、广东、广西、海南等地区，见于沙地上或为绿篱；在亚洲其他热带地区、澳大利亚南部也有分布。

【植物形态】多年生常绿分枝灌木或小乔木，常左右扭曲，具多分枝或不分枝气根。叶簇生枝顶，3 行螺旋状排列，条形，长达 80 cm，先端长尾尖，叶缘和背面中脉有粗壮锐刺。雄穗状花序长约 5 cm；佛焰苞长披针形，长 10～26 cm，宽 1.5～4 cm，近白色，边缘和背面中脉具细锯齿；雄花芳香，雄蕊 10～25 枚，生于长达 9 mm 花丝束；总状排列；雌花序头状，单生枝顶，圆球形；佛焰苞多枚，乳白色，长 15～30 cm，宽 1.4～2.5 cm，边缘具疏密相间细锯齿，心皮 5～12 成束，中下部联合，上部分离，子房 5～12 室，每室 1 胚珠。聚花果悬垂，具 40～80 核果束，圆球形或长圆形，长达 17 cm，直径约 15 cm，成熟时橘红色（图 88，见附录三）。

【采收加工】秋季采摘成熟果实，将小核果分开，晒干。

【药材性状】果实呈椭圆形或球状椭圆形，长达 20 cm，外表黄红色，由 50～70 多个纤维状肉质核果组成。核果倒圆锥形，稍有棱角，长 4～6 cm；顶端钝圆，有花柱残迹；外果皮灰棕色，光滑，但多破碎或不存在；中果皮几乎全由木质纤维构成，质坚韧，黄白色或灰棕色；内果皮坚硬，木质，有 4～10 室，果室狭长，内面棕色，有扁而狭长的种子 1 粒。气微，味淡。

【化学成分】

（1）木脂素类：如丁香脂素、杜仲树脂酚、松脂醇、南烛木树脂酚、蛇菰脂醛素、表松脂素、桉脂素等。

（2）香豆素类：如东莨菪内酯、佛手苷内酯等。

（3）黄酮及苷类：如中国蓟醇、白杨素、5,8 – 二羟基 – 7 – 甲氧基 – 黄酮、柚皮素、樱花素、桔皮素、2,3 – 二氢木樨草素、木樨草素、牡荆素等。

（4）萜类：如环露兜酮、3－酮－24（31）－烯－环木菠萝烷、齐墩果酸、羽扇豆醇等。

（5）有机酸类：如原儿茶酸、对羟基苯甲酸、阿魏酸、咖啡酸、1,3－O－二咖啡酰奎宁酸、1,3－二咖啡酰奎宁酸等。

（6）其他：如β－谷甾醇、胡萝卜甾醇、过氧化麦角甾醇、菜油甾醇、水杨醛、对羟基苯甲醛、香草醛等[1]。

部分化合物分子结构图如下：

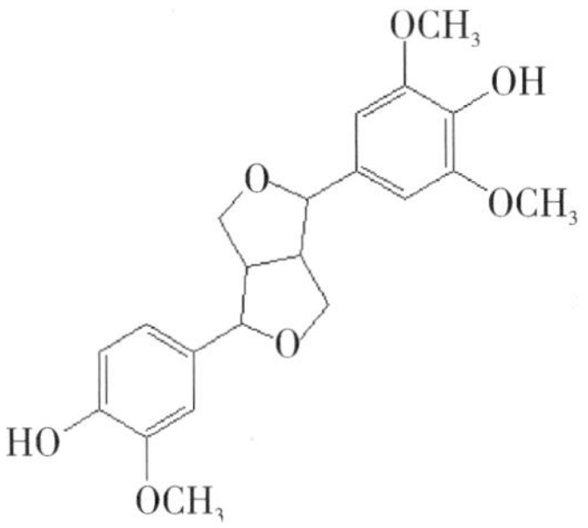

杜仲树脂酚 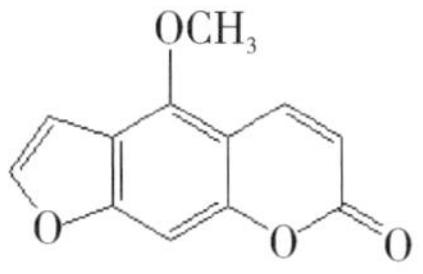　　　　　　　　　　　　佛手苷内酯

【现代药理与毒理研究】

（1）抗氧化作用。露兜树对 DPPH 自由基、羟基自由基和 ABTS$^+$ 自由基具有显著清除作用[2]。

（2）降脂作用。露兜树果能显著降低细胞内总胆固醇和甘油三酯的含量，同时也具有显著降脂减肥作用[3]。

（3）其他作用。露兜树还具有抗炎和抗菌等作用。

【传统功效、民间与临床应用】味甘、淡，性凉；归肾、脾、肝、胃经；补脾胃，固元气，解酒毒；用于治疗肝热虚火、肝硬化腹水、中暑。内服煎汤，6～12 g。

【黎医用药】根、果核30～40 g，水煎内服，用于痢疾、睾丸痛、感冒发热。

参考文献

[1] 蔡彩荣，曾婷，袁素梅，等. 露兜树化学成分和药理作用研究进展［J］. 广东药科大学学报，2021，37（4）：138－144.

[2] 成宏斌，李晓波，贾笑英，等. 野菠萝果中多糖、黄酮与多酚的含量测定及抗氧化研究［J］. 现代食品，2021（1）：83－89.

[3] 蔡彩荣，曾婷，袁素梅，等. 野菠萝提取物降脂减肥作用的实验研究［J］. 世界科学技术－中医药现代化，2020，22（5）：1636－1640.

裸花紫珠

【黎药名】补阀。

【别名】贼仔叶。

【来源】唇形科 Lamiaceae 裸花紫珠 *Callicarpa nudiflora* Hook. et Arn. 的干燥叶。

【产地】产于中国广东、广西、海南等地区，见于山坡谷地、溪旁林木及灌丛中；在印度及东南亚也有分布。

【植物形态】多年生小乔木或灌木状。单叶对生，卵状椭圆形或披针形，长 12 ～ 22 cm，先端渐尖，基部钝圆，具疏齿，腹面中脉被毛，背面密被毛；叶柄长 1 ～ 2 cm。花序 6 ～ 9 歧分枝，直径 8 ～ 13 cm，花序梗长 3 ～ 8 cm；花萼杯状，平截或具 4 细齿；花冠紫或淡红色，无毛；雄蕊较花冠长 2 倍，花药椭圆形，药室纵裂，子房无毛。果近球形，红色，干后黑色（图 89，见附录三）。

【采收加工】夏、秋季采收，晒干研末。

【药材性状】叶多卷曲皱缩，完整者展平后呈长圆形或卵状披针形，长 10 ～ 22 cm，宽 4 ～ 7.5 cm，边缘有不规则细锯齿，腹面黑褐色，仅主脉具有褐色毛茸，下表面色稍浅，有灰褐色绒毛；叶柄长 1 ～ 2 cm。气微，味微苦、涩。

【化学成分】

（1）萜类：如甜叶菊素 A、sterebin O、callicapene M6 等。

（2）黄酮类：如 5, 4′ – 二羟基 – 3, 7, 3′ – 三甲氧基黄酮、木樨草苷、异角胡麻苷木樨草苷、木樨草素 – 7 – O – β – D – 新橙皮苷、异毛蕊花糖苷、毛蕊花糖苷等[1]。

部分化合物分子结构图如下：

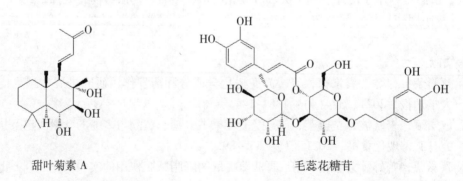

甜叶菊素 A   毛蕊花糖苷

【现代药理与毒理研究】

（1）抗氧化作用。裸花紫珠能显著提高机体超氧化物歧化酶的活性，降低丙二醛的含量。

（2）抗肿瘤作用。裸花紫珠对鼻咽癌、结肠癌和乳腺癌细胞的增殖均具有显著抑制作用，并诱导肿瘤细胞发生凋亡[2-3]。

（3）促进伤口愈合作用。裸花紫珠能促进家兔伤口皮肤愈合，并对大鼠烧烫伤的伤口愈合具有促进作用。此外，临床上裸花紫珠凝胶还能促进女性会阴部创伤愈合。

（4）其他作用。裸花紫珠还具有抗宫颈炎作用和抗菌作用。

（5）毒理作用。裸花紫珠无血液毒性和脏器毒性。

【传统功效、民间与临床应用】味苦、微辛，性平；归脾、胃、肝经；消炎，解肿毒，化湿浊，止血；用于细菌性感染引起炎症肿毒、急性传染性肝炎、内外伤出血、衄血、咳血、吐血、便血、跌打瘀肿、水火烫伤、疮毒溃烂。内服煎汤，9～30 g；外用适量捣敷，或研末撒，或煎水洗。

【黎医用药】叶、果实适量，水煎内服，用于止血；捣烂外敷用于治疗烫伤、止痛等。

参考文献

［1］康兴东，叶阳. 裸花紫珠化学成分、药理活性及临床应用研究进展［J］. 特产研究，2021，43（4）：95 – 101.

［2］苏乙花，汪云鑫，姜靖雯. 基于 Nrf2／ARE 信号通路探讨海南五指山裸花紫珠对鼻咽癌细胞顺铂诱导凋亡敏感性的作用及其机制［J］. 中国实验方剂学杂志，2022，28（2）：131 – 138.

［3］范丽颖，赵伟，曾进. 裸花紫珠乙酸乙酯提取物对结肠癌细胞增殖、迁移和侵袭的影响［J］. 海南医学，2021，32（24）：3129 – 3133.

落地生根

【黎药名】克壳。

【别名】土三七、打不死。

【来源】景天科 Crassulaceae 落地生根 *Bryophyllum pinnatum*（L. f.）Oken 的全株。

【产地】中国各地种植，少数为野生；原产于非洲。

【植物形态】多年生草本。茎有分枝。羽状复叶长 10～30 cm，小叶长圆形或椭圆形，长 6～8 cm，先端钝，有圆齿，圆齿基部易生芽，芽落地生根成一新植株；小叶柄长 2～4 cm。圆锥花序顶生，长 10～40 cm；花下垂；花萼圆柱形，长 2～4 cm；花冠高脚碟形，长达 5 cm，基部稍膨大，裂片 4，卵状披针形，淡红或紫红色；雄蕊着生花冠基部，花丝长；鳞片近长方形；膏葖包在花萼及花冠筒内。种子小，有条纹（图 90，见附录三）。

【采收加工】全年均可采，多鲜用。

【药材性状】同植物形态。

【化学成分】

（1）酚类如顺式乌头酸、对香豆酸、阿魏酸、丁香酸、咖啡酸、对羟基苯甲酸等；

（2）黄酮类如槲皮素、山奈酚、芦丁、槲皮苷、槲皮素 – 3 – 二那阿拉伯糖苷、山奈酚-3-葡萄糖苷、18-齐墩果烷等；

（3）萜类如Ψ-蒲公英甾醇、β-香树脂醇乙酸酯、24-乙基-25-羟基胆甾醇、β-香树脂醇乙酸酯等；

（4）甾醇类如落地生根甾醇、落地生根酮、落地生根烯酮、落地生根醇、β-谷甾醇等。

部分化合物分子结构图如下：

顺式乌头酸　　　　　　　　　　　　　　　对香豆酸

【现代药理与毒理研究】

（1）抗氧化作用。落地生根对羟基自由基和超氧自由基具有显著清除作用。

（2）抗肿瘤作用。落地生根对人肝癌细胞HepG2、人脑胶质瘤B87和人前列腺癌DU145的增殖均具有显著抑制作用，并促进肿瘤细胞发生凋亡[1-2]。

（3）抗炎镇痛作用。落地生根对二甲苯所致小鼠耳郭肿胀和蛋清所致大鼠足肿胀均具有显著抑制作用，并显著提高小鼠痛阈值，减少醋酸诱导小鼠扭体次数。

（4）其他作用。落地生根还具有促进伤口愈合的作用。

【传统功效、民间与临床应用】味苦、酸，性寒；凉血止血，清热解毒；用于治疗吐血、外伤出血、跌打损伤、疔疮痈肿、乳痈、乳岩、丹毒、溃疡、烫伤、胃痛、关节痛、咽喉肿痛、肺热咳嗽。内服煎汤，鲜全草30～60 g；或绞汁外用捣敷；或绞汁晒干研粉撒；或捣汁含漱。

【使用注意】脾胃虚寒者慎服。

【黎医用药】全株适量，水煎内服，用于治疗骨折、跌打损伤。

参考文献

[1] 王雪纯，曹旭梅，陆莹，等. 落地生根冻干粉对人癌细胞增殖和细胞凋亡的影响［J］. 广西科技大学学报，2021，32（1）：12-18.

[2] 王雪纯，陈丽，曹旭梅，等. 落地生根冻干粉对HepG2细胞增殖及凋亡的影响［J］. 中药材，2022（3）：726-731.

马齿苋

【黎药名】雅威难。

【别名】马苋、五行草、长命菜、五方草。

【来源】马齿苋科Portulacaceae马齿苋*Portulaca oleracea* L.的全草。

【产地】产于中国南北各地，见于菜园、农田、路旁；在全世界温带和热带地区广布。

【植物形态】一年生草本，全株无毛。茎平卧或斜倚，铺散，多分枝，圆柱形，长10～15 cm，淡绿或带暗红色。叶互生或近对生，扁平肥厚，倒卵形，长1～3 cm，先端钝圆或平截，有时微凹，基部楔形，全缘，腹面暗绿色，背面淡绿或带暗红色，中脉微隆起；叶柄粗短。花无梗，直径4～5 mm，常3～5簇生枝顶，午时盛开；叶状膜质苞片2～6，近轮生；萼片2，对生，绿色，盔形，长约4 mm，背部龙骨状凸起，基部连合；花瓣4～5片，黄色，长3～5 mm，基部连合；雄蕊8或更多，长约1.2 cm，花药黄色，子房无毛，花柱较雄蕊稍长。蒴果长约5 mm。种子黑褐色，直径不及1 mm，具小疣（图91，见附录三）。

【采收加工】采收后，除去杂质，洗净，再略蒸或烫后晒干。

【药材性状】全草多皱缩卷曲成团。茎圆柱形，长10～25 cm，直径1～3 mm，表面黄棕色至棕褐色，有明显扭曲的纵沟纹。叶易破碎或脱落，完整叶片倒卵形，绿褐色，长1～2.5 cm，宽0.5～1.5 cm，先端钝平或微缺，全缘。花少见，黄色，生于枝端。蒴果圆锥形，长约5 mm，帽状盖裂，内含多数黑色细小种子。气微，味微酸而带黏性。

【化学成分】

（1）儿茶酚胺类：如去甲肾上腺素、多巴明、多巴、多巴胺等。

（2）黄酮类：如腺苷、染料木素、甜菜素、异甜菜素、异甜菜苷、4-（2-乙氨基）焦性儿茶酚。

（3）有机酸类：如草酸、苹果酸、柠檬酸、琥珀酸等。

（4）氨基酸类：如亮氨酸、异亮氨酸、酪氨谷氨酸、苯丙氨酸、天冬氨酸、丙氨酸等。

（5）钾盐类：如硝酸钾、氯化钾、硫酸钾和其他钾盐。

部分化合物分子结构图如下：

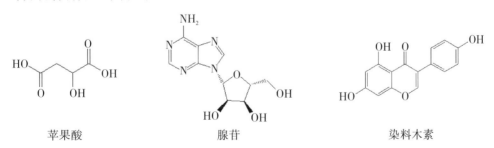

苹果酸　　　　　　　　腺苷　　　　　　　　染料木素

【现代药理与毒理研究】

（1）抗氧化作用。马齿苋对DPPH自由基、羟基自由基、超氧阴离子自由基和ABT-S$^+$自由基均具有显著清除作用，同时还能提高机体超氧化物歧化酶的活性，降低丙二醛的含量，显著降低体内活性氧自由基的产生[1-2]。

（2）抗糖尿病作用。马齿苋对α-葡萄糖苷酶活性具有显著抑制作用，临床上复方马齿苋颗粒对Ⅱ型糖尿病患者具有一定治疗作用[3]。

（3）降脂作用。马齿苋能改善非酒精性脂肪肝大鼠模型的肝组织病理性改变，缓解肝细胞脂肪变性状态，并显著降低机体总胆固醇、甘油三酯和低密度脂蛋白胆固醇水平，并提高高密度脂蛋白胆固醇水平。

（4）其他作用。马齿苋还具有抗衰老和抗菌作用。

【传统功效、民间与临床应用】味酸，性寒；归肝、大肠经；清热解毒，凉血止血，止痢；用于治疗热毒血痢、痈肿疔疮、湿疹、丹毒、蛇虫咬伤、便血、痔血、崩漏下血。内服煎汤，10～15 g，鲜品30～60 g，或绞汁；外用捣敷，烧灰研末调敷或煎水洗。

【使用注意】脾虚便溏者及孕妇慎服。

【黎医用药】全草适量，水煎内服，用于小便不利、口渴。

参考文献

[1] 张伟. 基于网络药理学探讨马齿苋药理作用的分子机制［J］. 河南中医，2021，41（9）：1417 – 1421.

[2] 王亚冬，李秀梅，潘方方，等. 两种药食同源植物总生物碱的提取及其抗氧化作用［J］. 食品研究与开发，2020，41（5）：73 – 80.

[3] 葛翎，路露，周谦，等. 马齿苋醇提物体外生物学活性测定［J］. 中国野生植物资源，2021，40（4）：8 – 14.

马利筋

【黎药名】雅给通龙。

【别名】金凤花、尖尾凤、莲生桂子花。

【来源】夹竹桃科 Apocynaceae 马利筋 *Asclepias curassavica* L. 的新鲜或干燥全株。

【产地】主要种植于广东南部、广西西部和海南等地；在世界各热带及亚热带地区广泛分布。

【植物形态】多年生草本。茎淡灰色，被微柔毛或无毛。叶对生，膜质，披针形或长圆状披针形，长6～15 cm，宽1～4 cm，先端渐尖，基部延至叶柄，两面无毛或背面脉被微毛，侧脉8～10对；叶柄长约1 cm。花梗长1.2～2.5 cm，被柔毛；花萼裂片披针形，长约3 mm，被柔毛；花冠紫或红色，裂片长圆形，长5～8 mm；副花冠裂片黄或橙色，匙形，长3.5～4 mm；合蕊冠长2.5～3 mm；花粉块长圆形，下垂，着粉腺紫红色。蓇葖果纺锤形。种子卵圆形，具种毛（图92，见附录三）。

【采收加工】全年均可采，晒干或鲜用。

【药材性状】茎直，较光滑。单叶对生，叶片披针形，先端急尖，基部楔形，全缘。有的可见伞形花序，花梗被毛，或披针形蓇葖果，内有许多具白色绢毛的种子。气特异，味微苦。

【化学成分】

（1）强心苷及强心苷类化合物：如（3S, 5S, 8R, 9S, 10S, 13R, 14S, 17R, 2′S)-3-O-urarigenin-lactate、calactin、calotropin 等。

（2）甾体类：如 sarcostin、12-O-benzoylsarcostin、curassavoside B、12-O-benzoylsarcostin、curassavoside A、asclepiasterol 等。

（3）木脂素类：如止泻木脂素 A、isotaxiresinol、yunnanensins A、（ + ）-（6R, 7S, 8S）-5-Methoxyisolaric iresino 等。

（4）黄酮醇类：如 isobiorobin、kaempferol 3-O-neohesperidoside、quercetin、kaempferol 3-O-D-galactoside、astragaline 等。

（5）其他：如 β － 谷甾醇、豆甾醇、quercetin、esculetin、邻二苯酚等。其中有效成分为 calactin、calotropin、uscharidin、asclepiasterol、asclepin、16α-acetoxycalotropin、12β-hydroxycoroglaucigenin。

部分化合物分子结构图如下：

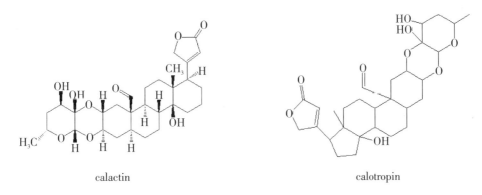

calactin　　　　　　　　　　　　　　　　calotropin

【现代药理与毒理研究】

（1）强心作用。动物试验证明马利筋苷具有洋地黄样的强心作用。

（2）对肿瘤多药耐药的逆转作用。二氧六环型强心苷逆转耐药活性较强，对 Na^+/K^+ – ATP 酶抑制作用可能是强心甾类化合物耐药逆转活性的机制之一[1]。

【传统功效、民间与临床应用】味苦，性寒，有毒；清热解毒，止血，消肿；用于治疗咽喉肿痛、肺热咳嗽、热淋、月经不调、崩漏、带下、创伤出血、痈疮肿毒、湿疹、顽癣。内服煎汤，6 ～9 g；外用鲜品捣敷，或干品研末撒。

【使用注意】本品全株有毒，其白色乳汁毒性更大，宜慎服，体质虚弱者禁服。

【黎医用药】根、枝 15 ～ 20 g，水煎内服，用于皮肤无名肿痛、疱疮、梅毒、乳腺炎。

参考文献

［1］ZHANG R R, TIAN H Y, TAN Y F, et al; Structures, chemotaxonomic significance, cytotoxic and Na +, K + –ATPase inhibitory activities of new cardenolides from Asclepias curassavica［J］. Organic and biomolecular chemistry. 2014, 12, 8919.

马缨丹

【黎药名】七子妹。

【别名】五色梅、臭草、如意草、五彩花。

【来源】马鞭草科 Verbenaceae 马缨丹 *Lantana camara* L. 的新鲜或干燥叶、嫩枝。

【产地】产于中国台湾、福建、广东、广西、海南，见于沙滩、村边和空旷地区；在全世界热带地区均有分布。

【植物形态】多年生灌木或蔓性灌木，高达 2 m。茎枝常被倒钩状皮刺。叶卵形或卵状长圆形，长 3～8.5 cm，先端尖或渐尖，基部心形或楔形，具钝齿，腹面具触纹及短柔毛，背面被硬毛，侧脉约 5 对；叶柄长约 1 cm。花序直径 1.5～2.5 cm，花序梗粗，长于叶柄；苞片披针形；花萼管状，具短齿；花冠黄或橙黄色，花后深红色。果球形，直径约 4 mm，紫黑色（图 93，见附录三）。

【采收加工】除去杂质，鲜用；或取净剂后的嫩枝切段，晒干。

【药材性状】茎方柱形，分枝多对生；表面常灰绿色至灰棕色，具短柔毛，有倒钩状刺。叶破碎或皱缩成团，绿褐色，完整者展平后呈卵形或矩圆状卵形，先端短尖，基部阔楔形，边缘有锯齿，上表面粗糙而有短刺毛，下表面被小刚毛。气臭、特异，味甘、辛。

【化学成分】

（1）萜类：如马缨丹甲素、马缨丹乙素、马缨丹丙素、22 - 二甲基丙烯酰基氧基 - 24 - 羟基 - 3 - 羰基 - 齐墩果 -12 - 烯 -28 - 酸、马缨丹丁素等。

（2）黄酮类：如 lantanoside、linaroside、icterogenin、6 - O - 甲基 - 野黄芩苷 6-O-methyl-scutellarin、camaraside、3 - 甲氧基 - 槲皮素、马缨丹黄酮苷等。

（3）环烯醚萜苷类：如黄夹子苦苷、黄夹苦苷、京尼平苷、8 - 表马钱素、山栀子苷甲酯、Lamiridoside 等。

（4）苯乙醇苷类：如 acteoside、isoverbascoside、2′-acetylacteoside、forsythoside、verbascoside、derhamnosylverbascoside、isonuomioside A 等。

部分化合物分子结构图如下：

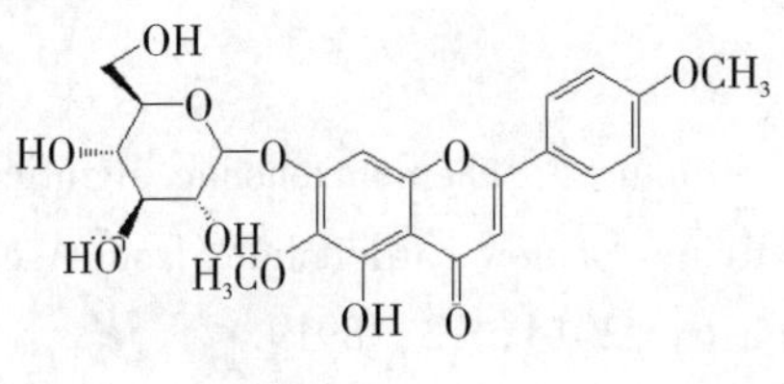

linaroside

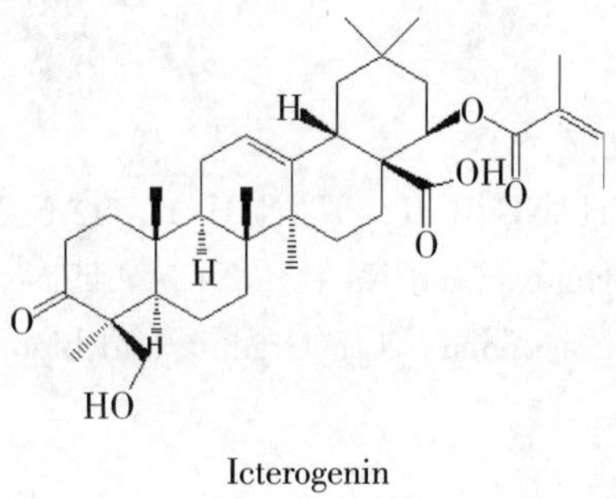

Icterogenin

【现代药理与毒理研究】

（1）抗氧化作用。马缨丹能提高昆明小鼠缺氧存活时间和负重游泳时间，并提高其超氧化物歧化酶的活性。

（2）抗炎镇痛作用。马缨丹能够缓解二甲苯所致小鼠耳郭肿胀，并减少醋酸诱导的小鼠扭体反应次数和提高小鼠热板痛阈值。此外，马缨丹对溃疡性结肠炎和关节炎均具有一定的治疗作用。

（3）抗菌作用。马缨丹对结核分枝杆菌、大肠杆菌、金黄色葡萄球菌、枯草芽孢杆菌和沙门氏菌等均具有显著抑制作用[1]。

（4）其他作用。马缨丹还具有耐缺氧和抗疲劳作用。

（5）毒理作用。马缨丹具有一定肝毒性，服用过量会导致流涎、恶心呕吐、剧烈腹痛、便秘、大便色黑而臭；眼睛和鼻腔分泌物增加，步态不稳，有时还会出现发热、出汗和黄疸等不良反应。

【传统功效、民间与临床应用】味辛、苦，性凉，有毒；清热解毒，祛风止痒；用于痈肿毒疮、湿疹、疥癣、皮炎、跌打损伤。内服煎汤，15 ~ 30 g；或捣汁冲酒。外用煎水洗；或捣敷；或绞汁涂。

【使用注意】本品有毒，内服有头晕、恶心、呕吐等反应，必须掌握用量，防止不良反应。孕妇及体弱者忌用。

【黎医用药】花适量，水煎内服，用于毒蛇咬伤。干燥根适量，水煎内服，用于胃痛。

参考文献

[1] 何泽源，李金玲，梁秋浪，等. 壮药马缨丹化学成分和药理作用研究进展及药理活性物质基础分析 [J]. 中药材，2021（3）：743 – 750.

蔓九节

【黎药名】雅布特。

【别名】穿根藤、从筋藤、风不动藤、匍匐九节。

【来源】茜草科 Rubiaceae 蔓九节 *Psychotria serpens* L. 的干燥全株。

【产地】产于中国浙江、福建、台湾、广东、香港、海南、广西等地区，见于平地、丘陵、山地、山谷旁的灌丛或林中；在东亚其他地区、东南亚地区也有分布。

【植物形态】多年生攀援或匍匐藤本，常以气根攀附树干或岩石，长可达 6 m 以上；常以气根攀附树干或岩石，长达 6 m 或更长。幼枝无毛或有粘糠状柔毛。幼树叶卵形或倒卵形，老树叶常椭圆形、披针形，长 0.7 ~ 9 cm，宽 0.5 ~ 3.8 cm，先端钝尖或渐锐尖，基部楔形或稍圆，侧脉 4 ~ 10 对；叶柄长达 1 cm，托叶膜质，鞘状，长 2 ~ 3 mm。圆锥状或伞房状聚伞花序顶生，有时被柔毛，常三歧分枝，长 1.5 ~ 5 cm，花序梗长达 3 cm；苞片和小苞片线状披针形；花梗长 0.5 ~ 1.5 mm；花萼倒圆锥形，萼裂片 5，三角形；花冠白色，冠筒与裂片近等长，长 1.5～3 mm，裂片长圆形，喉部被白色长柔毛。浆果状核果球形或椭圆形，具纵棱，白色（图94，见附录三）。

【采收加工】全年可采，割取枝叶，晒干。

【药材性状】干燥枝条粗者达 6 mm，黑褐色，着生不定根，横切面中心有髓。叶对生。枝端常带有花序或果实，果实棕褐色，表面有棱线，顶端具宿萼，横切面有 2 室。

【化学成分】

（1）黄酮类：如白杨素、刺槐素、芫花素、金圣草黄素、鼠李柠檬素、异鼠李素、小麦黄素、棕矢车菊素、五桠果素、华良姜素、阿亚黄素、异樱花素等。

（2）萜类：如坡模酮酸、覆盆子酸和蔷薇酸等。

（3）有效成分：如 psychotramide E/F/G、车前草苷、车前草酸甲酯、aitchisonide A、乙酰鸡屎藤苷甲酯、鸡屎藤苷甲酯、去乙酰车前草苷酸甲酯、山奈酚、5, 7, 3′–三羟基–4′–甲氧基黄丽醇、山奈酚–3–芸香糖苷等。

部分化合物分子结构图如下：

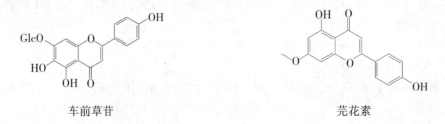

车前草苷　　　　　　　　　　　　　　　芫花素

【现代药理与毒理研究】

（1）抑制病毒作用。蔓九节的乙醇提取物具有抑制 HSV-I 病毒细胞作用，其所含的熊果酸在体外对人鼻咽癌细胞和回盲肠癌 HCT-8、乳腺癌 MCF-7 也具有较强细胞毒活性。

（2）抗氧化作用。蔓九节水和甲醇提取物对超氧阴离子自由基有很强清除能力[1]。

【传统功效、民间与临床应用】味苦、辛，性平；祛风除湿，舒筋活络；用于治疗风湿关节痛、头风痛、手足麻木、坐骨神经痛、腰肌劳损、骨结核、哮喘、多发性脓肿、青竹蛇咬伤。内服煎汤，干品 15～30 g，鲜品 30～60 g；或捣汁；或浸酒。外用捣汁涂，或研末调敷。

【使用注意】孕妇忌服。

【黎医用药】全草 30～50 g，水煎内服，配伍其他药物用于风湿痹痛、坐骨神经、三叉神经痛、肝腹水。鲜药 60 g 与适量瘦猪肉炖服，用于肝炎。

参考文献

[1] 洪影雯，梁子宁. 壮药蔓九节研究概况 [J]. 壮瑶药研究季刊，2018，26（2）：9–12.

毛 稔

【黎药名】措娥开。

【别名】红花野牡丹、豹牙郎、豺狗舌。

【来源】野牡丹科 Melastomataceae 毛稔 *Melastoma sanguineum* Sims. 的叶或全株。

【产地】产于中国海南、广西、广东。常见于低海拔地区的坡脚、沟边、湿润的草丛或灌丛中；在印度、马来西亚至印度尼西亚也有分布。

【植物形态】多年生大灌木，高 1.5～3 m。茎、小枝、叶柄、花梗及花萼均被平展的长粗毛，毛基部膨大。叶片坚，纸质，卵状披针形至披针形，顶端长渐尖或渐尖，基部钝或圆形，全缘，基出脉 5，两面被隐藏于表皮下的糙伏毛，常仅毛尖端露出，叶面基出脉下凹，侧脉不明显，背面基出脉隆起，侧脉微隆起，均被基部膨大的疏糙伏毛；叶柄长1.5～4 cm。伞房花序，顶生，常仅有花 1 朵，有时 3～5 朵；苞片戟形，膜质，顶端渐尖，背面被短糙伏毛，以脊上为密，具缘毛；花梗长约 5 mm，花萼管长 1～2 cm，直径1～2 cm，有时毛外反，裂片 5～7，三角形至三角状披针形，较萼管略短，脊上被糙伏毛，裂片间具线形或线状披针形小裂片，较裂片略短，花瓣粉红色或紫红色，5～7 枚，广倒卵形，上部略偏斜，顶端微凹；雄蕊长者药隔基部伸延，末端 2 裂，花药长 1.3 cm，花丝较伸长的药隔略短，短者药隔不伸延，花药基部具 2 小瘤；子房半下位，密被刚毛。果杯状球形，胎座肉质，为宿存萼所包；宿存萼密被红色长硬毛（图 95，见附录三）。

【采收加工】夏季采收，鲜用。

【药材性状】根常弯曲，具侧根，表皮疏松，黄白色，木质部浅褐色或浅红褐色。茎枝圆柱形，表面被褐色粗毛，断面浅黄褐色，中央有髓。叶对生，全缘，厚纸质，卵状披针形至披针形，主脉 5 条，背面脉上有压紧长毛。气微，味涩。

【化学成分】

（1）黄酮类：如槲皮素、槲皮素 – 3 – O – β – D – 葡萄糖苷、山奈酚、山奈酚 – 3 – O – β – D – 葡萄糖苷、木樨草素、芹菜素、柚皮素、异牡荆素等。

（2）多酚类：如积雪草酸、terminolic acid 等。

（3）萜类：如乌苏酸、桦木酸、3 – 甲氧基鞣花酸、3,3′ – O – 二甲基鞣花酸 – 4 – O – L – 鼠李糖苷、1,5 – 二咖啡酰奎尼酸、苍耳烯吡喃、香草酸、对香豆酸、没食子酸甲酯、没食子酸乙酯、原儿茶酸、没食子酸等。

（4）甾醇类：如胡萝卜苷、二十八烷醇、β – 谷甾醇等。

部分化合物分子结构图如下：

积雪草酸　　　　　　　　　　　3 - 甲氧基鞣花酸

【现代药理与毒理研究】暂无相关文献报道。

【传统功效、民间与临床应用】味苦、涩，性凉；解毒，止痛，止血；用于痧气腹痛、痢疾、便血、月经过多、疮疖、跌打肿痛、外伤出血。内服煎汤，10～15 g；外用捣烂或研细末敷。

【黎医用药】根、果实 10 g，水煎内服，用于结核咯血、贫血。

参考文献

[1] LEE I S, KIM I S, LEE Y M, et al. 2″,4″-O-diacetylquercitrin, a novel advanced glycation end-product formation and aldose reductase inhibitor from Melastoma sanguineum [J]. Chemical and pharmaceutical bulletin, 2013, 61 (6): 662 – 665.

美丽崖豆藤

【黎药名】雅度靠。

【别名】牛大力、南海藤。

【来源】豆科 Fabaceae 美丽崖豆藤 *Millettia speciosa* Champ 的干燥根。

【产地】产于海南、广东、广西、福建、贵州、湖南、云南，见于灌丛、疏林和旷野；在越南也有分布。

【植物形态】多年生藤本，树皮褐色。小枝圆柱形，初被褐色绒毛，后渐脱落。羽状复叶长 15～25 cm；叶柄长 3～4 cm，叶轴被毛，腹面有沟；托叶披针形，宿存；小叶常 6 对，硬纸质，长圆状披针形或椭圆状披针形，先端钝圆，短尖，基部钝圆；腹面无毛，干后粉绿色，光亮，背面被锈色柔毛或无毛，干后红褐色，侧脉 5～6 对，二次环结，细脉网状，背面略隆起；小叶柄密被绒毛；小托叶针刺状，宿存。圆锥花序腋生，常聚集枝梢成带叶的大型花序，长达 30 cm，密被黄褐色绒毛，花 1～2 朵并生或单生密集于花序轴上部呈长尾状；苞片脱落；小苞片卵形，离萼生；花大，长 2.5～3.5 cm，有香气；花梗与花萼、花序轴同被黄褐色绒毛。花萼钟状，萼齿短于萼筒。花冠白色、米黄色至淡红色，花瓣近等长，旗瓣无毛，圆形，基部略呈心形，具 2 枚胼胝体，翼瓣长圆形，基部具钩状耳，龙骨瓣镰形；雄蕊二体，对旗瓣的 1 枚离生；花盘筒状；子房密被绒毛，具柄，花柱向上旋卷。荚果线状，扁平，顶端狭尖，具喙，基部具短颈，密被褐色绒毛，果瓣木质，开裂。卵形种子4～6粒（图96，见附录三）。

【采收加工】全年可采，以秋季挖根为佳。洗净，切片晒干或先蒸熟再晒。

【药材性状】块根圆柱状或多个纺锤状体成串排列，浅黄色，略粗糙，有环纹；加工时常切成短块片，横切面皮部近白色，其内侧棕色环纹不显著，中间部分近白色，粉性，略疏松。老根近木质，坚韧，嫩根质脆，易折断。气微，味微甜。

【化学成分】

（1）甾醇类：如7－羰基－β－谷甾醇、橙黄胡椒酰胺乙酸酯、咖啡酸羽扇豆醇酯等。

（2）香豆素类：如补骨脂素等。

（3）生物碱类：如N－甲基金雀花碱、6－甲氧基二氢血根碱。

（4）萜类：如紫菀酮、苷松新酮等。

（5）酚酸类：如香草酸、丁香酸、甘草酸等。

（6）甾醇类：如豆甾醇、β－谷甾醇及胡萝卜苷等。

部分化合物分子结构图如下：

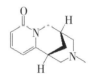

补骨脂素　　　　　　　　　　　　　N－甲基金雀花碱

【现代药理与毒理研究】

（1）抗氧化作用。美丽崖豆藤对DPPH自由基、羟基自由基、超氧阴离子自由基和ABTS$^+$自由基均具有显著清除作用[1-2]。

（2）抗糖尿病作用。美丽崖豆藤多糖对链脲佐菌素所致糖尿病小鼠模型具有降血糖作用，其显著降低小鼠空腹血糖水平，提高空腹胰岛素水平和肝糖原含量。

（3）抗炎作用。美丽崖豆藤对脂多糖诱导小鼠巨噬细胞RAW 264.7炎症模型具有抗炎作用，其显著降低细胞炎症因子IL-1、IL-6和肿瘤坏死因子－α的分泌。

（4）其他作用。美丽崖豆藤对脂多糖诱导小鼠急性肺损伤具有保护作用。

【传统功效、民间与临床应用】味甘、苦，性平；补肺滋肾，舒筋活络；用于治疗肺虚咳嗽、咳血、肾虚腰膝酸痛、遗精、白带、风湿痹痛、跌打损伤。内服煎汤，9～30 g；或浸酒。

【黎医用药】块根100～150 g，炖猪脚或配方水煎内服，用于治疗四肢乏力、子宫脱垂、脱肛、肾虚。

参考文献

[1] 莫宏辉，邓国卫，李珊. 牛大力叶中总多糖、总黄酮、总皂苷含量及其抗氧化活性的研究 [J]. 湖北农业科学，2021，60（19）：88－94.

[2] 王立抗，陈鸿庚，黄智霖，等. 牛大力不同部位总黄酮、多酚含量及其抗氧化活性研究 [J]. 中华中医药学刊，2022，40（3）：139－142.

磨盘草

【黎药名】秆彬彬。

【别名】耳响草、白麻、石磨仔、磨仔草。

【来源】锦葵科 Malvaceae 磨盘草 *Abutilon indicum*（L.）Sweet 的干燥全草。

【产地】产于中国四川、福建、台湾、广东、广西、海南等地区，见于平原、海边、砂地、旷野山坡、河谷及路旁等处；在南亚及东南亚地区也有分布。

【植物形态】一年生或多年生直立亚灌木状草本，分枝多。叶卵圆形或近圆形，长2.5～9 cm，先端尖或渐尖，基部心形，具不规则钝齿，两面被灰色或灰白色星状柔毛；叶柄长2～5 cm，托叶钻形，密被灰色柔毛，常外弯。花单生叶腋；花梗长4～6 cm，近顶端具节；花萼盘状，绿色，密被灰色柔毛，裂片5，宽卵形，先端尖；花冠黄色，花瓣5；雄蕊柱被星状硬毛；心皮多数，轮状排列，花柱分枝与心皮同数，柱头头状。分果近球形，顶端平截，似磨盘，直径约1.5 cm；分果爿顶端平截，具短芒，被星状长硬毛。种子肾形，被星状疏柔毛（图97，见附录三）。

【采收加工】夏、秋季采收，洗净晒干。

【药材性状】干燥全草主干粗约2 cm，有分枝，外皮有网格状皱纹，淡灰褐色如被粉状，触之有柔滑感。叶皱缩，浅灰绿色，背面色淡，少数呈浅黄棕色，被短柔毛，手捻之较柔韧，不易碎，有时叶腋有花或果。气微，味淡。

【化学成分】

（1）萜类和萜醇类：如土木香内酯、异土木香内酯、β-蒎烯、丁香烯、牻牛儿醇、牛儿醇乙酸酯、榄香烯、金合欢醇及桉叶醇等。

（2）多酚类：如齐墩果酸、没食子酸、香草酸、对-羟基苯甲酸、咖啡酸、延胡索酸等。

（3）氨基酸类：如亮氨酸、组氨酸、苏氨酸、丝氨酸、天冬氨酸等。

（4）甾醇类：如β-谷甾醇等。

部分化合物分子结构图如下：

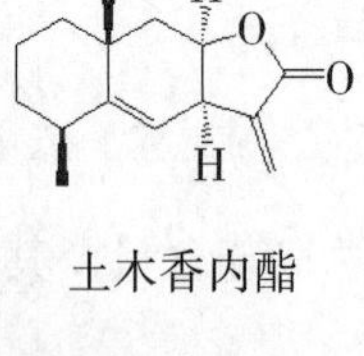

土木香内酯 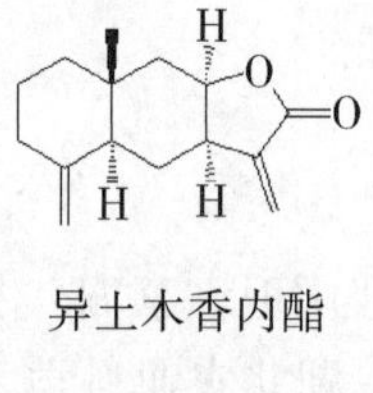　　　　　　　　　　异土木香内酯

【现代药理与毒理研究】

（1）抗氧化作用。磨盘草对 DPPH 自由基具有较强的清除作用。

（2）抗炎作用。磨盘草对二甲苯所致昆明小鼠耳郭肿胀和棉球诱导小鼠肉芽肿具有显著抑制作用，其不仅能抑制炎症早期的局部充血、渗出和水肿，还能抑制炎症晚期的组织增生和肉芽组织的生成。

（3）利尿作用。磨盘草能促进大鼠排尿，表明其具有消退腹水、改善肝功能和利尿作用[1]。

（4）其他作用。磨盘草对心力衰竭具有改善作用。

【传统功效、民间与临床应用】味甘、淡，性凉；疏风清热，化痰止咳，消肿解毒；用于治疗感冒、发热、咳嗽、泄泻、中耳炎、耳聋、咽炎、腮腺炎、尿路感染、疮痈肿毒、跌打损伤。内服煎汤，30～60 g，或炖肉；外用捣敷，或煎水熏洗。

【使用注意】孕妇忌服。

【黎医用药】全草20～30 g，水煎内服，用于急性鼻炎、耳鸣、耳聋、小便不利。

参考文献

[1] 刘纤纤，韦丽富，陈勇，等. 磨盘草对肝硬化腹水影响及利尿作用研究［J］. 辽宁中医药大学学报，2021，23（10）：29-33.

墨旱莲

【黎药名】雅丹族。

【别名】金陵草、莲子草、旱莲草、旱莲子。

【来源】菊科 Asteraceae 墨旱莲 *Eclipta alba*（L.）Hassk. 的干燥地上部分。

【产地】中国各地区均有分布，见于河边、田边或路旁；在全世界热带及亚热带地区广泛分布。

【植物形态】一年生草本；茎基部分枝，被贴生糙毛。叶长圆状披针形或披针形，长3～10 cm，边缘有细锯齿或波状，两面密被糙毛，无柄或柄极短。头状花序直径6～8 mm，花序梗长2～4 cm；总苞球状钟形，总苞片绿色，草质，5～6排成2层，长圆形或长圆状披针形，背面及边缘被白色伏毛；外围雌花2层，舌状，舌片先端2浅裂或全缘；中央两性花多数，花冠管状，白色。瘦果暗褐色，长2.8 mm；雌花瘦果三棱形；两性花瘦果扁四棱形，边缘具白色肋，有小瘤突，无毛（图98，见附录三）。

【采收加工】花开时采割地上部分，晒干。

【药材性状】带根或不带根全草，全体被白色粗毛。根须状，长5～10 cm。茎圆柱形，多分枝，直径2～7 mm，表面灰绿色或稍带紫，有纵棱，质脆，易折断，断面黄白色，中央为白色疏松的髓部，有时中空。叶对生，多卷缩或破碎，墨绿色，完整叶片展平后呈披针形，长3～10 cm，宽0.5～2.5 cm。全缘或稍有细锯齿，近无柄。头状花序单生于枝端，直径6～11 mm，总花梗细长，总苞片5～6，黄绿色或棕褐色，花冠多脱落。瘦果扁椭圆形，棕色，表面有小瘤状突起。气微香，味淡、微咸涩。

【化学成分】

（1）香豆素类：如 α-三联噻吩基甲醇及其乙酸酯、乙酸(丁烯-3-炔-1-基)二联噻吩基甲醇酯、蟛蜞菊内酯、去甲基蟛蜞菊内酯等。

（2）噻吩类：如 2 -（4 - 氯 - 3 - 羟丁炔 - 1 - 基）- 5 -（戊二炔 - 1,3 - 基）噻吩等。

（3）甾醇类：如豆甾醇、植物甾醇等。

（4）黄酮类：如旱莲苷、木樨草素、野黄芩素、芹菜素等。

（5）酚酸类：如原儿茶酸、原儿茶醛、绿原酸、咖啡酸等[1-2]。

部分化合物分子结构图如下：

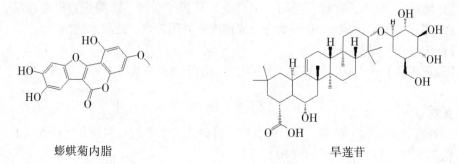

蟛蜞菊内脂　　　　　　　　　　　　　旱莲苷

【现代药理与毒理研究】

（1）抗氧化作用。墨旱莲对 DPPH 自由基、羟基自由基和超氧阴离子自由基具有显著清除作用。

（2）止血作用。墨旱莲有"凉血止血神药"之称，其对热盛胃出血小鼠模型具有显著止血作用，并显著提高血小板积聚率。

（3）降血脂作用。墨旱莲能促进肝脏对脂肪的代谢，减少肝细胞脂肪变性[3]。

（4）其他作用。墨旱莲可调节更年期大鼠模型激素水平，改善其多动、烦躁和易怒状况[4]。

【传统功效、民间与临床应用】味甘、酸，性寒；归肾、肝经；滋补肝肾，凉血止血；用于治疗肝肾阴虚、牙齿松动、须发早白、眩晕耳鸣、腰膝酸软、阴虚血热吐血、衄血、尿血、血痢、崩漏下血、外伤出血。内服煎汤，6 ～ 12 g；或熬膏；或捣汁；或入丸、散。外用捣敷，或捣绒塞鼻，或研末敷。

【使用注意】脾肾虚寒者慎服。

【黎医用药】全草 20 ～ 30 g，水煎内服，用于尿血、痔疮出血。

参考文献

[1] 席庆菊. 墨旱莲的化学成分、药理作用、加工炮制及临床应用研究进展［J］. 中国处方药，2018，16（8）：15 - 17.

[2] 焦广洋，李澍坤，邓易，等. 墨旱莲及其化学成分的药理作用、体内代谢及质量控制研究进展［J］. 药学研究，2021，40（10）：673 - 677，683.

[3] 刘幸，吴爱辉，刘云霞，等. 墨旱莲对高脂喂养小鼠肝脏脂代谢的影响［J］. 药学服务与研究，2020，20（4）：261 - 265.

[4] 陈马兰，唐胤泉，姜耘宙，等. 女贞子和墨旱莲对更年期大鼠内分泌系统和脂代谢的影响［J］. 中国妇幼保健，2021，36（10）：2366 - 2368.

木 棉

【黎药名】折蒿。

【别名】红棉、攀枝花、英雄树。

【来源】木棉科 Bombacaceae 木棉 *Bombax ceiba* L. 的新鲜或干燥根或花。

【产地】产于中国江西、四川、贵州、云南、福建、台湾、广东、广西、海南等地区，见于干热河谷、草原或沟谷季雨林中；在南亚及东南亚地区也有分布。

【植物形态】多年生落叶大乔木，高可达 25 m，树皮灰白色，幼树的树干通常有圆锥状的粗刺。分枝平展。掌状复叶，小叶 5～7 片，常长圆形，长 10～16 cm，宽 3.5～5.5 cm，全缘；两面均无毛，羽状侧脉 15～17 对，上举，其间有 1 条较细的 2 级侧脉，网脉极细密，二面微凸起；叶柄长 10～20 cm；小叶柄长 1.5～4 cm；托叶小。花单生枝顶叶腋，通常红色，有时橙红色，直径约 10 cm；萼杯状，长 2～3 cm，外面无毛，内面密被淡黄色短绢毛，萼齿 3～5，半圆形，高 1.5 cm，宽 2.3 cm，花瓣肉质，倒卵状长圆形，长 8～10 cm，宽 3～4 cm，二面被星状柔毛，但内面较疏；雄蕊管短，花丝较粗，基部粗，向上渐细，内轮部分花丝上部分 2 叉，中间 10 枚雄蕊较短，不分叉，外轮雄蕊多数，集成 5 束，每束花丝 10 枚以上，较长；花柱长于雄蕊。蒴果长圆形，钝，密被灰白色长柔毛和星状柔毛。种子多数，光滑（图 99，见附录三）。

【采收加工】全年均可采，以秋、冬季采者质佳。挖根，洗净，鲜用或切片；或剥取根皮，晒干；采收成熟花，干燥。

【药材性状】根呈不规则的片块状，厚 1～2 cm，宽 1～4 cm。根表面棕色或灰棕色。切面皮部棕色，木质部淡红色，质地坚韧，不易折断，断面纤维性。根皮板状或卷筒状，长宽不一，厚 2～10 mm。外表面灰棕或灰褐色，有皱缩的纵棱纹和凹凸不平的栓皮，脱落处显紫棕色；有棕黄色类菱形的皮孔；散生乳头状凸起钉刺，钉刺上有环纹，有的已被除掉，残留钉刺痕。内表面棕黄色或红棕色，有细纵纹。质坚硬，不易折断，断面纤维性强。气微，味淡，嚼之有黏性。

花常皱缩成团。花萼杯状，厚革质，外表面黑褐色，有纵皱纹，内表面黄棕色，被短绒毛，长 2～4 cm，直径 1.5～3 cm，顶端 3 或 5 裂。花瓣 5 片，椭圆状倒卵形，外表面浅棕黄色，密被星状毛，内表面紫棕色，有疏毛。雄蕊多数，花丝扭曲。气微，味淡、微甘、涩。

【化学成分】

（1）黄酮类：如香橙素、槲皮素、木樨草素、木樨草素－7－O－葡萄糖苷、橙皮苷、母宁、牡荆素等。

（2）萜类：如 β－香树脂素、β－香树脂酮醇、12－齐墩果烯－3,11－二酮、β－香树脂烯酮、齐墩果酸、蒲公英赛醇、蒲公英赛醇乙酸酯、蒲公英赛酮、角鲨烯等。

（3）挥发类：如六烷酸、癸酸乙酯、十八烷酸、十五烷酸乙酯、十四烷酸、α－细辛醚、细辛醚、α－雪松醇和十四烷酸等。

（4）其他：如东莨菪内酯、东莨菪苷、七叶内脂、滨蒿内酯和秦皮素等。

有效成分：pinoresinol、6-dihydroxymatairesinol、罗汉松脂素等。

部分化合物分子结构图如下：

pinoresinol　　　　香橙素　　　　东莨菪内酯

【现代药理与毒理研究】

（1）抗氧化作用。木棉对 DPPH 自由基和超氧阴离子自由基具有显著清除作用。

（2）抗炎镇痛作用。木棉花对二甲苯所致昆明小鼠耳郭肿胀具有显著抑制作用，并对醋酸诱导小鼠扭体反应和腹腔毛细血管通透性增加具有较好的抑制作用[1]。

（3）抗肿瘤作用。木棉对 S180 腹水瘤小鼠模型和宫颈癌 U14 小鼠模型具有显著抗肿瘤作用，能延长腹水瘤小鼠的存活时间，显著抑制肿瘤的体内增殖[2-3]。

（4）其他作用。木棉对金黄色葡萄球菌和大肠杆菌均具有显著抑制作用。

（5）毒理作用。木棉花可导致小鼠出现怠动、活动减少和大便黏滞等症状，无致死现象。

【传统功效、民间与临床应用】花入药，味甘、淡，性凉；归大肠经；清热，凉血，解毒；用于治疗泄泻、痢疾、咳血、吐血、血崩、金疮出血、疮毒、湿疹；内服煎汤，9~15 g；或研末服。根或根皮入药，味微苦，性凉；祛风除湿，清热解毒，散结止痛；用于治疗风湿痹痛、胃痛、赤痢、产后浮肿、瘰疬、跌打扭伤；内服煎汤，15~30 g；外用浸酒搽或捣敷。

【黎医用药】新鲜根捣烂与其他药合用，可用于接骨、止血。花适量，常泡茶饮用，清热解毒，用于治疗菌痢、肠炎、胃痛；有高血糖体质者忌用。

参考文献

[1] 陶鑫，薛中峰，覃骊兰. 木棉的化学成分和药理作用研究进展 [J]. 广州化工，2019，47（24）：44-47.

[2] 刘金泳，邱素君，陈芳超，等. 木棉花水提取物抗炎镇痛作用的实验研究 [J]. 广州医药，2018，49（1）：5-8.

[3] 薛中峰，曾星开，陶鑫，等. 木棉皮石油醚部位对人胃癌细胞凋亡及转移的影响及机制 [J]. 中药材，2022（2）：446-450.

泥花草

【黎药名】雅卖丹。

【别名】水虾子草、田素馨、紫熊胆、水辣椒。

【来源】玄参科 Scrophulariaceae 泥花草 *Lindernia antipoda*（L.）Alston 的新鲜或干燥全草。

【产地】产于中国安徽、江苏、浙江、江西、湖南、湖北、四川、云南、福建、台湾、广东、广西、澳门等地区，常见于田边及潮湿的草地中；广布于印度及澳大利亚北部的热带和亚热带地区。

【植物形态】一年生草本，根须状成丛。叶常长圆形、长圆状披针形，长 0.8 ～ 4 cm，宽 0.6 ～ 1.2 cm，先端急尖或圆钝，基部楔形，下延有宽短叶柄，而近于抱茎，边缘有少数不明显锯齿至有明显锐锯齿或近全缘，两面无毛，叶脉羽状。花多在茎枝顶端成总状，花序长达 15 cm，有 2 ～ 20 花；苞片钻形；花梗长达 1.5 cm，在果期平展或反折；花萼基部联合，萼齿 5，线状披针形；花冠紫、紫白或白色，长达 1 cm，冠筒长达 7 mm，上唇 2 裂，下唇 3 裂，上、下唇近等长；后方 1 对雄蕊能育，前方 1 对退化，花丝顶端钩曲有腺；花柱细，柱头片状。蒴果圆柱形，顶端渐尖，长约为宿萼 2 倍或较多（图 100，见附录三）。

【采收加工】夏、秋季采收，鲜用或切段晒干。

【药材性状】多皱缩，全株无毛。须根丛状，茎多分枝，圆柱状，有纵纹。下部茎节间有时具须根。断面实心。叶对生，多皱缩；展平后呈长圆形、狭椭圆形或线状倒针形。顶端圆或有时急尖，基部楔形，下延成柄；叶片长 0.8 ～ 4.5 cm，宽 0.6 ～ 1.2 mm，边缘具细锯齿或有时近全缘。两面无毛。花紫色、淡紫蓝色或白色，略呈 2 唇形，上唇 2 裂，下唇 3 裂。蒴果柱形，顶端渐尖。种子褐色，不规则三棱状卵形。气微，味淡。

【化学成分】

主要成分为 β - 谷甾醇、豆甾醇和羽扇豆醇，此外还有环烯醚萜苷类成分[1]。

【现代药理与毒理研究】暂无相关文献报道。

【传统功效、民间与临床应用】味甘、微苦，性寒；清热解毒，利尿通淋，活血消肿；用于治疗肺热咳嗽、咽喉肿痛、泄泻、热淋、目赤肿痛、痈疽疔毒、跌打损伤、毒蛇咬伤。内服煎汤，10 ～ 15 g，鲜品 30 ～ 60 g；或捣汁，或泡酒；外用鲜品捣敷。

【黎医用药】全草 20 ～ 30 g，水煎内服，用于肝炎；配方车前草 30 g，用于小便不利。

参考文献

[1] 巩江，高昂，郑辉，等. 母草属药学研究概况 [J]. 安徽农业科学，2011，39（16）：9598 – 9599.

牛耳枫

【黎药名】罗哈粹。

【别名】牛耳风、牛耳丰、牛耳公。

【来源】虎皮楠科 Daphniphyllaceae 牛耳枫 *Daphniphyllum calycinum* Benth. 的干燥小枝和叶。

【产地】产于中国海南、江西、湖南、福建、广东、广西，见于疏林或灌丛中，常种植；在越南和日本也有分布。

【植物形态】多年生灌木，高达 5 m；小枝灰褐色，皮孔稀疏。叶纸质，椭圆形、倒卵状卵圆形或宽椭圆形，长 10～20 cm，宽 4～10 cm，背面被白粉，稍背卷，侧脉 8～11 对；叶柄长 5～15 cm。总状花序长 2～6 cm；雄花花梗长 1～2 cm，苞片椭圆形，长约 5 mm，花萼盘状，直径约 5 mm，裂片 3～4，宽三角形，长约 3 mm，雄蕊 9～10，长约 4 mm；花丝极短，花药长圆形，药隔突出，较花药长，顶端稍内弯；雌花花梗长 6～8 mm，苞片卵形，长约 3 mm，花萼裂片宽椭圆形或宽三角形，长约 2 mm，柱头 2，直立，稍外弯。果卵圆形，长约 1 cm，被白粉，具小疣状突起，柱头宿存，基部具宿萼裂片；果柄长 1.5 cm（图 101，见附录三）。

【采收加工】夏、秋季采枝叶，鲜用或切段晒干。

【药材性状】茎枝呈圆柱形，长 50～70 cm，直径 0.3～0.7 cm；表面灰绿色或浅灰棕色，体轻质硬，可折断；断面灰白色或浅棕色，有疏松髓部或髓部中空。单叶互生，完整叶片展开后成宽椭圆形至倒卵形，长 10～15 cm，宽 3.5～9 cm；先端钝或急尖，基部宽楔形，全缘，边缘背卷；腹面草绿色至浅灰棕色，背面浅绿色至灰棕色；叶脉下表面突起；侧脉明显；叶柄较长，革质。气微，味微苦。

【化学成分】

（1）生物碱类：如 methyl homoselodaphniphyllate、daphnezomine M、caldaphnidine E、calyciphylline F、calyeiphyUine B、deoxycalyciphyUine B、daphnicyclidin H 和 macropodumine C。

（2）黄酮类：如芸香苷、新橙皮苷、槲皮素、芦丁、5,7 – 二羟基色原酮、5,7,4′ – 三羟基 – 3 – 甲基黄酮、山柰酚、木樨草素等。

（3）其他：如羽扇豆酮、胡萝卜苷、β – 谷甾醇、对甲氧基苯甲酸、对羟基苯甲醛、对羟基苯甲酸、反式对羟基肉桂酸和 3,4 – 二羟基苯甲酸等。

（4）有效成分：如 calycinine A、secodaphniphylline、deoxycalyciphylline B、daphnilactone B、5-oxymaltol、4.6-dimethyl-3-hydroxychromone 等[1]。

部分化合物分子结构图如下：

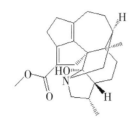

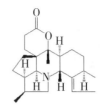

calycinine A   deoxycalyciphylline B

【现代药理与毒理研究】

（1）抗氧化作用。牛耳枫对 DPPH 自由基具有清除作用。此外牛耳枫提取物对小鼠血清细胞因子和炎性细胞因子也有抑制作用。

（2）抗胆碱酯酶活性。从牛耳枫中提取的 deoxycalyciphylline B 等具有抗乙酰胆碱酯酶活性，secodaphniphylline 等具有较强的抗丁酰胆碱酯酶活性。

（3）抗肿瘤活性。从牛耳枫中提取的 2-hydroxyyunnandaphnine D 等生物碱对人宫颈癌细胞、人肺腺癌细胞、人乳腺癌细胞、人肝癌细胞和人神经胶质瘤 5 种肿瘤细胞株均有一定的抑制作用[1]。

【传统功效、民间与临床应用】味辛、苦，性凉，有小毒；祛风止痛，解毒消肿，活血化瘀；用于治疗风湿骨痛、疮疡肿毒、跌打骨折、毒蛇咬伤、腹泻、水肿、发烧、咳嗽、咽喉肿痛、胁下痞块。内服煎汤，9 ～ 15 g（鲜品加倍）；外用煎水洗，或捣烂敷。

【使用注意】孕妇禁服。

【黎医用药】小枝及叶适量，水煎内服或捣烂外敷，用于治疗毒蛇咬伤和骨折、跌打肿痛。根 15 g，水煎内服，用于治疗感冒发热、扁桃体炎、胃炎。此药是经典黎药枫蓼肠胃康的主要组成原料。

参考文献

[1] 彭政忠，张丽艳，唐靖雯，等. 黎药牛耳枫研究进展［J］. 中国民族民间医药. 2023，32（1）：53 – 57.

牛眼马钱

【黎药名】雅爱代。

【别名】牛眼珠、牛眼睛。

【来源】马钱科 Loganiaceae 牛眼马钱 *Strychnos angustiflora* Benth. 的干燥种子。

【产地】产于中国云南、福建、广东、广西、海南等地区，见于山地疏林下或灌木丛中；在东南亚也有分布。

【植物形态】多年生藤本，长达 10 m。小枝枝刺具卷钩，与叶对生，长 2 ～ 5 cm，老枝具枝刺。叶革质，圆形、卵形或椭圆形，长 3 ～ 8 cm，无毛，先端骤尖或钝，基部常圆或宽楔形，基出脉3～5，叶柄长4～6 mm。三歧聚伞花序顶生，长2～4 cm，被短柔毛；苞片小；花长0.8～1.1 cm；花萼裂片卵状三角形，长1 mm，被微柔毛；花冠白色，花冠筒与花冠裂片近等长，长4～5 mm，近基部及花冠筒喉部被长柔毛；雄蕊着生花冠筒喉部，花丝丝状，花药伸出。浆果球形，直径2～4 cm，平滑，红或橙黄色。种子1～6枚，扁圆形，直径1～1.8 cm（图102，见附录三）。

【采收加工】秋、冬季采收果实，除去果肉，晒干，以油炸酥，或用砂炒。

【药材性状】种子扁圆形，直径0.8～1.5 cm，厚0.2～0.3 cm，一面稍凹，另一面稍突起；表面灰棕绿色，被匍匐状短毛茸，由中央向四周射出，子叶心形，叶脉3条，胚根长约1.5 mm。气微，味苦，有大毒。

【化学成分】

（1）生物碱类：如马钱子碱、马钱子碱 - 氧化物、士的宁、士的宁 - 氧化物、异士的宁、异马钱子碱、异马钱子碱 - 氧化物、异士的宁 - 氧化物、马钱子新碱、伪士的宁、诺法生等。

（2）萜类及甾类：如胡萝卜苷、β - 谷甾醇、豆甾醇糖苷、5,6 - 羊齿烯醇等。

（3）有机酸类：如没食子酸、阿魏酸、水杨酸 原儿茶酸、香草酸、硬脂酸、6′- O - 乙酰基番木鳖苷酸乙酰基番木鳖苷酸、番木鳖苷酸、氯原酸、十四烷酸、软脂酸等。

部分化合物分子结构图如下：

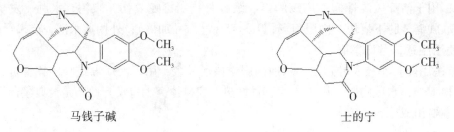

马钱子碱　　　　　　　　　　　　　士的宁

【现代药理与毒理研究】

（1）抗炎镇痛作用。牛眼马钱所含的生物碱对小鼠耳肿胀、扭体具有显著抑制作用，并显著提高小鼠痛阈值[1-2]。

（2）抗肿瘤作用。牛眼马钱碱及其纳米粒对肺腺癌细胞 A549、宫颈癌细胞 HeLa、结肠癌 HT-29 和肝癌细胞 HepG2 的增殖均具有显著抑制作用[3]。

（3）毒理作用。牛眼马钱中所含的士的宁和马钱子碱具有毒性，达到30 mg/kg 可导致死亡。

【传统功效、民间与临床应用】味苦，性寒。有大毒；通经活络，消肿止痛；用于治疗风湿痹痛、手足麻木、半身不遂、痈疽肿毒、跌打损伤。内服入丸、散，0.5～1 g；外用适量，鲜品捣敷。

【使用注意】不可久服，以防中毒。孕妇禁服。

【黎医用药】根、茎3～5 g，水煎内服，与它药配伍用于风湿性关节炎、手足麻木、半身不遂。

参考文献

[1] JIANG H, LIU Y B, LI Y, et al. Analgesic Corynanthe-Type Alkaloids from *Strychnos angustiflora* [J]. *Tetrahedron*, 2015, 11: 11.

[2] JIANG H, MA S G, LI Y, et al. Spirobisnaphthalenes and lactones from the seeds of *Strychnos angustiflora* with potential anti-inflammatory activity [J]. Bioorganic and Medicinal Chemistry Letters, 2016, 26: 4832–4836.

[3] 刘丹, 于佳. 马钱子碱 mPEG-PLGA 纳米粒的构建与体外抗肿瘤细胞活性研究 [J]. 沈阳药科大学学报, 2021, 38 (11): 1133–1138.

破布叶

【黎药名】雅节龙。

【别名】布渣、包蔽木。

【来源】椴树科 Tiliaceae 破布叶 *Microcos paniculata* L. 的干燥叶。

【产地】产于中国海南、广东、广西、云南等地区, 见于路边灌丛; 在印度及印度尼西亚也有分布。

【植物形态】多年生灌木或小乔木, 高 3 ～ 12 m, 树皮粗糙。嫩枝有毛。叶薄革质, 卵状长圆形, 长 8 ～ 18 cm, 宽 4 ～ 8 cm, 先端渐尖, 基部圆形, 两面初时有极稀疏星状柔毛, 以后变秃净, 三出脉的两侧脉从基部发出, 向上行超过叶片中部, 边缘有细钝齿; 叶柄长 1 ～ 1.5 cm, 被毛; 托叶线状披针形, 长 5 ～ 7 mm。顶生圆锥花序长 4 ～ 10 cm, 被星状柔毛; 苞片披针形; 花柄短小; 萼片长圆形, 长 5 ～ 8 mm, 外面有毛; 花瓣长圆形, 下半部有毛; 腺体长约 2 mm; 雄蕊多数, 比萼片短; 子房球形, 无毛, 柱头锥形。核果近球形或倒卵形, 长约 1 cm; 果柄短 (图 103, 见附录三)。

【采收加工】夏、秋季采收带幼枝的叶, 晒干。

【药材性状】叶多皱缩、破碎; 完整者展平后至卵状长圆形或倒卵圆形, 长 8 ～ 18 cm, 宽 4 ～ 8 cm, 黄绿色或黄棕色, 先端渐尖, 基部钝圆, 边缘具细齿; 基出脉 3 条, 侧脉羽状, 小脉网状; 叶柄长 7 ～ 12 mm; 叶脉及叶柄有毛茸。气微, 味淡、微涩。

【化学成分】

(1) 倍半萜类: 如 isololiolide、脱落酸、(3,6)－3－羟基－紫罗兰酮等。

(2) 有机酸类: 如香草酸、对香豆酸、阿魏酸等。

(3) 黄酮和苷元类: 如异鼠李素、山奈酚、槲皮素、黑麦草内酯、芹菜素、表儿茶素、儿茶素、豆甾醇、β－谷甾醇等。

【现代药理与毒理研究】

(1) 抗氧化作用。破布叶对 DPPH 自由基和超氧阴离子自由基具有显著清除作用, 并提高小鼠肝脏超氧化物歧化酶活性[1]。

(2) 降脂作用。破布叶能降低机体血清甘油三酯、胆固醇和低密度脂蛋白含量, 并提高高密度脂蛋白含量[2]。

（3）保肝作用。破布叶对四氯化碳诱导的小鼠急性肝损伤具有保护作用，降低小鼠血清谷丙转氨酶水平；并能减少内外源性胆固醇及代谢产物吸收或再吸收。

（4）其他作用。破布叶还具有抗炎作用和保护心血管作用。

【传统功效、民间与临床应用】味微酸，性凉；归脾、胃经；消食化滞，清热利湿；用于治疗饮食积滞、感冒发热、湿热黄疸、脘腹胀痛、泄泻、疮疡、蜈蚣咬伤。

内服煎汤，15～30 g，鲜品30～60 g；外用煎水洗，或捣敷。

【黎医用药】根、叶20～25 g，水煎内服作为凉茶，用于治疗感冒、腹泻、咽喉肿痛。

参考文献

[1] 林启凰，张娜，余亚选，等. 布渣叶多酚的提取工艺初探及其活性研究 [J]. 化学与生物工程，2018，35（8）：26 - 31.
[2] 宿世震，项东宇，刘晓庆，等. 布渣叶对非酒精性脂肪性肝病小鼠的作用及机制 [J]. 中国实验方剂学杂志，2018，24（1）：130 - 135.

千斤拔

【黎药名】千意反。

【别名】蔓性千斤拔、一条根、钻地风。

【来源】豆科 Fabaceae 千斤拔 *Flemingia prostrata* Roxb. f. ex Roxb. 的干燥根。

【产地】产于中国云南、四川、贵州、湖北、湖南、广西、广东、海南、江西、福建和台湾等地区，见于平地旷野或山坡路旁草地上；在菲律宾也有分布。

【植物形态】多年生直立或披散亚灌木。幼枝三棱柱状，密被灰褐色短柔毛。叶具指状3小叶；托叶线状披针形，长0.6～1 cm，有纵纹，被毛，先端细尖，宿存；叶柄长2～2.5 cm；小叶厚纸质，长椭圆形或卵状披针形，偏斜长4～9 cm，宽1.7～3 cm，先端钝，有时有小凸尖，基部圆形，腹面被疏短柔毛，背面密被灰褐色柔毛；基出脉3，侧脉及网脉在腹面多少凹陷，背面凸起，侧生小叶略小；小叶柄极短，密被短柔毛。总状花序腋生，长2～2.5 cm，各部密被灰褐色至灰白色柔毛；苞片狭卵状披针形；花密生，具短梗；萼裂片披针形，远较萼管长，被灰白色长伏毛；花冠紫红色，约与花萼等长，旗瓣长圆形，基部具极短瓣柄，两侧具不明显的耳，翼瓣镰状，基部具瓣柄及一侧具微耳，龙骨瓣椭圆状，略弯，基部具瓣柄，一侧具1尖耳；雄蕊二体；子房被毛。荚果椭圆状，被短柔毛。种子2枚，近圆球形，黑色。花、果期夏秋季（图104，见附录三）。

【采收加工】秋后采挖，洗净，切段，晒干。

【药材性状】根长圆柱形，上粗下渐细，极少分枝，长30～70 cm，上部直径1～2 cm；表面棕黄色、灰黄色至棕褐色，有稍突起的根长皮乱及细皱纹，近顶部常成圆肩膀状，下半部间见须根痕；栓皮薄，鲜时易刮离，刮去栓皮可见棕红色或棕褐色皮部；质坚韧，不易折断；横切面皮部棕红色，木部宽广，淡黄白色，有细微的放射状纹理。气微，味微甘、涩。

【化学成分】

（1）黄酮类：如蔓性千斤拔素、千斤拔素、大豆素、染料木素、2′-羟基染料木素、3′-O-methylorobol、aureol、lupinalbin A、山奈酚、questin、羽扇豆醇、genistin、orobol、genistein、flemichin D、auriculasin 等。

（2）挥发油和苷类：如芒柄花苷和山奈酚-6-C-β-D-吡喃葡萄糖苷。

（3）甾体和蒽醌类：如大黄酚、大黄素、大黄素甲醚、岛青霉素。

（4）其他：如白桦脂酸、对甲氧基苯丙酸、4-羟基邻茴香醛等。

部分化合物分子结构图如下：

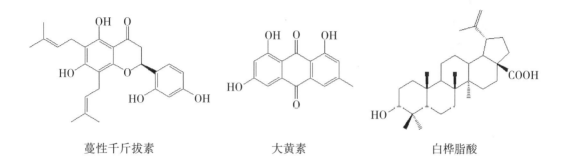

蔓性千斤拔素　　　　　　　　大黄素　　　　　　　　白桦脂酸

【现代药理与毒理研究】

（1）抗氧化作用。千斤拔黄酮和多糖对羟基自由基、超氧阴离子自由基、DPPH 自由基和 ABTS⁺ 自由基均具有显著清除作用[1-2]。

（2）抗菌作用。千斤拔对金黄色葡萄球菌、大肠杆菌和枯草芽孢杆菌均具有抑制作用[3]。

（3）抗炎作用。千斤拔对类风湿性关节炎、慢性盆腔炎和急性痛风性关节炎均具有显著抗炎作用，下调 IL-1、IL-6、肿瘤坏死因子-α 和一氧化氮水平。

（4）其他作用。千斤拔还具有降血脂、抗血栓和免疫调节作用。

（5）毒理作用。千斤拔毒性较小。

【传统功效、民间与临床应用】味甘、辛、微涩，性平；祛风除湿，活血解毒；用于治疗风湿痹痛、腰肌劳损、四肢痿软、跌打损伤、咽喉肿痛。内服煎汤，15～30 g；外用磨汁涂，或研末调敷。

【使用注意】孕妇忌内服。

【黎医用药】根、枝 20～30 g，水煎或浸酒内服，用于治疗跌打损伤、妇女白带、风湿腰腿痛、四肢无力、痔疮出血。

参考文献

[1] 熊建文，李俊琦，梁莹，等. 大叶千斤拔叶黄酮的超声—微波协同提取工艺及其抗氧化活性研究 [J]. 南方农业学报，2021，52（1）：198-205.

[2] 王岩，于璐，高建伟，等. 大叶千斤拔黄酮类成分提取及抗氧化活性研究 [J]. 食品与机械，2021，37（6）：179-190.

[3] 熊建文，卢凯玲，陈正培，等. 闪式提取法制备大叶千斤拔醇提物及其抑菌活性 [J]. 食品工业，2021，42（6）：102 - 106.

青 葙

【黎药名】步笋涛。

【别名】百日红、野鸡冠花、狗尾草。

【来源】苋科 Amaranthaceae 青葙 Celosia argentea L. 的干燥种子。

【产地】全中国几乎遍布，见于平原田边、丘陵山坡；在俄罗斯、东亚其他地区、东南亚及非洲也有分布。

【植物形态】一年生草本，高 0.3 ～ 1 m，全体无毛；茎直立，有分枝，绿色或红色，具显明条纹。叶片矩圆披针形、披针形或披针状条形，少数卵状矩圆形，长 5 ～ 8 cm，宽 1 ～ 3 cm，绿色常带红色，顶端急尖或渐尖，具小芒尖，基部渐狭；叶柄长 2 ～ 15 mm，或无叶柄。花多数，密生，在茎端或枝端成单一、无分枝的塔状或圆柱状穗状花序，长 3 ～ 10 cm；苞片及小苞片披针形，长 3 ～ 4 mm，白色，光亮，顶端渐尖，延长成细芒，具 1 中脉，在背部隆起；花被片矩圆状披针形，长 6 ～ 10 mm，初为白色顶端带红色，或全部粉红色，后成白色，顶端渐尖，具 1 中脉，在背面凸起；花丝长 5 ～ 6 mm，分离部分长 2.5 ～ 3 mm，花药紫色；子房有短柄，花柱紫色，长 3 ～ 5 mm。胞果卵形，长 3 ～ 3.5 mm，包裹在宿存花被片内。种子凸透镜状肾形，直径约 1.5 mm（图 105，见附录三）。

【采收加工】秋季果实成熟时采割植株或摘取果穗，晒干，收集种子，除去杂质。

【药材性状】呈扁圆形，少数呈圆肾形，直径 1 ～ 1.5 mm；表面黑色或红黑色，光亮，中间微隆起，侧边微凹处有种脐。种皮薄而脆。无臭，无味。

【化学成分】

主要成分和有效成分：β - 谷甾醇、棕榈酸、豆甾醇、胡萝卜苷、齐墩果酸等。

【现代药理与毒理研究】

（1）抗氧化作用。青葙皂苷能显著降低心肌细胞内活性氧自由基的产生，并显著提高超氧化物歧化酶的活性，降低丙二醛含量[1]。

（2）保肝作用。青葙皂苷对机体肝脏具有保护作用，能不同程度降低血清谷丙转氨酶和谷草转氨酶活性。

（3）抗糖尿病视网膜病变作用。青葙对链脲佐菌素诱导小鼠糖尿病视网膜病具有改善作用，显著降低模型小鼠视网膜血管新生情况[2]。

（4）其他作用。青葙皂苷还具有降血脂、抗心肌梗死和抗菌作用。

【传统功效、民间与临床应用】味苦，性微寒；归肝经；清肝泻火，明目退翳；用于治疗肝热目赤、目生翳膜、视物昏花、肝火眩晕、高血压病、鼻衄、皮肤瘙痒、疮癣。内服煎汤，9 ～ 15 g。外用研末调敷；捣汁灌鼻。

【使用注意】种子有扩散瞳孔作用，故青光眼患者禁用。

【黎医用药】茎叶、根 10 ~ 15 g，水煎泡浴，用于杀虫止痒。

参考文献

［1］余慧君，彭晖. 青葙皂苷对过氧化氢诱导的 H9c2 心肌细胞凋亡的影响及机制研究［J］. 浙江中西医结合杂志，2021，31（11）：995 – 999.

［2］李潇然，王娟，王世东，等. 木贼 – 青葙子药对治疗糖尿病视网膜病变作用机制网络药理学研究［J］. 中国中医药信息杂志，2021，28（2）：28 – 34.

榕 树

【黎药名】千意给。

【别名】小叶榕、细叶榕。

【来源】桑科 Moraccac 榕树 *Ficus microcarpa* L. f. 的干燥气生根。

【产地】产于中国华南和西南，常见种植；在东南亚地区、印度、日本、巴布亚新几内亚和澳大利亚也有分布。

【植物形态】多年生大乔木，高达 15 ~ 25 m，胸直径达 50 cm，冠幅广展；老树常有锈褐色气根。树皮深灰色。叶薄革质，狭椭圆形，长 4 ~ 8 cm，宽 3 ~ 4 cm，先端钝尖，基部楔形，表面深绿色，干后深褐色，有光泽，全缘，基生叶脉延长，侧脉 3 ~ 10 对；叶柄长 5 ~ 10 mm，无毛；托叶小，披针形。榕果成对腋生，成熟时黄或微红色，扁球形，直径 6 ~ 8 mm，无总梗，基生苞片 3，广卵形，宿存；雄花、雌花、瘿花同生于一榕果内，花间有少许短刚毛；雄花无柄或具柄，散生内壁，花丝与花药等长；雌花与瘿花相似，花被片 3，广卵形，花柱近侧生，柱头短，棒形。瘦果卵圆形。花期 5—6 月（图 106，见附录三）。

【采收加工】全年可采。割下气根，扎成小把，晒干。

【药材性状】呈木质细条状，长 1 m 左右，基部较粗，直径 4 ~ 8 mm，末端渐细，往往分枝，有时簇生 6 ~ 7 条支根；表面红褐色，外皮多纵裂，有时剥落，皮孔灰白色，呈圆点状或椭圆状；质脆，皮部不易折断，断面木部棕色，具有条细、红褐色特征者质量较好。气微，味苦、涩。

【化学成分】

（1）萜类：如 bridelionoside B、ficuglucoside、ficusic acid、熊果酸、乙酰熊果酸、齐墩果酸、乙酰桦木酸、双扇豆醇、白桦脂酸、木栓酮、木栓醇等。

（2）黄酮类：如异牡荆苷、ficuflavoside、荭草苷、牡荆素、表儿茶素等。

（3）酚酸类：如 ficusol、间苯三酚、阿福豆素、苯甲酸、对羟基苯甲酸、原儿茶酸甲酯、儿茶酚等。

（4）苯丙素类：如 ficuscarpanoside A、guaiacylglycerol erythro-guaiacylglycerol、guaia-cylglycerol-9-O-β-D-glucopyranoside 等。

（5）甾体类：如羊毛甾醇、豆甾 – 4 – 烯 – 6β – 羟基 – 3 – 酮等[1]。

【现代药理与毒理研究】

抗氧化作用。榕树多酚对羟基自由基、DPPH 自由基有较强清除作用[2]。

【传统功效、民间与临床应用】味苦，性平；散风热，祛风湿，活血止痛；用于治疗流感、百日咳、麻疹不透、扁桃体炎、结膜炎、风湿骨痛、痧气腹痛、久痢、胃痛、白带、湿疹、阴痒、跌打损伤。内服煎汤，9～15 g；或浸酒。外用捣烂酒炒敷或煎水洗。

【黎医用药】气生根、叶入药，20～30 g，配方水煎内服，用于骨折、风湿、感冒、疝气、子宫脱垂。

参考文献

[1] 丁天宇，侯小涛，陈贻威，等. 榕树化学成分与质量控制研究进展 [J]. 中华中医药学刊，2020，38（6）：254-258.
[2] 高林晓，邓晓霞，石慧丽，等. Box-Behnken 模型优化榕树须多酚提取工艺及抗氧化活性 [J]. 化学试剂，2021，43（9）：1268-1274.

三白草

【黎药名】三百草。

【别名】白水鸡、塘边藕、水木通、白花照水莲。

【来源】三白草科 Saururaceae 三白草 *Saururus chinensis*（Lour.）Baill. 的全草。

【产地】产于河北、山东、河南及长江流域以南地区，常见潮湿地带生长；在日本、菲律宾至越南也有分布。

【植物形态】多年生湿生草本，高可超过 1 m。茎粗壮，有纵长粗棱和沟槽，下部伏地，常带白色，上部直立，绿色。叶纸质，密生腺点，阔卵形至卵状披针形，长 10～20 cm，宽 5～10 cm，顶端短尖或渐尖，基部心形或斜心形，两面均无毛，上部的叶较小，茎顶端的 2～3 片于花期常为白色，呈花瓣状；叶脉 5～7 条，均自基部发出，如为 7 脉时，则最外 1 对纤细，斜升 2～2.5 cm 即弯拱网结，网状脉明显；叶柄长 1～3 cm，无毛，基部与托叶合生成鞘状，略抱茎。花序白色，长 12～20 cm；总花梗无毛，但花序轴密被短柔毛；苞片近匙形，上部圆，无毛或有疏缘毛，下部线形，被柔毛，且贴生于花梗上；雄蕊 6 枚，花药长圆形，纵裂，花丝比花药略长。果近球形，表面多疣状凸起（图 107，见附录三）。

【采收加工】全草全年均可采挖，洗净，晒干。

【药材性状】根茎圆柱形，有分枝；表面灰褐色，粗糙，有节及纵皱纹，节上有须根，环节状，节间长约 2 cm；质硬而脆，易折断，断面类白色，粉性。茎圆柱形，有 4 条纵沟，一条较宽广；断面黄色，纤维性，中空。单叶互生，叶片常卵形，长 4～15 cm，宽 2～10 cm；基部心形，全缘，基出脉 5 条；叶柄有纵皱纹。总状花序于枝顶与叶对生，花小，棕褐色。蒴果近球形。气微，味淡。

【化学成分】

（1）木脂素类：如马纳萨亭、三白草酮、1′-表-三白草酮、三白草醇、三白草醇A/B/C、红楠素、4-甲氧基红楠素等。

（2）黄酮类：如芦丁、金丝桃苷、槲皮苷、槲皮素、山柰酚、木樨草素等。

（3）挥发油类：如榄香烯、匙叶桉油烯醇、石竹烯、莰烯、桂烯、柠檬烯、芳樟醇、顺式氧化宁烯、香茅醛、顺式柠檬醛等。

（4）生物碱类：如N-对-反式-香豆酰胺、天然马兜铃内酰胺等。

部分化合物分子结构图如下：

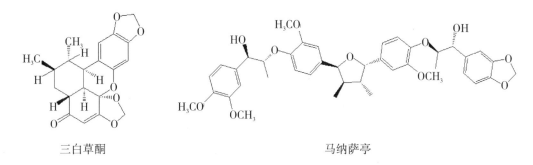

三白草酮　　　　　　　　　　　　　　　马纳萨亭

【现代药理与毒理研究】

（1）抗氧化作用。三白草对DPPH自由基、羟基自由基和超氧自由基均具有显著清除作用，还能显著提高机体超氧化物歧化酶和谷胱甘肽过氧化物酶活性，并降低其丙二醛含量[2]。

（2）对神经系统的作用。三白草对创伤性脑损伤模型大鼠具有神经保护作用。此外，三白草还能显著抑制小鼠的协调运动和自主活动。

（3）抗肿瘤作用。三白草对前列腺癌细胞PC3和乳腺癌细胞MDA-MB-231的增殖具有显著抑制作用，并对肿瘤细胞的黏附、迁移和侵袭具有抑制作用。

（4）其他作用。三白草具有抗病毒和保肝等作用。

（5）毒理作用。三白草会引起肝损伤，严重者可导致死亡[3]。

【传统功效、民间与临床应用】味甘、辛，性寒；归肺、膀胱经；利尿消肿、清热解毒；用于水肿、小便不利、淋沥涩痛、热淋、血淋、带下、脚气、黄疸、痢疾；外治疮疡肿毒、湿疹。内服煎汤，干品15～30 g，鲜品倍量；外用鲜品捣烂外敷，或捣汁涂。

【使用注意】脾虚久病、胃寒少食者慎用。

【黎医用药】全草15～30 g，水煎内服，与它药配伍用于尿路感染、结石；水煎外洗，用于男女阴部感染、恶臭。

参考文献

[1] 随家宁，李芳婵，郭勇秀，等. 三白草化学成分与药理作用研究进展及质量标志物预测分析［J］. 食品工业科技，2020，41（18）：353-359，367.

[2] 童汝有，董黎明. 三白草木脂素对创伤性脑损伤大鼠神经保护作用及Nrf2-ARE信号通路的影响［J］. 新中医，2020，52（6）：1-4.

［3］ 翟英英，赵素霞. 三白草木脂素类化学成分及其药理活性研究进展［J］. 中国合理用药探索，2021，18（5）：98－100.

三桠苦

【黎药名】三支枪。

【别名】三叉虎、三叉苦。

【来源】芸香科 Rutaceae 三桠苦 *Melicope pteleifolia*（Champ. ex Benth.）Hartley 的根、茎叶。

【产地】产于中国海南、广东、云南南部、西藏东南部等地区，见于常绿阔叶林中；在老挝、柬埔寨也有分布。

【植物形态】多年生乔木或小乔木，枝叶无毛。3 小叶复叶，偶兼具 2 小叶或单小叶，纸质，长椭圆形或倒卵状椭圆形，先端纯尖，基部楔形，全缘，油点多；小叶柄甚短。伞房状圆锥花序腋生，稀兼有顶生，多花；萼片及花瓣均 4；萼片长约 0.5 mm；花瓣淡黄或白色，长 1.5～2 mm，具透明油腺点；雄花退化雌蕊垫状，密被白毛；雌花不育雄蕊有花药、无花粉；花柱与子房等长；果瓣淡黄或褐色，散生透明油腺点，每果瓣 1 种子（图 108，见附录三）。

【采收加工】夏、秋季采收，鲜用或切断晒干。

【药材性状】稍老枝呈圆柱状，嫩枝方柱形，直径 0.3～1 cm，或稍过之；常绿灰色，有直线纹。质硬而脆，易折断。小叶片皱缩或破碎，完整小叶片长圆披针形，长 6～15 cm，腹面褐绿色，背面色浅，两面光滑无毛，有透明腺点。气微香，味极苦。

【化学成分】

（1）挥发油类：如邻苯二甲酸二丁酯、叶绿醇、十六酸、氧化丁香稀、马鞭草烯酮、橙花叔醇等。

（2）黄酮类：如槲皮素、山奈酚－3－O－芸香糖苷、异戊炼氧基黄酮、3,7－二甲氧基山奈酚、山奈酚－3－O－α－L－阿拉伯吡喃糖苷等。

（3）生物碱类：如香草木宁、（＋）-isoplatydesmine、白鲜碱、菌芋碱、吴茱萸春碱等。

（4）苯丙素类及香豆素类：如 N－反式－对香豆酰酪胺、3－异戊稀基伞形花内酯、7－去甲氧基软木花椒素、异紫花前胡内酯、东莨菪素等。

部分化合物分子结构图如下：

叶绿醇　　　　　　　　　　　　　香草木宁

【现代药理与毒理研究】

（1）抗氧化作用。三桠苦对超氧阴离子自由基、羟基自由基、DPPH 自由基和 ABTS$^+$自由基等均具有显著清除作用[1]。

（2）抗炎作用。三桠苦水提物对二甲苯所致小鼠耳肿胀和角叉菜胶所致大鼠足肿胀具有显著抑制作用，同时三桠苦能抑制一氧化氮的分泌。

（3）抗肿瘤作用。三桠苦生物碱对肝癌细胞 HepG2、胃癌细胞 BGC 细胞的增殖具有显著抑制作用[2]。

（4）其他作用。三桠苦提取物对 CCl$_4$ 所致小鼠肝损伤具有保护作用。

【传统功效、民间与临床应用】味苦，性寒；归心、肝经；清热解毒，祛风除湿，消肿止痛；用于治疗感冒发热、咽喉肿痛、肺热咳嗽、胃痛、风湿痹痛、跌打损伤、湿疹、疮疖肿毒。内服煎汤，9 ～ 15 g；外用捣敷，或煎水洗。

【黎医用药】根和枝 30 ～ 60 g，与它药配伍水煮内服，用于肝炎、枪伤止血等。

参考文献

［1］罗桂花，林翠清，肖鸬华，等. 响应面法优化三叉苦黄酮提取工艺及抗氧化活性分析 ［J］. 食品与药品，2022，24（1）：1 - 6.

［2］褚晨亮，王馨晨，郑静，等. 岭南中药三桠苦生物碱及其抗肿瘤活性研究 ［J］. 亚太传统医药，2021，17（12）：74 - 77.

山　橘

【黎药名】雅托。

【别名】山金豆、山小橘。

【来源】芸香科 Rutaceae 山橘 *Fortunella hindsii*（Champ. ex Benth.）Swingle 的叶。

【产地】产于中国南方各地以海南、台湾、福建、广东、广西为主，见于低海拔疏林中。

【植物形态】多年生灌木，树高 3 m 以内；枝有刺。叶质厚，浓绿，卵状披针形或长椭圆形，长 5 ～ 11 cm，宽 2 ～ 4 cm，顶端略尖或钝，基部宽楔形或近于圆；叶柄长达 1.2 cm，翼叶甚窄。单花或 2 ～ 3 花簇生；花梗长 3 ～ 5 mm；花萼 4 ～ 5 裂；花瓣 5 片，长 6 ～ 8 mm；雄蕊 20 ～ 25 枚；子房椭圆形，花柱细长，常为子房长的 1.5 倍，柱头稍增大。果椭圆形或卵状椭圆形，长 2 ～ 3.5 cm，橙黄至橙红色，果皮味甜，厚约 2 mm，油胞常稍凸起，瓤囊 5 或 4 瓣，果肉味酸，有种子 2 ～ 5 粒。种子卵形，端尖（图 109，见附录三）。

【采收加工】全年可采，鲜用或晒干。

【药材性状】干燥叶呈长椭圆形至矩圆形，或倒卵形，长 4 ～ 8 cm，宽 2 ～ 3 cm，稍革质；羽状脉，主脉在叶背凸出，两面秃净，背面黄绿色，腹面暗绿色至棕绿色，对光视之，密布透明之腺点；有时带有部分嫩枝。气微香，味辛、苦。

【化学成分】

主要成分有 β - 月桂烯、萜品烯、榄香烯、β - 金合欢烯、α - 荜澄茄油烯、γ - 榄香烯、倍半水芹烯、β - 桉叶醇、香草酸、汉黄芩素、山橘脂酸等。

部分化合物分子结构图如下：

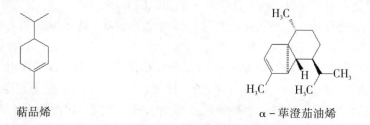

萜品烯　　　　　　　　　　α - 荜澄茄油烯

【现代药理与毒理研究】

（1）抗氧化作用。山橘总多酚、总黄酮和精油对羟基自由基、DPPH 自由基、ABTS+ 自由基均具有显著清除作用[1-2]。

（2）镇咳祛痰平喘作用。山橘能不同程度减少氨水所致小鼠的咳嗽次数，延长其致咳潜伏期，并延长磷酸组胺喷雾诱导豚鼠哮喘的引喘潜伏期。

（3）抗菌作用。山橘果皮精油对金黄色葡萄球菌、沙门氏菌、大肠杆菌和黑曲霉等均具有一定的抑制作用。

（4）其他作用。山橘能够显著抑制巨噬细胞对一氧化氮的分泌，并提高其吞噬活性[3]。

【传统功效、民间与临床应用】味辛，性温；归肺、肝经；宣肺止咳，散瘀消肿；用于治疗感冒咳嗽、百日咳、跌打损伤。内服煎汤，6 ～ 12 g；外用捣敷。

【黎医用药】全株 10 ～ 20 g，水煎内服，用于胃痛、积食胀满；与适量荔枝核配伍，可用于疝气。

参考文献

[1] 魏爱红，张超，谭思云，等. 4 个产地金柑抗氧化及抑制亚硝化活性研究 [J]. 食品工业，2022，43（1）：186 - 190.

[2] 史文景，游双红，胡佳羽，等. 金柑多酚提取与抗氧化活性分析 [J]. 农产品加工，2020（6）：48 - 51.

[3] 朱雅雯，王洋，肖航，等. 金柑结合多酚的制备及其对 RAW 264.7 巨噬细胞免疫调

节活性［J］. 精细化工, 2021, 38 (5): 973 – 980.

山苦茶

【黎药名】克塞。

【别名】鹧鸪茶、毛茶、禾姑茶。

【来源】大戟科 Euphorbiaceae 山苦茶 *Mallotus peltatus* (Geiseler) Müll. Arg. 的干燥叶。

【产地】产于中国广东和海南, 见于山坡灌丛或山谷疏林中或林缘; 在亚洲东南部各国也有分布。

【植物形态】多年生灌木或小乔木, 植物体干后有零陵香味。小枝被星状短柔毛或变无毛, 具颗粒状腺体。叶互生或有时近对生, 长圆状倒卵形, 长 5 ~ 15 cm, 宽 2 ~ 6 cm, 顶端急尖或尾状渐尖, 下部渐狭, 全缘或上部边缘微波状, 腹面无毛, 背面中脉被星状毛或柔毛, 侧脉腋有簇生柔毛, 散生橙色颗粒状腺体; 羽状脉, 侧脉 8 ~ 10 对; 基部有褐色斑状腺体 4 ~ 6 个; 具叶柄, 托叶卵状披针形, 被星状毛, 早落。花雌雄异株; 雄花序总状, 顶生, 长 4 ~ 12 cm, 具苞片, 雄花 2 ~ 5 朵簇生于苞腋, 具花梗; 雄花蕾卵形, 花萼裂片 3 枚, 阔卵形, 不等大, 无毛; 雄蕊 25 ~ 45 枚, 药隔宽。雌花序总状, 顶生, 长 7 ~ 10 cm, 苞片钻形, 被毛, 具花梗; 雌花萼佛焰苞状, 长约 4.5 mm, 一侧开裂, 顶端 3 齿裂, 外面被星状毛和疏生黄色颗粒状腺体; 子房球形, 密生软刺和微柔毛, 花柱中部以下合生, 柱头密生羽毛状突起。蒴果扁球形, 具 3 个分果爿和 3 纵槽, 被微柔毛和橙黄色颗粒状腺体, 软刺疏生稍弯。种子球形, 具斑纹 (图 110, 见附录三)。

【采收加工】每年 4—5 月摘取, 阴干。

【药材性状】叶片皱缩, 黄绿色, 呈长圆状倒卵形; 顶端急尖至尾状, 下部渐狭, 基部微呈心形, 边全绿有波状齿; 背面侧脉腋间有白色束毛, 外部全无毛, 背面有少数橙色透明脉点。叶脉呈羽状, 叶柄长 3 cm。气香、味甘。

【化学成分】

(1) 有机酸与酯类: 如棕榈酸、亚油酸、十八酸丁酯、亚油酸乙酯、棕榈酸 1、1 – 二亚甲基酯等。

(2) 多酚类: 如表没食子儿茶素、表没食子儿茶素没食子酸酯、表儿茶素没食子酸酯、茶多酚。

(3) 氨基酸类: 如脯氨酸、丙氨酸、谷氨酰胺、天冬酰胺。

(4) 萜类及苷类: 如木栓酮、木栓醇、β – 谷甾醇、(6S, 9R) – 6 – 羟基 – 3 – 酮 – 紫罗兰醇 – 9 – O – β – D – 葡萄糖苷等。

部分化合物分子结构图如下:

表没食子儿茶素　　　　　　　　　　茶多酚

【现代药理与毒理研究】

（1）抗氧化作用。山苦茶对羟基自由基、DPPH 自由基和超氧阴离子自由基具有显著清除作用，还能提高老龄小鼠脑组织超氧化物歧化酶、过氧化氢酶和谷胱甘肽过氧化物酶活性，并降低组织中丙二醛的含量。

（2）抗动脉粥样硬化作用。山苦茶对动脉粥样硬化大鼠内皮祖细胞具有保护作用，能够促进血管生成，并促进内皮祖细胞增殖、黏附和迁移。

（3）抗菌作用。山苦茶对金黄色葡萄球菌、枯草杆菌和大肠杆菌等感染有疗效。

（4）其他作用。山苦茶还具有镇痛作用和提高免疫功能等作用。

【传统功效、民间与临床应用】味甘，性凉；清热解毒，利胆消食；用于治疗咳嗽、痰火内伤、散热毒瘤痢、疳积、牙痛、降压、健脾养胃、减肥、解油腻、助消化及预防感冒。

【使用注意】体质虚寒，患胃溃疡者及孕妇慎用。

【黎医用药】叶片 5 ～ 10 g，水煎内服，用于腹痛、腹泻。

山　香

【黎药名】雅涛。

【别名】臭草、山薄荷、毛老虎、蛇百子、毛射香。

【来源】唇形科 Lamiaceae 山香 *Mesosphaerum suaveolens*（L.）Kuntze 的茎叶。

【产地】产于中国海南、广西，广东，福建及台湾，见于旷野荒地；广布于全世界热带地区。

【植物形态】一年生直立、粗壮、多分枝草本，揉之有香气。茎钝四棱形，具四槽，被平展刚毛。叶卵形至宽卵形，长 1.4 ～ 11 cm，宽 1.2 ～ 9 cm，生于花枝上的较小，先端近锐尖至钝形，基部圆形或浅心形，常稍偏斜，边缘为不规则的波状，具小锯齿，薄纸质，腹面榄绿色，背面较淡，两面均被疏柔毛；叶柄柔弱，长 0.5 ～ 6 cm，腹凹背凸，毛被同茎。聚伞花序 2 ～ 5 花，有些为单花，着生于渐变小叶腋内，成总状花序或圆锥花序排列于枝上；花萼花时长约 5 mm，宽约 3 mm，但很快地长大而长达 12 mm，宽至

6.5 mm，10 条脉极凸出，外被长柔毛及淡黄色腺点，内部有柔毛簇，萼齿 5，短三角形，先端长锥尖，直伸；花冠蓝色，长 6～8 mm，外面除冠筒下部外被微柔毛，冠筒基部宽约 1 mm，至喉部略宽，宽约 2 mm，冠檐二唇形，上唇先端 2 圆裂，裂片外反，下唇 3 裂，侧裂片与上唇裂片相似，中裂片囊状，略短；雄蕊 4，下倾，插生于花冠喉部，花丝扁平，被疏柔毛；花柱先端 2 浅裂；花盘阔环状，边缘微有起伏；子房裂片长圆形，无毛。小坚果常 2 枚成熟，扁平，暗褐色，具细点（图 111，见附录三）。

【采收加工】夏、秋季采收，阴干或鲜用。

【药材性状】茎方柱形，有四棱，直径 2～12 mm，表面黄绿色至黄棕色，被白色毛，节明显，其上有对生叶或花果序；质脆，断面中空或白色至淡黄色；叶皱缩，对生，具柄，叶片展平后呈卵圆形，长 3～8 cm，宽 1～6 cm，先端略钝，基部浅心形，两面被毛；茎上部聚伞花序腋生，黄棕色。揉搓后有香气，味微苦。

【化学成分】

（1）多酚类：如迷迭香酸甲酯、迷迭香酸等。

（2）萜类：如异山香酸、山香酸、山香醇、香树素、白桦脂酸、山香二烯酸、乙酸羽扇醇酯、羽扇豆醇、齐墩果酸、熊果酸、木栓酮等。

（3）甾醇类：如 β－谷甾醇、β－谷甾醇葡萄糖苷。

（4）黄酮类：如槲皮素－3－O－β－D－吡喃葡萄糖苷、槲皮素、芹菜素、7－O－甲基黄芩素、山奈酚、芫花素、二十七酮、染料木素－8－C－葡萄糖苷等。

【现代药理与毒理研究】

（1）抗氧化作用。山香挥发油对 DPPH 自由基和 ABTS$^+$ 自由基具有显著清除作用，并能显著提高机体超氧化物歧化酶和谷胱甘肽过氧化物酶活性。

（2）抗炎作用。山香挥发油能显著抑制机体对一氧化氮、IL-10、IL-1β 和肿瘤坏死因子－α 的释放[1-2]。

（3）免疫调节作用。山香提取物显著提高文昌鸡血清总蛋白和球蛋白的含量，同时并促进肠道对营养物质的吸收[2-3]。

（4）其他作用。山香具有镇痛和抗肿瘤细胞增殖作用。

【传统功效、民间与临床应用】味辛、苦，性平；解表利湿，散瘀止血；用于治疗感冒、风湿痹痛、腹胀、泄泻、痢疾、跌打损伤、湿疹、皮炎。内服煎汤，6～15 g；外用鲜品捣敷或煎水洗。

【黎医用药】地上部分适量，捣烂外敷患处，用于毒蛇咬伤。

参考文献

[1] 刘昭，李利，汤杨黔南，等. 山香圆叶挥发油化学成分及抗氧化和抗炎活性研究 [J]. 天然产物研究与开发，2022，34（5）：723－738.

[2] 宋文静，宋琼莉，陈小连，等. 山香圆叶提取物对湿热条件下文昌鸡生长性能、屠宰性能、血清免疫和抗氧化功能及肠道微生态的影响 [J]. 动物营养学报，2022，34（8）：5048－5062.

[3] 宋文静，宋琼莉，邹志恒，等. 山香圆叶提取物对文昌鸡生长性能、血清免疫和抗氧化功能以及肠道微生物的影响 [J]. 动物营养学报，2022，34（7）：4380－4393.

山芝麻

【黎药名】段嘛。

【别名】山油麻、坡油麻。

【来源】锦葵科 Malvaceae 山芝麻 *Helicteres angustifolia* Linn. 的干燥根。

【产地】产于中国海南、广东、广西、云南、福建、江西和台湾，常见丘陵山地的草坡上；在南亚及东南亚地区也有分布。

【植物形态】多年生草本、灌木至乔木。叶互生，单叶或分裂，叶脉通常掌状，具托叶。花腋生或顶生、单生、簇生，聚伞花序至圆锥花序；花两性，辐射对称；萼片 3～5 片，分离或合生；其背面附有总苞状的小苞一片（又称副萼）3 至多数；花瓣 5 片，彼此分离，但与雄蕊管的基部合生；雄蕊多数，连合成管称雄蕊柱，花药 1 室，花粉被刺；子房上位，2 至多室，通常以 5 室较多，由 2～5 枚或较多的心皮环绕中轴而成，花柱上部分枝或者为棒状，每室被胚珠 1 至多枚，花柱与心皮同数或为其 2 倍。蒴果，常几枚果片分裂，极少浆果状。种子肾形或倒卵形，被毛至光滑无毛，有胚乳（图 112，见附录三）。

【采收加工】全年可采，洗净，切段，晒干。

【药材性状】根呈圆柱形，略扭曲，头部常带有结节状的茎枝残基；长 15～25 cm，商品则常切成长约 2 cm 的段块，直径 0.5～1.5 cm。表面灰黄色至灰褐色，间有坚韧的侧根或侧根痕，栓皮粗糙，有纵斜裂纹，老根栓皮易片状剥落。质坚硬，断面皮部较厚，暗棕色或灰黄色，强纤维性，易与木部剥离并撕裂；木部黄白色，具微密放射状纹理。气微香，味苦、微涩。

【化学成分】

（1）萜类：如葫芦素 B、葫芦素 E、异葫芦素 D、乌苏酸、细辛脂素、山芝麻内酯葫芦素等。

（2）其他：酚酸类如迷迭香酸等；甾醇类如 β-谷甾醇、麦角甾醇、胡萝卜苷等；黄酮类如小麦黄素等。

部分化合物分子结构图如下：

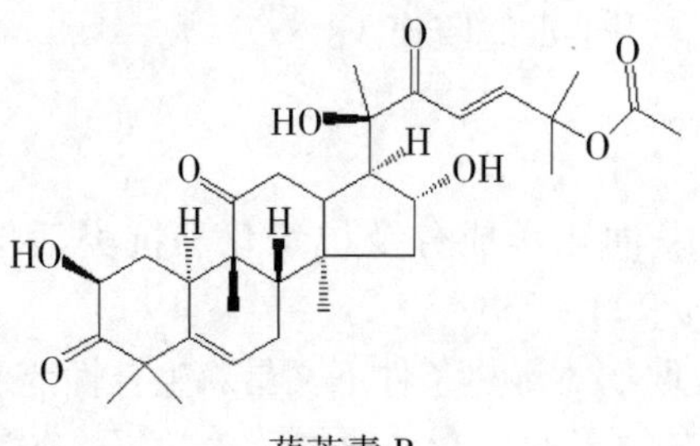

葫芦素 B 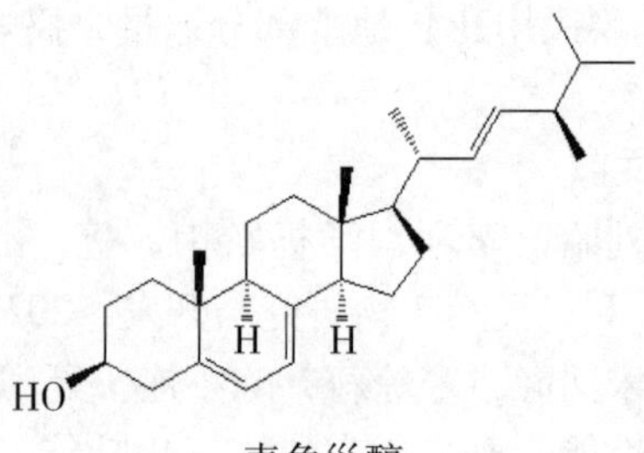　　　　　　　　麦角甾醇

【现代药理与毒理研究】

（1）抗炎作用。山芝麻对大鼠溃疡性结肠炎具有改善作用，其能显著提高模型大鼠

血清抑炎因子 IL-10 水平，并降低促炎因子 IL-6 和肿瘤坏死因子 – α 水平[1]。

（2）保肝作用。山芝麻对机体肝损伤具有显著保护作用。

（3）抗肿瘤作用。山芝麻乙醇提取物对荷瘤小鼠 S180 肿瘤模型具有显著抗肿瘤作用，同时所含的细辛脂素对结肠癌细胞 HT-29 增殖具有显著抑制作用。

（4）其他作用。山芝麻多糖对 α – 葡萄糖苷酶活性具有一定抑制作用。

（5）毒理作用。临床上煎服鲜山芝麻可能会导致头晕，伴有剧烈呕吐，严重可能会导致昏迷，全身浮肿。

【传统功效、民间与临床应用】味苦，性凉，有小毒；解表清热，消肿解毒；用于感冒、咳嗽、肺痨、咽喉肿痛、泄泻、痢疾、痈肿、瘰疬、痔疮、毒蛇咬伤。内服煎汤，干品 9 ～15 g，鲜品 30 ～ 60 g；外用鲜品捣敷，或煎汤洗，或研末敷患处。

【使用注意】孕妇及体弱者忌服。

【黎医用药】根或全株适量，水煎内服，用于高热、便秘、肺结核；与了哥王配伍，适量水煎内服，用于淋巴结炎。

参考文献

[1] 邓永洁，苏丹，高玉桥，等. 山芝麻提取物通过抑制 NF-κB 和 STAT3 信号通路改善葡聚糖硫酸钠所致结肠炎 [J]. 中药材，2021，44（2）：447 –451.

桑寄生

【黎药名】之贼。

【别名】广寄生、梧州寄生茶、苦楝寄生、桃树寄生。

【来源】桑寄生科 Loranthaceae 桑寄生 *Taxillus sutchuenensis*（Lecomte）Danser 的干燥带叶茎枝。

【产地】产于中国秦岭以南各省，常见于山地阔叶林中，寄生于其他植物上。

【植物形态】多年生灌木，高达 1 m。嫩枝、叶密被褐或红褐色星状毛，有时具散生叠生星状毛；小枝黑色，无毛。叶近对生或互生，革质，卵形、长卵形或椭圆形，长 5 ～8 cm，先端圆钝，基部近圆，腹面无毛，背面被褐或红褐色绒毛；侧脉 4 ～ 5 对；叶柄长 0.6 ～1.2 cm，无毛。总状花序 1 ～ 3 生于小枝落叶腋部或叶腋，具 3 ～ 4 花，花密集呈伞形，花序和花均密被褐色星状毛；花序梗和花序轴长 1 ～ 3 mm；花梗长 2 ～ 3 mm；苞片卵状三角形；花红色，花托椭圆状；副萼环状，具 4 齿；花冠花蕾时筒状，稍弯，下部膨胀，顶部椭圆状，裂片 4，披针形，反折，花后毛稀疏；花丝长约 2 mm，花药长 3 ～4 mm，药室常具横隔。柱头圆锥状。果椭圆状，黄绿色，果皮具颗粒状体（图 113，见附录三）。

【采收加工】冬季至次年春采收，除去粗茎，切段，干燥，或蒸后干燥。

【药材性状】茎枝呈圆柱形，长 3 ～ 4 cm，直径 0.2 ～ 1 cm。表面红褐色或灰褐色，细纵纹，并有多数细小凸起的棕色皮孔，嫩枝有的可见棕褐色茸毛；质坚硬，断面不整齐，皮部红棕色，木部色较浅。叶多卷曲，具短柄；叶片展平后呈卵形或椭圆形，长 3 ～ 8 cm，宽 2 ～ 5 cm；表面黄褐色，幼叶被细茸毛，先端钝圆，基部圆形或宽楔形，全缘，革质。无臭，味涩。

【化学成分】

（1）黄酮类：常含广寄生苷、槲皮素、槲皮素 3 - O - β - D - 半乳糖苷、异槲皮苷、槲皮苷、芦丁、没食子酸、阿魏酸、β - 谷甾醇、胡萝卜苷。

（2）磷脂类：如磷脂酸、磷脂酰胆碱、磷脂酰乙醇胺、双磷脂酰甘油、磷脂酰甘油、微量的磷脂酰肌醇。

（3）挥发油类：如苯甲醛、苯乙烯；桂花树寄生主要含甲氧基肉桂酸乙酯、香豆素、十五烷；相思树寄生主要含 2,4 - 二叔丁基苯酚、反式薄荷酮。

（4）其他化学成分：桑寄生叶富含维生素 C 以及锌、铜、铁、锰、钙、镁等元素。

【现代药理与毒理研究】

（1）降糖作用。桑寄生能够加速肝脏的葡萄糖代谢，同时增强肝细胞对胰岛素的敏感性，从而发挥降血糖作用。

（2）抗炎、镇痛作用。桑寄生可缓解小鼠因二甲苯产生耳肿程度，其作用效果与阿司匹林较为相近。同时使用桑寄生的小鼠对疼痛的抑制率超过 50%。

【传统功效、民间与临床应用】味苦、甘，性平；归肝、肾经；祛风湿，补肝肾，强筋骨、安胎元；用于治疗风湿痹痛、腰膝酸软、筋骨无力、崩漏经多、妊娠漏血、胎动不安、头晕目眩、产后乳汁不下。内服煎汤，9 ～ 15 g，或入丸、散，或浸酒，或捣汁服；外用捣烂外敷。

【黎医用药】茎叶 10 ～ 15 g，水煎内服，用于胃痛、风湿痹痛、四肢麻木；熏蒸用于治疗感冒头痛。

参考文献

[1] 汪晶. 桑寄生研究概况［J］. 实用中医内科杂志，2018，32（1）：74 - 77.

[2] 陆希，林翠英，张维琦，等. 桑寄生族植物化学成分及药理作用研究进展［J］. 中国实验方剂学杂志，2023，29（12）：209 - 221.

石胡荽

【黎药名】赛天地。

【别名】球子草、石胡椒。

【来源】菊科 Asteraceae 石胡荽 *Centipeda minima*（L.）A. Braun & Asch. 的干燥全草。

【产地】产于中国东北、华北、华中、华东、华南、西南，见于路旁、荒野阴湿地；在东亚其他地区、南亚、东南亚及大洋洲也有分布。

【植物形态】一年生草本，株高 5 ～ 20 cm。茎多分枝，匍匐状，微被蛛丝状毛或无毛；叶楔状倒披针形，长 0.7 ～ 1.8 cm，先端钝，基部楔形，边缘有少数锯齿，无毛或背面微被蛛丝状毛。头状花序小，扁球形，花序梗无或极短；总苞半球形，总苞片2层，椭圆状披针形，绿色，边缘透明膜质，外层较大；边花雌性，多层，花冠细管状，淡绿黄色，2～3微裂；盘花两性，花冠管状，4深裂，淡紫红色，下部有明显的窄管。瘦果椭圆形，具4棱，棱有长毛，无冠状冠毛（图114，见附录三）。

【采收加工】夏、秋二季花开时采收，洗去泥沙，晒干。

【药材性状】全草扭集成团。须根纤细，淡黄色。茎细，多分枝，质脆，易折断，断面黄白色。叶小，近无柄；叶片多皱缩或破碎，完整者展平后呈匙形，表面灰绿色或棕褐色，边缘有3～5个齿。头状花序黄色或黄褐色。气微香，久闻有刺激感，味苦，微辛。

【化学成分】

（1）萜烯类：如α-蒎烯、马兜铃烯、α-葎草烯、反式-丁香烯、β-檀香萜、乙酸桃金娘烯酯、别罗勒烯、桃金娘烯醇、法呢醇等。

（2）酚酸类：5-甲基-2-（1-甲基乙基）-苯酚、麝香草酚、棕榈酸等[1]。

部分化合物分子结构图如下：

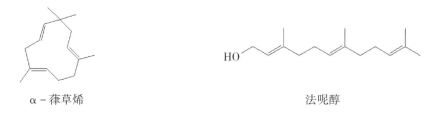

α-葎草烯   法呢醇

【现代药理与毒理研究】

（1）抗氧化作用。石胡荽全草具有显著抗氧化活性，其所含的总黄酮对DPPH自由基具有显著清除作用，并降低机体氧化应激状态。

（2）抗炎作用。石胡荽所含的挥发油能够通过减少传统炎症介质组胺和5-羟色胺的释放，而抑制小鼠棉球肉芽肿和蛋清所致大鼠足肿胀[2-3]。

（3）抗肿瘤作用。石胡荽对人鼻咽癌上皮细胞和黑色素瘤细胞的增殖均具有抑制作用，并诱导细胞凋亡。

（4）其他作用。石胡荽还具有抗妇科疾病和抗过敏等作用。

（5）毒理作用。石胡荽临床上有严重不良反应案例，有上消化道病变的患者忌用；不宜单味服用，且不宜空腹服用。

【传统功效、民间与临床应用】味辛，性温；归肺经；发散风寒，通鼻窍，止咳，解毒消肿；用于治疗风寒头痛、咳嗽痰多、哮喘、鼻塞不通、鼻渊流涕、喉痹、耳聋、目赤翳膜、疟疾、痢疾、风湿痹痛、跌打损伤、肿毒、疥癣。内服煎汤，6～9 g，或捣汁；外用适量，捣敷，或捣烂塞鼻，或研末嗜鼻。

【使用注意】气虚胃弱者禁用。

【黎医用药】全草10～15 g，配伍它药水煎内服或鲜药捣烂外敷，用于感冒、鼻炎、结膜炎、疔疮、毒蛇咬伤、跌打损伤等。

参考文献

［1］石睿，贺明帅，吕佳霖，等. 植物石胡荽中愈创木内酯型倍半萜类化学成分的研究进

展 [J]. 天津中医药大学学报，2020，39（4）：464 – 469.

［2］景亚，张光辉，王美欢，等. 鹅不食草总黄酮提取工艺优化及抗氧化活性 [J]. 国际药学研究杂志，2020，47（8）：666 – 676.

［3］薛鹏辉，李金妍，刘达，等. 鹅不食草中三萜类化学成分及其抗炎活性研究 [J]. 中草药，2020，51（19）：4907 – 4915.

石 韦

【黎药名】雅干亲。

【别名】石皮、金星草。

【来源】水龙骨科 Polypodiaceae 石韦 *Pyrrosia lingua*（Thunb.）Farw. 的干燥全草。

【产地】产于中国长江以南各省区，常见于低海拔林下树干上附生；在印度、越南、朝鲜和日本也有分布。

【植物形态】多年生草本，植株常高 10 ～ 30 cm。根状茎长而横走，密被鳞片；鳞片披针形，长渐尖头，淡棕色，边缘有睫毛。叶远生，近二型；叶柄与叶片大小和长短变化很大，能育叶常远比不育叶长得高而较狭窄，两者的叶片略比叶柄长，少为等长。不育叶片近长圆形，或长圆披针形，下部 1/3 处为最宽，向上渐狭，短渐尖头，基部楔形，宽 1.5 ～ 5 cm，长 10 ～ 20 cm，全缘；干后革质，腹面灰绿色，近光滑无毛，背面淡棕色或砖红色，被星状毛。能育叶约长过不育叶 1/3，而较狭 1/3 ～ 2/3；孢子囊群近椭圆形，在侧脉间整齐成多行排列，布满整个叶片背面，或聚生于叶片的大上半部，初时为星状毛覆盖而呈淡棕色。成熟后孢子囊开裂外露而呈砖红色；近卵形，密被叶片背面；孢子囊群或聚生叶片中上部，成熟时略散生，无盖，幼时被星状毛（图 115，见附录三）。

【采收加工】全年均可采收。除去根茎及根，晒干或阴干。

【药材性状】叶向内卷或平展，革质。叶片均为披针形或矩圆披针形，长 6 ～ 20 cm，宽 2 ～ 5 cm。上表面黄棕色；下表面主、侧脉明显，用放大镜观察可见密被浅棕色的星状毛。能育叶下表面除有星状毛外，尚有孢子囊群。叶柄长 3 ～ 10 cm。气微，味淡。

【化学成分】

（1）酚酸类：如香草酸、儿茶酸、原儿茶醛、3,4 – 二羟基苯丙酸、咖啡酸、绿原酸、阿魏酸、生育酚等。

（2）甾醇类：如谷甾醇、胡萝卜苷、（±）– 圣草酚 – 7 – O – β – D – 葡萄糖苷甲酯、绿原酸甲酯、七叶内酯等。

（3）糖苷类：如对香豆酸 – 4 – O – β – D – 吡喃葡萄糖苷、咖啡酸 – 4 – O – β – D – 吡喃葡萄糖苷、墨沙酮 – 6 – O – 葡萄糖苷等。

部分化合物分子结构图如下：

阿魏酸

【现代药理与毒理研究】

（1）抗氧化作用。石韦对 DPPH 自由基和 ABTS$^+$ 自由基有显著清除作用[1-2]。

（2）抗炎镇痛作用。石韦水提取物和乙醇提取物对二甲苯所致小鼠耳郭肿胀和角叉菜胶所致小鼠足趾肿胀具有显著抑制作用，并抑制醋酸所致小鼠扭体反应，同时提高热板法所致小鼠的痛阈值[3]。

（3）其他作用。石韦还具有抗尿路感染作用、促进伤口愈合、降血糖和抗肿瘤细胞增殖的作用。

（4）毒理作用。石韦具有明显急性毒性反应。

【传统功效、民间与临床应用】味甘、苦，性微寒；归肺、膀胱经；利尿通淋，清肺止咳，凉血止血；用于治疗热淋、血淋、石淋、小便不通、淋沥涩痛、肺热喘咳、吐血、衄血、尿血、崩漏。内服煎汤，6 ～ 12 g，或研末；外用研末涂敷。

【黎医用药】全草 15 ～ 20 g，配伍水煮或再加冰糖内服，用于治疗跌打内伤、胃出血、鼻出血、崩漏、支气管炎、蛇伤。

参考文献

［1］吴飘，宁珊，张凤媛，等. 有柄石韦不同部位有效成分及抗氧化活性的比较分析［J］. 热带作物学报，2021，42（7）：2059 – 2066.

［2］庄远杯，凌梅娣，詹佳虹，等. 石韦提取物抗氧化及抑制亚硝化作用研究［J］. 天然产物研究与开发，2020，32（4）：681 – 688.

［3］吕丽娟，王祥培，徐锋，等. 基于网络药理学和分子对接探讨多基源品种石韦抗炎作用机制的异同［J］. 湖北民族大学学报（医学版），2022，39（2）：30 – 37.

石仙桃

【黎药名】雅谣搏寄生。

【别名】石山莲、石橄榄、果上叶、千年矮。

【来源】兰科 Orchidaceae 石仙桃 *Pholidota chinensis* Lindl. 的新鲜或干燥全草。

【产地】产于中国浙江、贵州、云南、西藏、福建、广东、广西、海南等地区，见于林中或林缘树上、岩壁或岩石上。

【植物形态】多年生草本，根状茎匍匐，茎直径 3 ～ 8 mm 或以上。花葶长 12 ～ 38 cm，花序常稍外弯，具数朵至 20 余花；苞片花凋时不脱落；花白或带淡黄色中萼片卵状椭圆形，长 0.7 ～ 1 cm，舟状，侧萼片卵状披针形，略窄于中萼片；花瓣披针形，长

0.9～1 cm，唇瓣近宽卵形，略3裂，下部成半球形囊，囊两侧有半圆形侧裂片，中裂片卵圆形，长、宽均4～5 mm，囊内无附属物；蕊柱长4～5 mm。蒴果倒卵状椭圆形，长1.5～3 cm，有6棱，3棱有窄翅（图116，见附录三）。

【采收加工】全年可采其种植品，鲜用或开水烫后晒干备用。

【药材性状】根茎短粗，被膜质鳞片，每隔1～2 cm有一假鳞茎，下侧有须根。假鳞茎短圆柱形或长卵形，长2～4 cm，直径3～8 mm，外表皱缩，污黄色或黄棕色，光滑，顶端有叶痕中央常有锥尖状干枯的芽，基部有鞘状鳞叶。叶片常卷曲或折叠，灰黄色，披针形或椭圆状披针形，长5～15 cm，宽2～5 cm，先端渐尖或急尖，基部渐狭成柄，具3～5条较明显的弧形脉。根茎及假鳞茎质柔韧，断面灰白色、黄白色或浅棕色，纤维性。气微，味淡。

【化学成分】

（1）菲类：如9,10-二氢菲联苄。

（2）二苯乙烯类：如 coelonin、eulophiollusianthridin、cannabidihydrophenanthrene、gigantol、shanciol H、4-甲氧基菲-2,7-二醇、宿苞石仙桃、2,4,7-三羟基-9,10-二氢菲、blestriarene C、callosin、pleionesin C 等。

（3）萜类和酚类：如 cyclopholidone、cyclopholidonol、protocatechuic aldehyde 等。

（4）黄酮类：如毛蕊异黄酮等。

（5）矿物质：如钾、钠、磷、镁、钙、铁等。

（6）其他：如天麻素、天麻苷元、β-胡萝卜苷、phlidotol B 等。

部分化合物分子结构图如下：

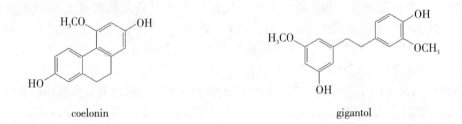

coelonin   gigantol

【现代药理与毒理研究】

（1）抗氧化作用。石仙桃对 DPPH 自由基、羟基自由基和 ABTS$^+$ 自由基均具有清除活性。

（2）神经保护作用。石仙桃多糖对鱼藤酮所致帕金森病大鼠行为障碍具有逆转作用。

（3）抗肿瘤作用。石仙桃能够显著抑制小鼠肝癌细胞 H22 的增殖，并诱导细胞周期阻滞于 G_0/G_1 期。

（4）其他作用。石仙桃乙醇提取物具有抗炎和抗菌活性，能够抑制金黄色葡萄球菌的增殖[1-3]。

【传统功效、民间与临床应用】味甘、微苦，性凉；归肺、肾经；养阴，清热，利湿，散瘀；用于治疗肺热咳嗽、吐血、眩晕、头痛、梦遗、咽喉肿痛、风湿疼痛、湿热浮肿、痢疾、白带、疳积、跌打损伤。内服煎汤，15～30 g，鲜品加倍；外用鲜品捣敷。

【黎医用药】全草10～20 g，水煎内服，用于子宫炎、肺热咳嗽；加酒捣烂外敷，用于跌打损伤。

参考文献

［1］林继辉，谢冰冰，冯庆玲，等．石仙桃总黄酮提取工艺及体外抗氧化性研究［J］．云南民族大学学报（自然科学版），2022，31（4）：385 – 394.

［2］周乃强，赵世元，梁晓坤．石仙桃多糖对帕金森病大鼠模型抗氧化损伤和神经保护作用研究［J］．中国医药科学，2021，11（21）：32 – 36.

［3］袁佳，张苑雯，邃慧慧，等．石仙桃化学成分及其抗菌抗炎活性研究［J］．广东药科大学学报，2021，37（4）：1 – 7.

使君子

【黎药名】捏索。

【别名】四君子、史君子。

【来源】使君子科 Combretaceae 使君子 *Quisqualis indica* L. 的干燥成熟果实。

【产地】主产于中国海南、福建、台湾、湖南、广东、广西、四川、云南、贵州，见于平原灌木丛或路旁；在印度、缅甸至菲律宾也有分布。

【植物形态】多年生攀援状灌木；高达 8 m。小枝被棕黄色柔毛。叶对生或近对生，卵形或椭圆形，长 5 ～ 11 cm，先端短渐尖，基部钝圆，腹面无毛，背面有时疏被棕色柔毛，侧脉 7 ～ 8 对；叶柄长 5 ～ 8 mm，无关节，幼时密被锈色柔毛。顶生穗状花序组成伞房状，苞片卵形或线状披针形，被毛；萼筒长 5 ～ 9 cm，被黄色柔毛，先端具广展、外弯萼齿；花瓣长 1.8 ～ 2.4 cm，先端钝圆，初白色，后淡红色；雄蕊 10，不伸出冠外，外轮生于花冠基部，内轮生于中部。果卵圆形，具短尖，长 2.7 ～ 4 cm，无毛，具 5 条锐棱，熟时外果皮脆薄，青黑或栗色。种子圆柱状纺锤形，白色，长 2.5 cm（图 117，见附录三）。

【采收加工】秋季果皮变紫黑色时采收，除去杂质，干燥。

【药材性状】呈椭圆形或卵圆形，具 5 条纵棱，偶有 4 ～ 9 棱，长 2.5 ～ 4 cm，直径约 2 cm。表面黑褐色至紫黑色，平滑，微具光泽。顶端狭尖，基部钝圆，有明显圆形的果梗痕。质坚硬，横切面多呈五角星形，棱角处壳较厚，中间呈类圆形空腔。种子长椭圆形或纺锤形，长约 2 cm，直径约 1 cm；表面棕褐色或黑褐色，有多数纵皱纹；种皮薄，易剥离；子叶 2，黄白色，有油性，断面有裂纹。气微香，味微甜。

【化学成分】

（1）酚酸类：如使君子氨酸、白桦脂酸、3,3′ – 二甲基鞣花酸、3,3′,4′ – 三甲基鞣花酸、短叶苏木酚等。

（2）糖苷类：如 3,3′,4′ – 三甲基鞣花酸 – 4 – 吡喃葡萄糖苷、3 – 甲基鞣花酸 – 4′ – 吡喃木糖苷、3 – 甲基鞣花酸 – 3′ – 吡喃木糖苷、赤酮甾醇 – 3 – 吡喃葡萄糖苷等。

（3）甾醇类：如豆甾醇 – 4、25 – 二烯 – 3 – 酮、赤酮甾醇等。

（4）其他：如 L - 天冬素、胡芦巴碱等。

部分化合物分子结构图如下：

使君子氨酸

【现代药理与毒理研究】

（1）杀虫作用。使君子功能和主治为杀虫消积，用于治疗蛔虫病、蛲虫病、虫积腹痛和小儿疳积。

（2）促进消化。使君子对碘乙酰胺诱导小鼠消化不良模型具有较好的改善作用。

（3）抗菌作用。使君子对堇色毛癣菌、同心性毛癣菌、星形奴卡菌、许兰黄癣菌、腹股沟表皮癣菌、铁锈色小芽孢癣菌等有不同程度抑制作用。

（4）其他作用。使君子还具有一定的抗氧化和抗肝癌作用[1-2]。

（5）毒理作用。内服过量时，会引起呃逆、恶心呕吐、眩晕和腹泻等，严重者可致呼吸抑制而死亡。此外，服用使君子时忌饮热茶。

【传统功效、民间与临床应用】味甘，性温；归脾、胃经；杀虫消积；用于治疗蛔虫病、蛲虫病、虫积腹痛、小儿疳积、乳食停滞、泻痢。内服煎汤，9～12 g，捣烂入煎剂；种子6～9 g，多入丸、散或单用，作1～2次分服。小儿每岁1～1.5粒，炒香嚼服，1日总量不超过20粒。

【使用注意】服药时忌饮浓茶。脾胃虚寒者服量过大或与热茶同服，可引起呃逆、眩晕、呕吐等反应。

【黎医用药】种子5～10 g，水煎内服，用于驱虫、小儿厌食。

参考文献

[1] 廖佳慧，游元元，楚洪军，等. 使君子不同入药部位生品及炮制品的消积作用比较 [J]. 中药与临床，2021，12（2）：18-25.

[2] 宋炜，高卫华，谭秀彦，等. 使君子醇提物下调 TPT1-AS1 抑制肝癌细胞增殖、侵袭迁移 [J]. 中国药师，2021，24（5）：850-855.

匙羹藤

【黎药名】雅弄青。

【别名】金刚藤、蛇天角、饭杓藤。

【来源】夹竹桃科 Apocynaceae 匙羹藤 *Gymnema sylvestre*（Retz.）R. Br. ex Schult. 的根或嫩枝叶。

【产地】产于中国云南、广西、广东、福建、浙江和台湾等地区，见于山坡林中或灌木丛中；在印度、越南、印度尼西亚、澳大利亚和非洲热带地区也有分布。

【植物形态】多年生藤本，长达 8 m；幼枝被微柔毛，老渐无毛。叶厚纸质，倒卵形或椭圆形，长 3 ～ 8.5 cm，先端骤短尖，基部宽楔形，腹面被短柔毛或中脉被毛，背面被绒毛或仅脉被毛；侧脉 4 ～ 5 对；叶柄长 0.3 ～ 1.2 cm。聚伞花序被短柔毛，花序梗长 2 ～ 5 mm；花梗长 2 ～ 3 mm；花萼裂片卵形，具缘毛；花冠绿白色，裂片卵形，无毛，附属物伸出；柱头短圆锥状，伸出。蓇葖果常单生，卵状披针形，长 5 ～ 9 cm，直径约 2 cm，无毛。种子卵圆形（图 118，见附录三）。

【采收加工】根全年均可采，洗净，切片，晒干或鲜用；枝叶春季采收，鲜用。

【药材性状】干燥根圆柱状，直径 1 ～ 3 cm，常切成 2 ～ 5 mm 厚的斜片；外表灰棕色，较粗糙，具裂纹及皮孔；切断面黄色，木部有细密小孔，形成层环波状弯曲，髓部疏松，淡棕色。茎类圆柱形，灰褐色，具皮孔，被微毛。叶对生，多皱缩，完整者展平后呈倒卵形或卵状长圆形，长 3 ～ 8 cm，宽 1.5 ～ 4 cm，仅叶脉被微毛；嫩、枯叶均具乳汁；叶柄长 3 ～ 10 mm，被短毛。气微，味苦。

【化学成分】

（1）萜类：如香树脂醇桂皮酸酯、羽扇豆醇桂皮酸酯等。

（2）甾醇类：如 β - 谷甾醇、豆甾醇、芸苔甾醇等。

（3）糖苷类：如豆甾醇 -3 - O - 葡萄糖苷等。

（4）皂苷类：如灰毡毛忍冬皂苷乙、灰毡毛忍冬皂苷甲等。

（5）其他：如牛弥菜醇 A、朝霍定 C 等。

【现代药理与毒理研究】

（1）抗氧化作用。匙羹藤能抑制大鼠肝脏的脂质过氧化物生成，提高肝脏超氧化物歧化酶活性和过氧化氢酶活性。

（2）抗糖尿病作用。匙羹藤对四氧嘧啶诱导糖尿病小鼠和大鼠模型均具有降血糖作用，修复糖尿病大鼠的胰腺功能，并提高其胰岛数量。

（3）降血脂作用。匙羹藤不仅能降低机体总胆固醇、非高密度脂蛋白胆固醇和甘油三酯的水平，还能降低谷草转氨酶和谷丙转氨酶的活性。

（4）其他作用。匙羹藤还具有抗菌、抗炎和免疫调节等作用[1-2]。

（5）毒理作用。急性毒性实验结果表明匙羹藤口服给药后，机体出现腹泻、黑便，粪便不成形，最终导致呼吸抑制而死亡。

【传统功效、民间与临床应用】味微苦，性凉，有毒；祛风除湿，解毒消肿；用于治疗风湿痹痛、湿疹、乳蛾、瘰疬、乳痈、痈疽疔疮、跌打损伤、毒蛇咬伤。内服煎汤，15 ～ 30 g；外用鲜品捣敷。

【使用注意】孕妇慎用。

【黎医用药】全株 5 ～ 10 g，水煎内服，与其他药配方用于风湿痹痛、脉管炎、痔疮、枪弹伤等。

参考文献

[1] 高文鸽，张泽生，李雨蒙，等. 匙羹藤酸调节仓鼠血脂机理的研究 [J]. 食品工业科技，2020，41（1）：315 – 320.

[2] 钟婷婷，史丹妮，钱小香，等. 白花地胆草和匙羹藤粗提物生物活性初步研究 [J]. 热带林业，2020，48（2）：13 – 16.

水　蓼

【黎药名】那末草。

【别名】红蓼、水白辣蓼、辣蓼。

【来源】蓼科 Polygonaceae 水蓼 *Polygonum hydropiper* L. 的全草。

【产地】分布于中国各地，见于河滩、水沟边、山谷湿地；在印度、欧洲及北美洲也有分布。

【植物形态】一年生草本，高 40～70 cm。茎直立，多分枝，无毛，节部膨大。叶披针形或椭圆状披针形，长 4～8 cm，宽 0.5～2.5 cm；顶端渐尖，基部楔形，边缘全缘，具缘毛，两面无毛，被褐色小点，有时沿中脉具短硬伏毛，具辛辣味，叶腋具闭花受精花。叶柄长 4～8 mm；托叶鞘筒状，膜质，褐色，长 1～1.5 cm，疏生短硬伏毛，顶端截形，具短缘毛，常托叶鞘内藏有花簇。总状花序呈穗状，顶生或腋生，长 3～8 cm，通常下垂，花稀疏，下部间断；苞片漏斗状，绿色，边缘膜质，疏生短缘毛，每苞内具 3～5 花；花梗比苞片长；花被常 5 深裂，绿色，上部白色或淡红色，被黄褐色透明腺点，花被片椭圆形；雄蕊常 6，比花被短；花柱 2～3，柱头头状。瘦果卵形，扁平，长 2～3 mm，双凸镜状或具 3 棱，密被小点，黑褐色，无光泽，包于宿存花被内（图 119，见附录三）。

【采收加工】在播种当年 7—8 月花期，割起地上部分，铺地晒干或鲜用。

【药材性状】茎圆柱形，有分枝；表面灰绿色或棕红色，有细棱线，节膨大；质脆，易折断，断面浅黄色，中空。叶互生，有柄；叶片皱缩或破碎，完整者展平呈披针形，长 5～10 cm，宽 0.7～1.5 cm，先端渐尖，基部楔形，全缘，上表面棕褐色，下表面褐绿色，两面有棕黑色斑点及细小腺点；托叶鞘筒状，紫褐色。总状穗状花序，花簇稀疏间断；花被淡绿色，5 裂，密被腺点。气微，味辛。

【化学成分】

（1）黄酮类：如槲皮素、槲皮素 – 3 – O – β – D – 葡萄糖苷、山奈酚 – 3 – O – β – D – 葡萄糖苷、槲皮素 – 3 – O – β – 半乳糖苷、山奈酚 – 3 – O – β – 半乳糖苷等。

（2）脂肪酸类：如棕榈酸甲酯、14 – 甲基十五酸甲酯、14 – 甲基十六烷酸甲酯、亚油酸甲酯、8,11 – 十八碳二烯酸甲酯、（Z, Z）– 9,12 – 十八烷二烯酸甲酯、油酸甲酯、16 – 甲基十七烷酸甲酯、15 – 甲基十六烷酸甲酯等。

（3）其他：甾醇类如胡萝卜苷等；多酚类如没食子酸等；羧酸类如琥珀酸等；萜类如 β – 谷甾醇和豆甾 – 4 – 烯 – 3β,6α – 二醇等。

部分化合物分子结构图如下：

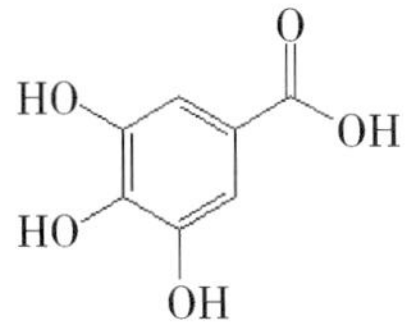

没食子酸

【现代药理与毒理研究】

（1）抗氧化作用。水蓼具有体外抗氧化活性，且能抑制细胞中活性氧自由基的生成。

（2）抗炎作用。水蓼能显著抑制细胞的炎症反应，减少细胞对促炎因子 IL-1β、IL-6 和 IL-8 的释放，并促进抗炎因子 IL-10 的产生[1]。

（3）抗菌作用。水蓼对大肠杆菌、绿脓杆菌、白色念珠菌、白痢沙门氏菌、柠檬葡萄球菌、金黄色葡萄球菌和痢疾杆菌等致病菌均具有显著抑制作用[2]。

（4）其他作用。水蓼还具有免疫调节作用，能提高小鼠血清免疫细胞因子的水平[3]。

【传统功效、民间与临床应用】辛，温，有小毒；归脾、胃、大肠经；除湿，化滞，散瘀止血，祛风止痒，解毒；用于湿滞内阻、脘闷腹痛、泄泻、痢疾、肠炎、小儿疳积、崩漏、血滞经闭、痛经、跌打损伤、风湿痹痛、便血、外伤出血、皮肤瘙痒、湿疹、风疹、足癣、痈肿、毒蛇咬伤、灭蛆。内服煎汤，15 ～ 30 g，鲜品 30 ～ 60 g，或捣汁；外用适量，煎汤洗患处，或捣敷。

【使用注意】孕妇忌服。

【黎医用药】全草 10 ～ 15 g，水煎内服，用于痢疾、腹泻，其也是黎药枫蓼肠胃康的主要组成。

参考文献

[1] 刘梦倩，陶俊宇，胡雯月，等.辣蓼黄酮乙酸乙酯部分干预 LPS 诱导 RAW 264.7 炎症反应机制 [J].动物医学进展，2021，42（6）：40 – 45.

[2] 周琳玉，陶俊宇，于美玲，等.辣蓼散不同极性段提取物体外抑菌效果研究 [J].现代畜牧兽医，2020，（9）：1 – 4.

[3] 王良刚，成静，谢小东，等.辣蓼黄酮提取物对南美白对虾血淋巴细胞内免疫相关酶活性的影响 [J].现代畜牧兽医，2021，（7）：55 – 60.

酸　豆

【黎药名】道罗。

【别名】罗望子、酸角、酸子、印度枣。

【来源】豆科 Fabaceae 酸豆 *Tamarindus indica* L. 的干燥果实。

【产地】中国台湾、福建、广东、广西、海南等地区常见种植；现在热带各地区均有种植。

【植物形态】多年生乔木，树皮暗灰色，不规则纵裂。小叶，长圆形，长 1.3～2.8 cm，宽 5～9 mm，先端圆钝或微凹，基部圆而偏斜，无毛。花黄色或杂以紫红色条纹，少数；总花梗和花梗被黄绿色短柔毛；小苞片 2 枚，开花前紧包着花蕾；萼管檐部裂片披针状长圆形，长约 1.2 cm，花后反折；花瓣倒卵形，与萼裂片近等长，边缘波状，皱折；雄蕊近基部被柔毛，花丝分离部分长约 7 mm，花药椭圆形；子房圆柱形，被毛。荚果圆柱状，肿胀，棕褐色，长 5～14 cm，直或弯拱，常不规则地缢缩。有 3～14 枚具光泽褐色种子（图 120，见附录三）。

【采收加工】春季采摘，晒干。

【药材性状】果实长圆形，长 3～6 cm，直径约 1.5 cm。表面深褐色，果皮较厚，质坚硬，内含种子 3～14 枚。种子条圆形或近圆形，表面红褐色，平滑有光泽。气微，味酸。

【化学成分】

（1）酚酸类：如酒石酸、乙酸、柠檬酸、甲酸、苹果酸、琥珀酸等。

（2）甾醇类：如 β－谷甾醇、羽扇豆醇、环阿尔廷醇等。

（3）黄酮类：如芹菜素、儿茶素、原矢车菊素、表儿茶素、二聚原矢车菊素、柚皮素、二氢槲皮素、桑黄素、杨梅酮、木樨草素等。

（4）脂肪酸类：如棕榈酸、油酸、亚油酸、花生酸、二十碳饱和脂肪酸等。

（5）其他：如呋糠醛、羽扇豆烷酮、红叶苷、杜荆苷、阿魏酸二十八醇酯等。

部分化合物分子结构图如下：

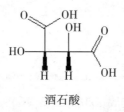

酒石酸

【现代药理与毒理研究】

（1）抗氧化作用。研究表明酸豆对 DPPH 自由基、羟基自由基和 ABTS+ 自由基均具有很好的清除作用[1-2]。

（2）抗菌作用。酸豆对金黄色葡萄球菌、铜绿假单胞菌、肺炎克雷白杆菌和枯草芽孢杆菌等均具有较强的抗菌作用。

（3）抗糖尿病作用。酸豆能显著降低蔗糖负荷后大鼠的血糖水平，并抑制小肠上段和中段 α－葡萄糖苷酶和小肠中段 α－淀粉酶的活性。

（4）其他作用。酸豆还具有保肝、抗蛇毒和缓泻等药理作用。

【传统功效、民间与临床应用】味甘、酸，性凉；清热解暑，和胃消积；用于治疗中暑、食欲不振、小儿疳积、妊娠呕吐、便秘。内服煎汤，15～30 g，或熬膏。

【黎医用药】根、皮、种子，10～15 g，水煎内服，用于治疗食欲不振、感冒发热、中暑。

参考文献

[1] 卢桂香，刘弋潞，陈楚彬，等. 从罗望子中提取果胶合成可食用水球的工艺研究[J]. 广州化工，2019，47（3）：60 – 63.

[2] 刘孝平，邹雨珂，刘路，等. 不同品种罗望子果肉和种子多糖结构及抗氧化活性比较[J]. 南方农业学报，2019，50（8）：1807 – 1813.

檀 香

【黎药名】万那。

【别名】白檀木、白檀、黄檀香。

【来源】檀香科 Santalaceae 檀香 *Santalum album* Linn. 的干燥心材。

【产地】产于中国海南、台湾和广东，常种植；在印度也有大量种植。

【植物形态】多年生常绿小乔木，高约 10 m；枝具条纹，有多数皮孔和半圆形的叶痕，小枝细长，节间稍肿大。叶椭圆状卵形，膜质，长 4 ～ 8 cm，宽 2 ～ 4 cm，顶端锐尖，基部楔形或阔楔形，边缘波状，稍外折，背面有白粉，中脉在背面凸起，侧脉约 10 对，网脉不明显；叶柄细长，长 1 ～ 1.5 cm。三歧聚伞式圆锥花序腋生或顶生；苞片 2，位于花序的基部，钻状披针形，长 2.5 ～ 3 mm，早落；总花序梗长 2 ～ 5 cm；花梗长 2 ～ 4 mm；花直径 5 ～ 6 mm；花被管钟状，长约 2 mm，淡绿色；花被 4 裂，裂片卵状三角形，长 2 ～ 2.5 mm，内部初时绿黄色，后呈深棕红色；雄蕊 4，外伸；花盘裂片卵圆形，花柱深红色，柱头 3 ～ 4 浅裂。核果，外果皮肉质多汁，成熟时深紫红或紫黑色，顶端稍平坦，花被残痕，宿存花柱基多少隆起，内果皮具 3 ～ 4 纵棱（图 121，见附录三）。

【采收加工】全年可采。采得后切成小段，除去边材阴干。

【药材性状】为长短不一的圆柱形木段，有的略弯曲，通常长约 1 m，直径 10 ～ 30 cm。外表面灰黄色或黄褐色，光滑细腻，有的具疤节或纵裂，横截面呈棕黄色，显油迹；棕色年轮明显或不明显，纵向劈开纹理顺直。质坚实，不易折断。气清香，燃烧时香气更浓；味淡，嚼之微有辛辣感。

【化学成分】

（1）萜烯类：如 α/β - 檀香醇、檀萜烯、α - 檀香萜烯和 β - 檀香花烯、檀萜烯酮、檀萜烯酮醇等。

（2）木脂素类：如 7, 8-threo-4, 9, 9-trihydroxy-3, 3-dimethoxy-8-O-4-neolignans、7S, 8S-nitidanin、cedrusin、dihydrodehydroconiferyl alcohol 等。

（3）酚酸类和脂肪酸类：如檀香酸、檀油酸、银桦醛、松柏醛、紫丁香醛、香荚醛等[1]。

部分化合物分子结构图如下：

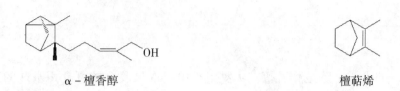

α – 檀香醇   檀萜烯

【现代药理与毒理研究】

（1）抗氧化作用。研究表明檀香挥发油对 DPPH 自由基、过氧化氢自由基具有较强清除作用，并具有较强的还原力。

（2）抗心肌细胞缺氧作用。檀香叶对大鼠心肌细胞 H9c2 心肌缺氧模型/复氧损伤模型具有保护作用。此外檀香对大鼠心肌缺血再灌注损伤有一定保护作用。

（3）抗菌作用。檀香内生菌发酵液对金黄色葡萄球菌、伤寒沙门氏菌、大肠埃希菌、痢疾杆菌、枯草芽孢杆菌、白色念珠菌和黑曲霉等均具有显著抗菌作用。

（4）其他作用。檀香抗炎、肝保护和降糖降脂作用[1-2]。

（5）毒理作用。檀香叶无明显毒性。

【传统功效、民间与临床应用】味辛，性温；归脾、胃、心、肺经；行气温中，开胃止痛；用于治疗寒凝气滞、胸膈不舒、胸痹心痛、脘腹疼痛、呕吐食少、霍乱吐泻、寒疝腹痛及肿毒。内服煎汤，2～5 g，后下；或入丸、散。外用：磨汁涂，0.02～0.2 mL（每日量不超过 1 mL）。

【使用注意】阴虚火盛者禁服。

【黎医用药】根、枝 10 g，水煎内服，用于胸痛、腹痛、胃痛、心绞痛、冠心病。

参考文献

［1］张薇，刘洋洋，邹宇琛，等. 中药檀香化学成分及药理活性研究进展［J］. 世界科学技术—中医药现代化，2020，22（12）：4300 - 4307.

［2］何金美，严慧婕. 粉碎度对丹参 - 檀香药对抗心肌缺血作用的影响［J］. 中国中医药现代远程教育，2021，19（13）：146 - 148.

桃金娘

【黎药名】雅开圣。

【别名】山稔子、岗稔。

【来源】桃金娘科 Myrtaceae 桃金娘 *Rhodomyrtus tomentosa*（Aiton）Hassk. 干燥根或果实。

【产地】产于中国台湾、福建、广东、广西、云南、贵州，见于丘陵坡地；在东亚其他地区、南亚、东南亚也有分布。

【植物形态】多年生灌木，高达 2 m；幼枝密被柔毛。叶对生，椭圆形或倒卵形，长3～8 cm，先端圆或钝，常微凹，基部宽楔形或楔形，腹面无毛或仅幼时被毛，背面被灰白色绒毛，离基 3（5）出脉直达叶尖，侧脉每边 7～8，边脉离叶缘 3～4 mm；叶柄长4～7 mm，被绒毛。花有长梗，常单生，紫红色；萼筒倒卵形，有灰色绒毛，基部有 2 枚卵形小苞片，萼齿 5，近圆形，长 4～5 mm，宿存；花瓣 5，倒卵形，长 1.3～2 cm；外面被灰色绒毛；雄蕊红色，花药圆形；子房下位，3 室，花柱长 1 cm，基部被绒毛，柱头头状。浆果，卵状壶形，长 1.5～2 cm，熟时紫黑色。种子每室 2 列（图 122，见附录三）。

【采收加工】根全年均可采挖，洗净、切成短段或片、块，晒干；7—8 月采收果实，晒干。

【药材性状】根呈不规则的片块或短段，少数呈长条形圆柱状，直径 0.5～5 cm；表面黑褐色、赭红色或红棕色，有粗糙的纵皱纹，外皮常脱落；质硬而致密，不易折断，断面淡棕色，中部颜色较深，老根可见同心性环纹；气微，味涩。果实长圆球形，一端稍尖，直径约 1 cm，表面土黄色或暗绿褐色，质较硬，顶端有宿存萼片 5 枚及花柱残迹；内有种子多数，黄白色，扁平；气微香，味淡、微甜。

【化学成分】

（1）黄酮类：杨梅素、杨梅苷、杨梅素 – 3 – O – α – L – 呋喃阿拉伯糖苷等。

（2）多酚类：桃金娘酚 A、没食子酸等。

（3）萜烯类和甾醇类：lupeol、β-sitostenone、β – 香树脂醇等。

（4）其他：白皮杉醇、（7S,8R）– 4,9,9′ – 三羟基 – 3,3′ – 二甲氧基 – 7,8 – 二氢苯并呋喃 –1′ – 丙基新木脂素、4 – 羟基 – 2,3 – 二甲基 – 2 – 壬烯 – 4 – 内酯、邻苯二甲酸二异丁酯、邻苯二甲酸二丁酯等。

部分化合物分子结构图如下：

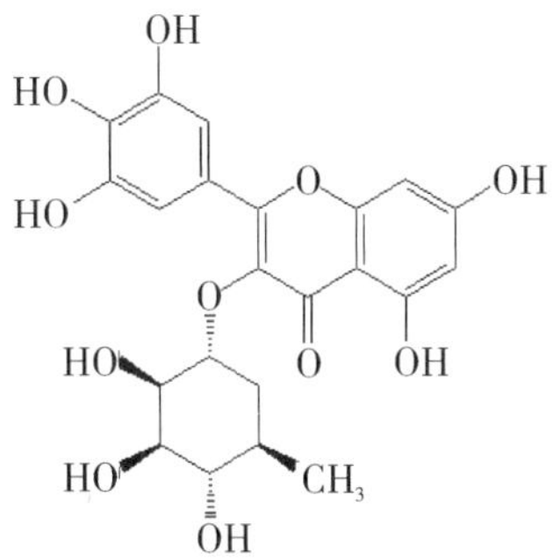

杨梅苷

【现代药理与毒理研究】

（1）抗氧化作用。桃金娘对 DPPH 自由基、羟基自由基和 ABTS$^+$ 自由基具有一定的清除作用[1]，并显著提高机体血清超氧化物歧化酶和谷胱甘肽过氧化物酶的活性[2]。

（2）免疫调节作用。桃金娘能够显著提高小鼠胸腺指数和脾脏指数，同时提高小鼠血清免疫细胞因子的水平和非特异性免疫。

（3）抗菌作用。桃金娘对沙门菌和金黄色葡萄球菌的增殖均有较好抑制作用。

（4）其他作用。桃金娘还具有抗肝纤维化作用[3]。

【传统功效、民间与临床应用】果实入药，味甘、涩，性平；归肝、脾经；养血止血、涩肠固精；用于治疗血虚体弱、吐血、鼻衄、劳伤咳血、便血、崩漏、遗精、带下、痢疾、脱肛、烫伤、外伤出血。内服煎汤，6～15 g，鲜品15～30 g，或浸酒；外用烧存性研末调敷。根入药，味辛、甘，性平；理气止痛，利湿止泻，祛瘀止血；用于治疗脘腹疼痛、消化不良、呕吐泻痢、黄疸、癥瘕痞块、崩漏、劳伤出血、跌打伤痛、风湿痹痛、白浊、浮肿、疝气、痈肿瘰疬、痔疮、烫伤；内服煎汤，15～60 g。或酒水各半煎，或炖肉；外用烧存性研末调涂。

【使用注意】儿童食用果实，容易大便秘结。

【黎医用药】根15～30 g，与金不换、猪肚配伍炖服，用于胃溃疡、痔疮出血、腹泻。

参考文献

[1] 银慧慧，廖海洪，赵武，等. 响应面法优化超声辅助提取桃金娘叶三萜工艺及抗氧化活性研究 [J]. 食品研究与开发，2021，42（23）：74-80.

[2] 徐阳纯，许泽群，李栩欣，等. 桃金娘果单宁提取工艺优化及抗氧化活性研究 [J]. 化学与生物工程，2021，38（3）：40-45.

[3] 梁丽清，黄鑫，陈少锋，等. 桃金娘水提物抗肝脏纤维化作用的试验研究 [J]. 中国畜牧兽医，2021，(1)：367-374.

田基黄

【黎药名】打堆干。

【别名】荔枝草、七寸金、虎耳草、地耳草。

【来源】金丝桃科 Hypericaceae 田基黄 *Hypericum japonicum* Thunb. ex Murray 的干燥全草。

【产地】在中国辽宁、山东至长江以南各地区有分布，见于田边、沟边、草地以及荒地上；在东亚其他地区、东南亚、澳大利亚、新西兰等地也有分布。

【植物形态】一年生草本；茎纤细，分枝铺展，被白色长柔毛，下部花期毛稀至无毛。叶两面被柔毛及棕黄色腺点，背面及沿脉毛较密，叶倒卵形、倒披针形或倒匙形，长3.5～7.5 cm，基生叶长达10 cm，无柄，基部耳状贴茎，竖琴状半裂或大头羽状分裂，顶裂片倒卵形或几圆形，有锯齿。头状花序球形，直径0.8～1 cm，单生茎顶或枝端；总苞宽杯状，总苞片2～3层，外层披针形或长披针形，长4～8 mm，边缘有撕裂状缘毛，内层苞片倒卵形，基部有爪。小花花冠疏被棕黄色小腺点；雌花2～6层，花冠线形，黄色；两性花辐钟状，有5卵状三角形裂片。瘦果有加厚边缘，被棕黄色小腺点，顶端平截，环状加厚，环缘有齿状撕裂冠毛（图123，见附录三）。

【采收加工】春、夏季开花时采收全草，晒干或鲜用。

【药材性状】全草长10～40 cm。根须状，黄褐色。茎单一或基部分枝，光滑，具4

棱，表面黄绿色或黄棕色；质脆，易折断，断面中空。叶对生，无柄；完整叶片卵形或卵圆形，全缘，具细小透明腺点，基出脉 3～5 条。聚伞花序顶生，花小橙黄色。气无，味微苦。

【化学成分】

（1）酚酸类：如白桦酸、齐墩果酸、diospyrolide、6-hydroxystigmast-4-en-3-one、sampsone C、isoferulic acid、blumenol A、apocynol A 等。

（2）黄酮类：如槲皮素、槲皮苷、异槲皮苷、田基黄苷、山奈酚、（2R,3R）-二氢槲皮素-7-O-α-L-鼠李糖苷、3-O-甲基槲皮素、芹菜素、芦丁等。

（3）其他：有机酸类如没食子酸、绿原酸、表儿茶素、原儿茶酸等；甾醇类如豆甾醇、β-胡萝卜苷等；间苯三酚类如 sarothralin、sarothralin A、sarothralin G、saroaspindin A、saroaspindin B、saroaspindin C 等。

部分化合物分子结构图如下：

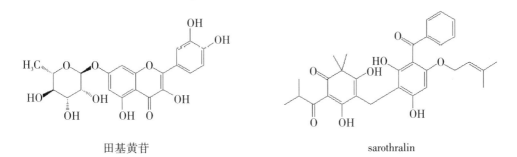

田基黄苷　　　　　　　　　　　　　　sarothralin

【现代药理与毒理研究】

（1）抗氧化作用。田基黄对 DPPH 自由基、超氧阴离子自由基、和亚硝酸根离子具有显著清除作用，同时能显著提高机体肝脏超氧化物歧化酶和谷胱甘肽过氧化物酶的活性，并降低肝脏组织中的丙二醛含量。

（2）抗肿瘤作用。田基黄对肝癌 HepG2 细胞增殖具有显著抑制作用，能够诱导肿瘤细胞凋亡。

（3）保肝作用。田基黄对急性淤胆型肝炎的临床症状具有显著缓解作用。

（4）其他作用。田基黄还能改善湿热型糖尿病患者的临床症状[1-3]。

【传统功效、民间与临床应用】味甘、微苦，性凉；清热利湿，解毒消肿；用于治疗湿热黄疸、泄泻、痢疾、肠痈、肺痈、痈疖肿毒、乳蛾、口疮、目赤肿痛、毒蛇咬伤、跌打损伤。内服煎汤，15～30 g，鲜品 30～60 g，大剂可用至 90～120 g；或捣汁。外用捣烂外敷，或煎水洗。

【黎医用药】全草 10 g，水煎内服，配伍金钱草、蒲公英、板蓝根各 25 g，用于治疗甲或乙型肝炎、肾炎、感冒、毒蛇咬伤、痢疾。

参考文献

[1] 李晶，庄群川，蔡少丽. 田基黄水提物通过线粒体凋亡通路诱导肝癌细胞凋亡 [J]. 中国老年学杂志，2022，42（8）：1953-1955.

［2］张立群，王凌云. 地耳草免煎颗粒联合耳穴压豆治疗肝胆湿热型急性淤胆型肝炎临床观察［J］. 社区医学杂志，2021，19（14）：873 – 876.

［3］陈银花，胡国新，刘龙辉，等. 初探田基黄对湿热证糖尿病患者血糖的影响［J］. 中国医学创新，2021，18（7）：94 – 97.

土沉香

【黎药名】千盾。

【别名】牙香树、女儿香、栈香、白木香。

【来源】瑞香科 Thymelaeaceae 土沉香 *Aquilaria sinensis*（Lour.）Spreng 含树脂的干燥心材。

【产地】产于中国福建、广东、广西、海南等地区，常见于低海拔的山地、丘陵及路边向阳疏林中。

【植物形态】多年生乔木，高达 15 m；小枝具皱纹，幼时被疏柔毛。叶近革质，椭圆形、长圆形或倒卵形，长 5～9 cm，先端骤尖，基部宽楔形，腹面光亮，两面无毛，侧脉 15～20 对；叶柄长 5～7 mm，被毛。花数朵组成伞形花序；花梗密被灰黄色柔毛；花萼钟状，萼筒长 5～6 mm，裂片 5，卵形，花瓣状，淡黄绿色，芳香，两面均密被短柔毛；花瓣 10，鳞片状，生于萼筒喉部，密被毛；雄蕊 10，花丝长约 1 mm；子房密被白色柔毛，花柱不明显。蒴果卵状球形，长 2～3 cm，绿色，密被黄色柔毛，2 瓣裂，每瓣具 1 种子。种子褐色，卵球形，长约 1 cm，疏被毛，基部附属体长约 1.5 cm，先端具短尖头（图 124，见附录三）。

【采收加工】全年均可采收。经过凿洞、砍伤等人工结香的方法使土沉香伤口损伤，从而分泌形成内含棕黑色树脂的变色木部，削去黄白色不含树脂部分，阴干，刨片或磨细粉用。

【药材性状】呈不规则块状、片状及小碎块状，有的呈盔帽状，大小不一。表面凹凸不平，淡黄白色，有黑褐色与黄色相间的斑纹，并有加工刀痕，偶见孔洞、空洞及凹窝，表面多呈朽木状。质较坚硬，不易折断，断面呈刺状，棕色，有特殊香气，味苦。燃烧时有油渗出，发浓烟，香气浓烈。

【化学成分】

（1）倍半萜类：如沉香螺醇、沉香醇、石梓呋喃、α – 沉香呋喃、二氢沉香呋喃、去甲沉香呋喃酮、（＋）– 4,5 – 二甲基 – 3 –（丙 – 2 – 烯基）– 八氢萘 – 2,8 – 二醇、白木香酸、白木香醛、白木香醇、去氢白木香醇、白木香呋喃醛、二氢卡拉酮、异白木香醇、苄基丙酮、对甲氧基苄基丙酮、茴香酸、白木香呋喃醇等。

（2）其他：如鹅掌楸碱、木质素等。

部分化合物分子结构图如下：

沉香螺醇   白木香醛

【现代药理与毒理研究】

（1）抗氧化作用。土沉香叶对羟基自由基、DPPH 自由基、超氧阴离子自由基和
ABT-S⁺ 自由基具有较好的清除作用，并能提高机体乳酸脱氢酶、超氧化物歧化酶、谷胱
甘肽过氧化物酶和过氧化氢酶活性，从而发挥其保护氧化应激效应[1-2]。

（2）降血脂作用。土沉香叶粉能够显著降低土鸡血清总胆固醇、甘油三酯和低密度
脂蛋白含量，并显著提高高密度脂蛋白和总蛋白含量。

（3）镇静催眠作用。土沉香能够显著提高小鼠入睡率，并延长睡眠时间，其中挥发
油还能显著缩短入睡潜伏期；土沉香香薰能显著提高小鼠入睡效率和睡眠时长，并减少其
自主活动时间和活动频率，改善失眠小鼠的生活质量和运动能力。

（4）其他作用。土沉香叶还具有免疫调节和抗炎作用[3]。

（5）毒理作用。土沉香叶为无毒级中药，且无遗传毒性和致突变毒性。

【传统功效、民间与临床应用】味辛、苦，性微温；归脾、胃、肾经；行气止痛，温
中止呕，纳气平喘；用于胸腹胀闷疼痛，胃寒呕吐呃逆，肾虚气逆喘急，腰膝虚冷，大肠
虚秘，小便气淋，精冷早泄。内服煎汤，1～5 g，后下；研末，0.5～1 g；或磨汁服。

【使用注意】阴虚火旺、气虚下陷者慎服。

【黎医用药】心材 5～8 g，水煎内服，用于腹痛、胃痛、神经性呕吐、胸痛。

参考文献

[1] 段宙位，陈婷，何艾，等. 大孔树脂纯化沉香叶黄酮工艺优化及纯化前后抗氧化性比
较 [J]. 食品工业科技，2020，41（17）：161-166.

[2] 段宙位，方宗壮，何艾，等. 沉香叶黄酮稳定性及对 H_2O_2 诱导 HepG2 细胞氧化损伤
的保护作用 [J]. 热带作物学报，2021，42（6）：1661-1667.

[3] 王灿红，彭德乾，刘洋洋，等. 沉香醇提物对哮喘小鼠的平喘作用及其机制研究
[J]. 中国中药杂志，2021，46（16）：4214-4221.

土坛树

【黎药名】赛土弯。

【别名】割舌罗。

【来源】八角枫科 Alangiaceae 土坛树 *Alangium salviifolium*（L. f.）Wangerin 的干燥根

和叶。

【产地】产于中国广东、广西、海南，常见于海拔 1200 m 以下的疏林中；在东南亚和非洲东南等地区也有分布。

【植物形态】多年生落叶乔木或灌木，稀攀援状。小枝有显著的圆形皮孔，稀具短刺，无毛或具微柔毛。叶倒卵椭圆形，长 7～13 cm，先端急尖，基部楔形或宽楔形，腹面无毛，背面仅脉腋被簇毛，侧脉 5～6 对；叶柄长 0.5～1.5 cm，无毛或疏被黄色柔毛。小苞片 3，窄卵形或长圆状卵形；花白或黄色，香气较浓；萼片宽三角形，长约 2 cm，两面均被柔毛；花瓣 6～10 片，淡绿色，线形，长 1.5～2 cm；雄蕊 20～30，花丝长 6～8 mm，被长柔毛，花药长 0.8～1.2 cm，药隔无毛；花盘肉质；子房 1 室，花柱长 2 cm，柱头头状，微 4～5 裂。核果椭圆形或近圆形，长约 1.5 cm，成熟时黑色，顶端宿存萼齿（图 125，见附录三）。

【采收加工】秋季采叶，晒干。常种植 8～10 年后，冬季挖根，洗去泥土，切片，晒干。

【化学成分】

（1）生物碱类：如 alangiumkaloid A/B、alangiside、demethylalangiside、安可任、Salvifoside A/B/C、3-O-Demethyl-2-O-methylalangiside、plataplatanoside、喜树次碱、6-O-methyl-N-deacetylisoipecosdic acid、吐根酚碱、吐根酚亚碱等。

（2）曼宋酮类：如 mansonone H/E/G、dehydrooxoperezinon 等。

（3）黄酮类：如山柰酚、kaempferol-3-O-β-D-glucopyranoside、myriceric acid B、27-O-trans-caffeoylcylicodiscic acid 等。

部分化合物分子结构图如下：

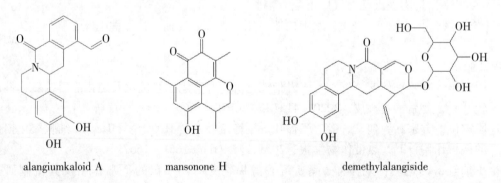

alangiumkaloid A   mansonone H   demethylalangiside

【现代药理与毒理研究】

（1）抗氧化作用。土坛树叶提取物和果实提取物对 DPPH 自由基和 ABTS$^+$ 自由基具有显著清除作用，并显著提高机体超氧化物歧化酶、过氧化氢酶和谷胱甘肽 S 转移酶的活性[1-2]。

（2）保肝作用。土坛树能改善四氯化碳诱导肝损伤小鼠模型肝脏损伤状态。

（3）抗肿瘤作用。土坛树生物碱能够显著抑制人非小细胞肺癌 A549、宫颈癌 HeLa 和卵巢癌 SKOV-3 细胞的增殖。

（4）其他作用。土坛树对真菌和细菌的增殖具有显著抑制作用。此外，土坛树还具有抗抑郁活性。

【传统功效、民间与临床应用】味微苦、涩，性凉；祛风除湿，活血止痛；用于治疗风湿痹痛，跌打损伤。内服煎汤，3～9 g；外用适量，捣敷。

【黎医用药】叶片适量，水煎内服，用于毒蛇咬伤。鲜叶适量，捣烂外敷，用于疮痛、外伤。

参考文献

［1］LAVANYA D，RAO P，SOUNDARYA S，et al. Antibacterial，antifungal and antioxidant activity of leaf and fruit of Alangium salviifolium L.（cornaceae）［J］. Research journal of pharmacy and technology，2021，14（5）：2745－2749.

［2］DHRUVE P，NAUMAN M，KALE R K，et al. A novel hepatoprotective activity of Alangium salviifolium in mouse model［J］. Drug and chemical toxicology，2020，45（2）：1－13.

乌饭树

【黎药名】雅各族。

【别名】十月乌、米饭花、乌饭叶、南烛。

【来源】杜鹃花科 Ericaceae 乌饭树 *Vaccinium bracteatum* Thunb. 的干燥果实。

【产地】产于中国山东、安徽、浙江、四川、贵州、云南、福建、台湾、广东、广西、海南等地区，常见于山坡林内或灌丛中；在东亚其他地区及东南亚也有分布。

【植物形态】多年生常绿灌木或小乔木；枝无毛。叶椭圆形、菱状椭圆形、披针状椭圆形或披针形，长4～9 cm，宽2～4 cm，薄革质，先端尖、渐尖、长渐尖，基部楔形、宽楔形，稀钝圆，有细齿，两面无毛，侧脉5～7对，斜伸至边缘以内网结；叶柄长2～8 mm，无毛或被微毛。总状花序长4～10 cm，多花，序轴密被柔毛；苞片披针形，长0.5～2 cm，边缘有齿；小苞片2，长1～3 mm；花梗长1～4 mm，连同萼筒密被柔毛，稀近无毛，萼齿短小；花冠白色。浆果紫黑色，直径5～8 mm，被毛（图126，见附录三）。

【采收加工】每年8—9月果实成熟后采摘，晒干。

【药材性状】浆果扁球形或球形，直径4～5 mm，红紫色至紫黑色；表面被灰白色细柔毛，有的被霜。果实顶端具黄色点状的花柱痕迹，基部常有果柄。果肉松脆，内含多数淡黄色种子，长卵状三角形；气微，味酸、微甘。

【化学成分】

（1）萜类：如木栓酮、熊果酸、齐墩果酸、羽扇豆醇、无羁萜、表无羁萜醇、山楂酸、科罗索酸、蔷薇酸等。

（2）黄酮类：如白杨素、山奈酚、槲皮素、荭草素、柯伊利素、牡荆素、木樨草素、芹菜素、异荭草素、异牡荆素等。

（3）糖苷类：如柯伊利素－7－O－β－D－葡萄糖苷、芹菜素－6－C－葡萄糖－8－

C-木糖苷、槲皮素-3-O-L-阿拉伯糖苷、异槲皮苷、飞燕草素-3-O-阿拉伯糖苷等。

（4）有机酸类：如绿原酸、阿魏酸、莽草酸、奎尼酸、咖啡酸等。

（5）脂肪酸类：如α-亚麻酸、棕榈酸、亚油酸、油酸、丙酸、硬脂酸等。

（6）甾醇类：如β-谷甾醇、胡萝卜苷等。

部分化合物分子结构图如下：

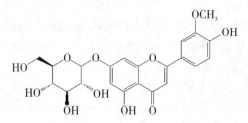

柯伊利素-7-O-β-D-葡萄糖苷

【现代药理与毒理研究】

（1）抗氧化作用。乌饭树的树叶和果实提取物对羟基自由基、DPPH自由基和超氧阴离子自由基均具有较强的清除作用，并显著提高机体超氧化物歧化酶、过氧化氢酶和谷胱甘肽过氧化物酶活性[1]。

（2）抗糖尿病作用。乌饭树能显著降低链脲佐菌素所致糖尿病小鼠的血糖水平，其所含的蓝黑色素对α-葡萄糖苷酶活性具有较好的抑制作用。

（3）抗菌作用。乌饭树对金黄色葡萄球菌、枯草杆菌和大肠杆菌均具有不同程度的抑制作用。

（4）其他作用。乌饭树还具有抗肿瘤、抗炎和保护视网膜等作用。

【传统功效、民间与临床应用】味酸、甘，性平；归肝、肾、脾经；补肝肾，强筋骨，固精气，止泻痢；用于治疗肝肾不足、须发早白、筋骨无力、久泄梦遗、带下不止、久泻久痢。内服煎汤，9～15 g，或入丸剂。

【黎医用药】果实、根皮20～30 g，水煎内服，或泡酒内服，用于风湿骨痛、手脚麻木、腰膝酸软。

参考文献

[1] 赵青，陈庆生，方炎明，等. 乌饭树化学成分和药理活性研究进展 [J]. 中药材，2016，39（6）：1437-1440.

乌 檀

【黎药名】采哄。

【别名】山熊胆、熊胆树、黄羊木、胆木。

【来源】茜草科 Rubiaceae 乌檀 *Nauclea officinalis*（Pierre ex Pit.）Merr. et Chun 的干燥木材。

【产地】产于中国广东、广西和海南，见于中等海拔地区森林中；在越南、柬埔寨、老挝、泰国、马来西亚以及印度尼西亚也有分布。

【植物形态】多年生乔木，高 4～12 m；小枝纤细，光滑。顶芽倒卵形；叶纸质，椭圆形，稀倒卵形，长 7～9 cm，宽 3.5～5 cm，顶端渐尖，略钝头，基部楔形，干时腹面深褐色，背面浅褐色；侧脉 5～7 对，纤细，近叶缘处联结，两面微隆凸；叶柄长 10～15 mm；托叶早落，倒卵形，顶端圆。头状花序单个顶生；总花梗长 1～3 cm，中部以下的苞片早落。果序中的小果融合，成熟时黄褐色，直径 9～15 mm，表面粗糙。种子椭圆形，一面平坦，一面拱凸，种皮黑色有光泽，有小窝孔（图 127，见附录三）。

【采收加工】全年可采，洗净，切片，鲜用或晒干。

【药材性状】多劈成不规则的小块或片块，黄色或棕黄色，有的带皮部，外皮棕黄色，粗糙，具多数点状皮孔。较疏松，易剥离，质地坚硬。气微，味极苦。

【化学成分】

（1）生物碱类：如异常春花苷内酰胺、喜果苷、3 - 表短小舌根草苷、短小蛇根草苷、1, 2, 3, 4 - 四氢 - β - 咔啉、latifoliamide D、latifoliamide B、3, 14 - 二氢狭花马钱碱、naucleamide B/C/G、nauclealomide 等。

（2）酚酸类：如（3S, 7R）-javanisid、3, 4, 5 - 三甲氧基苯酚、4 - 羟基 - 3, 5 - 二甲氧基苯甲醛、2, 4 - 二羟基 - 3, 6 - 二甲基苯甲酸甲酯、对甲氧基桂皮酸、咖啡酸甲酯、咖啡酸乙酯、异阿魏酸甲酯、阿魏酸乙酯等。

（3）环烯醚萜类：如断氧化马钱子苷、裂环马钱苷等。

（4）萜类和皂苷类。如 2b, 3b, 23-tetrahydroxy-urs-2-en-28-oic acid 等。

部分化合物分子结构图如下：

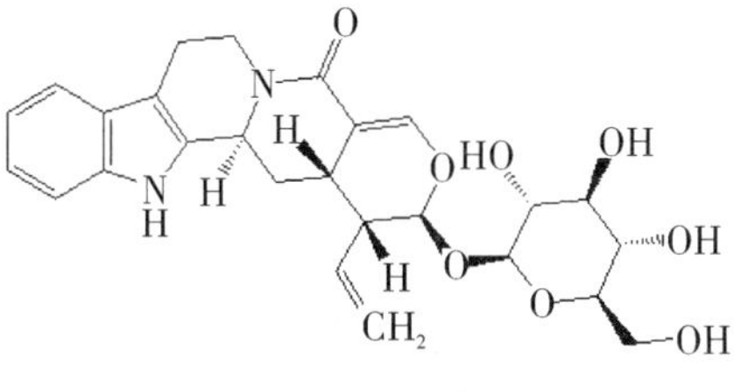

异常春花苷内酰胺

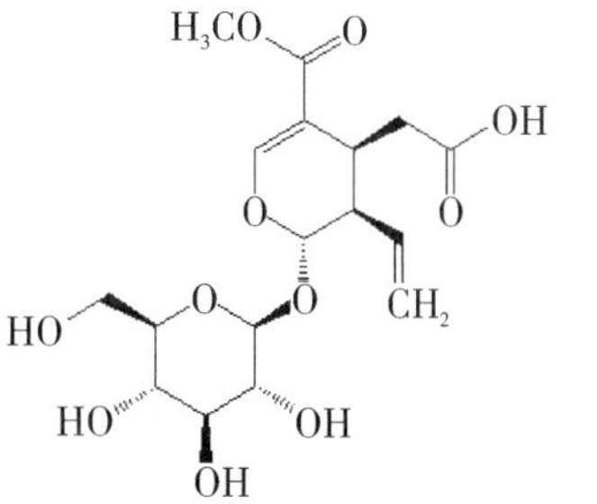

断氧化马钱子苷

【现代药理与毒理研究】

（1）抗炎镇痛作用。乌檀对脂多糖诱导 RAW 264.7 小鼠巨噬细胞炎症模型具有抗炎活性，此外，乌檀还能通过调节机体 IL-2、IL-4、IL-5、IL-10 和 IFN-γ 等细胞因子的分泌发挥抗炎作用。

（2）抗菌作用。乌檀对大肠埃希菌、金黄色葡萄球菌、链球菌、白色假丝酵母菌和解脲支原体等均具有显著抑制作用。

（3）抗氧化作用。乌檀提取物对过氧化氢、超氧阴离子自由基和羟自由基具有显著清除作用[1]。

（4）其他作用。乌檀还具有免疫调节作用和抗胆碱酯酶活性[2]。

（5）毒理作用。乌檀毒副作用较小，安全性较高，但具有轻微血管刺激性。

【传统功效、民间与临床应用】味苦，性寒；清热解毒，消肿止痛；用于治疗感冒发热、咽喉肿痛、急性扁桃体炎、咽喉炎、乳腺炎、肠炎、菌痢、尿路感染、胆囊炎、下肢溃疡、脚癣感染、疖肿脓疡、皮炎湿疹、外耳道疖肿、急性结膜炎。内服煎汤，15 ～ 30 g；外用鲜品捣敷，或煎水洗。

【黎医用药】茎适量，水煎内服，可抗炎；根 30 g，水煎加红糖内服，用于祛除蛔虫；与适量贯众配伍，用于流感。

参考文献

[1] 麦世瑛，王怡然，李永辉，等. 胆木叶提取物的抗氧化活性研究 [J]. 广州化工，2018，46（16）：38-41.
[2] 薛欣，袁晓雯，姜楠，等. 胆木抗 apoE（-/-）小鼠动脉粥样硬化和非酒精性脂肪性肝病的研究 [J]. 中华中医药杂志，2019，34（12）：5893-5897.

无根藤

【黎药名】弯垒敖。

【别名】无头草、无爷藤、罗网藤。

【来源】为樟科 Lauraceae 无根藤 *Cassytha filiformis* L. 的全草。

【产地】产于中国云南、贵州、广西、广东、湖南、江西、浙江、福建及台湾等地区，见于山坡灌木丛或疏林中；在亚洲热带地区、非洲和澳大利亚也有分布。

【植物形态】多年生寄生缠绕草本，具盘状吸根。茎线形，绿或绿褐色，幼时被锈色柔毛，后渐脱落无毛。叶退化为鳞片；穗状花序长 2 ～ 5 cm，密被锈色柔毛；花白色，长不及 2 mm，无梗；花被被柔毛，内面无毛，裂片 6；外轮 3 枚，小，圆形，具缘毛；内轮 3 枚较大，卵形。果卵球形，包于肉质花被筒内，花被片宿存（图 128，见附录三）。

【采收加工】全年均可采收，洗净，切段，晒干或阴干，亦可鲜用。

【药材性状】为不规则小段，长 10 ～ 20 mm。茎、叶、花混合；茎较纤细，绿色或绿褐色。叶为细小鳞片状。花小，白色，穗状花序。气微，味淡。

【化学成分】

（1）生物碱类：如樟碱、无根藤碱、N－甲基樟碱、无根藤胺、荷包牡丹碱、异波尔定碱、小唐松草碱、新木姜子素、无根藤米丁、无根藤米里丁、观音莲明碱、小唐松草宁碱等。

（2）其他：黄酮类如 O-methylflavinantive 等；芳香族醛类如香草醛、异香草醛等；丁香酯素等[1]。

部分化合物分子结构图如下：

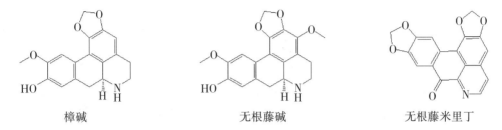

| 樟碱 | 无根藤碱 | 无根藤米里丁 |

【现代药理与毒理研究】

（1）抗糖尿病作用。无根藤具有一定的抗糖尿病作用[1]。

（2）抗氧化作用。无根藤对 DPPH 自由基具有显著清除作用。

（3）抗肿瘤作用。无根藤对小鼠红白血病 Mel-5 细胞、小鼠肝癌 H22 细胞、人宫颈癌 HeLa 细胞和人早幼粒细胞白血病 HL-60 的增殖均具有显著抑制作用。

（4）其他作用。无根藤生物碱还具有抗血小板聚集和抗菌作用[2]。

【传统功效、民间与临床应用】味微苦、甘，性凉，有小毒；清热利湿，凉血解毒；用于感冒发热、热淋石淋、湿热黄疸、泄泻痢疾、咯血、风火赤眼、跌打损伤、外伤出血、疮疡溃烂、水火烫伤、疥疮癣癞。内服煎汤，干品 10 ～ 15 g，鲜品 15 ～ 30 g。外用捣烂敷，或煎水洗，或研末调敷。

【使用注意】孕妇慎服。

【黎医用药】全草适量，水煎内服，用于降血压、小儿疳热、感冒发热。

参考文献

［1］黄兹宝，张璐，董琳，等. 无根藤的研究进展［J］. 海南医学院学报，2022，28（12）：954－960.

［2］OLI A，OBAJI M，ENWEANI I B. Combinations of alchornea cordifolia，Cassytha filiformis and pterocarpus santalinoides in diarrhoegenic bacterial infections［J］. BMC research notes，2019，12（1）：649.

豨莶草

【黎药名】雅龙介。

【别名】珠草、棉苍狼、肥猪草、粘苍子。

【来源】菊科 Compositae 豨莶草 *Sigesbeckia orientalis* L 的干燥地上部分。

【产地】在中国陕西、甘肃、江苏、浙江、安徽、江西、湖南、四川、贵州、福建、广东、海南、台湾、广西、云南等地区广泛分布,见于山野、荒草地、灌丛、林缘及林下;在欧洲、东亚其他地区、东南亚及北美地区也广泛分布。

【植物形态】一年生草本;茎上部分枝常成复二歧状,分枝被灰白色柔毛。茎中部叶三角状卵圆形或卵状披针形,长 4～10 cm,基部下延成具翼的柄,边缘有不规则浅裂或粗齿,背面淡绿,具腺点,两面被毛,基脉 3 出;上部叶卵状长圆形,边缘浅波状或全缘,近无柄。头状花序直径1.5～2 cm,多数聚生枝端,排成具叶圆锥花序,花序梗长1.5～4 cm,密被柔毛;总苞宽钟状,总苞片2层,叶质,背面被紫褐色腺毛,外层5～6层,线状匙形或匙形,长0.8～1.1 cm,内层苞片卵状长圆形或卵圆形,长约 5 mm。瘦果倒卵圆形,有4棱,顶端有灰褐色环状突起(图129,见附录三)。

【采收加工】夏、秋季花开前及花期均可采割,除去杂质,晒干。

【药材性状】茎略呈方柱形,多分枝,长30～110 cm,直径0.3～1 cm。表面灰绿色、黄棕色或紫棕色,有纵沟及细纵纹,被灰色柔毛;节明显,略膨大。质脆,易折断,断面黄白色或带绿色,髓部宽广,类白色,中空。叶对生,叶片多皱缩、卷曲,展平后呈卵圆形,灰绿色,边缘有钝锯齿,两面皆有白色柔毛,3出主脉。有的可见黄色头状花序,总苞片匙形。气微,味微苦。

【化学成分】

(1)萜类:如豨莶甲素、豨莶乙素、7-羟基豨莶精醇、9-羟基豨莶精醇、16-乙酰基豨莶精醇、豨莶苷、腺梗豨莶甲苷、腺梗豨莶乙苷、腺梗豨莶丙苷等。

(2)黄酮类:如 7,3′,4′-三羟基黄酮、5,6,7,3′,4′,5′-六甲氧基黄酮、8,3′,4′-三羟基-7-甲氧基二氢黄酮、5,4′-二羟基-7,3′-二甲氧基二氢黄酮醇、木樨草素、槲皮素、3,7-二甲基槲皮素、芹菜素、山柰酚、异鼠李素等。

部分化合物分子结构图如下:

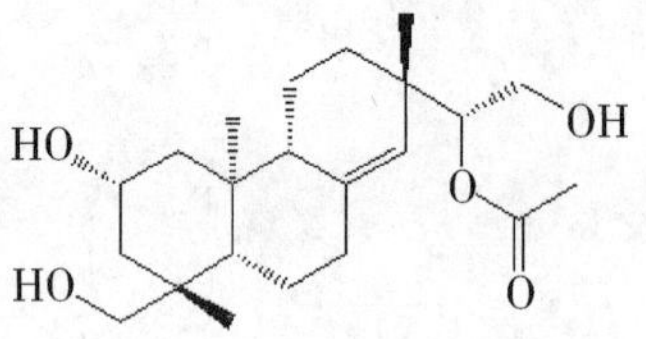

豨莶甲素 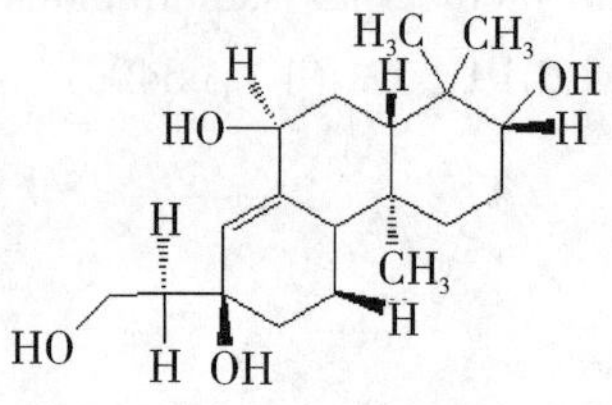　　　　　　　　　7-羟基豨莶精醇

【现代药理与毒理研究】

（1）抗氧化作用。豨莶草对羟基自由基具有较强的清除活性，同时豨莶草能显著提高机体乳酸脱氢酶、超氧化物歧化酶和过氧化氢酶活性[1]。

（2）抗炎作用。豨莶草酒制品水煎液对二甲苯所致的小鼠耳郭炎性肿胀具有显著抑制作用，还能显著改善大鼠后肢踝关节肿胀程度。

（3）镇静催眠作用。豨莶草提取物对小鼠具有显著的镇静催眠作用，能显著减少小鼠自主活动次数，延长睡眠持续时间[2]。

（4）其他作用。豨莶草还可降压，并对缺血性中风风痰瘀阻证有较好的疗效[3]。

（5）毒理作用。豨莶草对肺纤维细胞 MRC-5 具有一定的细胞毒性，并能引起肝损伤。

【传统功效、民间与临床应用】味辛、苦，性寒；归肝、肾经；祛风湿，利关节，解毒；用于治疗风湿痹痛、筋骨无力、腰膝酸软、四肢麻痹、半身不遂、风疹湿疮、高血压病、疟疾、黄疸、痈肿疮毒、风疹湿疮、虫兽咬伤。内服煎汤，9～12 g，大剂量 30～60 g；捣汁或入丸、散；外用捣敷，或研末撒或煎水熏洗。

【使用注意】无风湿者慎服；生用或大剂应用，易致呕吐。

【黎医用药】全草 30 g，水煎内服，与它药配伍，用于高血压、黄疸型肝炎、半身不遂、四肢麻木。

参考文献

[1] 白云绮，李慧，高照，等. 酒制豨莶草和生豨莶草对缺氧损伤的 H9c2 心肌细胞保护作用的比较研究 [J]. 世界中医药，2022，17（6）：779－789.

[2] 李清，瞿发林，陈颖，等. 豨莶草提取物不同萃取部位对小鼠镇静催眠作用的研究 [J]. 药学服务与研究，2021，21（4）：248－269.

[3] 吴冬梅，潘开瑞. 豨莶草对肾性血管性高血压降压作用机制的研究 [J]. 中医学报，2021，36（5）：1053－1056.

仙　茅

【黎药名】海顿。

【别名】独茅、山党参、仙茅参、海南参。

【来源】仙茅科 Hypoxidaceae 仙茅 *Curculigo orchioides* Gaertn. 的干燥根茎。

【产地】产于中国浙江、江西、湖南、四川、贵州、福建、台湾、广东、广西、海南等地区，见于林中、草地或荒坡；在东南亚及日本也有分布。

【植物形态】多年生草本。根状茎圆柱状，直生，长达 10 cm，直径约 1 cm。叶线形或披针形，长 10～45 cm，宽 0.5～2.5 cm，先端长渐尖，两面被疏柔毛或毛，无柄或具短柄。花茎长 6～7 cm，大部分包于鞘状叶柄内，被柔毛；苞片披针形，长 2.5～5 cm，具缘毛；总状花序稍伞房状，具 4～6 花；花黄色；花梗长约 2 mm；花被片长圆状披针形，外轮背面有时疏生柔毛；雄蕊长约花被片 1/2，花丝长 1.5～2.5 mm，花药长 2～

4 mm；柱头 3 裂，裂片比花柱长，子房窄长，顶端具长达 2.5 mm 的喙，被疏毛。浆果近纺锤状，长 1.2 ～ 1.5 cm，直径约 6 mm（图 130，见附录三）。

【采收加工】秋、冬季采挖，除去根头和须根，洗净，干燥。

【药材性状】呈圆柱形，略弯曲，长 3 ～ 10 cm，直径 0.4 ～ 0.8 cm。表面黑褐色或棕褐色，粗糙，有细孔状的须根痕及纵横皱纹。质硬而脆，易折断，断面不平坦，淡褐色或棕褐色，近中心处色较深。气微香，味微苦、辛。

【化学成分】

（1）酚及酚苷类：如仙茅苷、仙茅苷乙、仙茅苷丙、仙茅素 A、仙茅素 B 等；

（2）木脂素及苷类：如 3,3′,5,5′-tetramethoxy-7,9′:7′,9-diepoxylignan-4,4′-di-O-β-D-glucopyranoside 等。

（3）萜类及苷类：如仙茅皂苷 A/B/C、胡萝卜苷、仙茅萜醇等。

（4）生物碱及脂肪族：如 3-(2-methoxypropyl)-4-methylnonacosan-2-one、4 - 乙酰基 - 2 - 甲氧基 - 5 - 甲基 - 三十烷、27 - 羟基 - 三十烷 - 6 - 酮、23 - 羟基 - 三十烷 - 2 - 酮等。

（5）其他：生物碱如石蒜碱、咖啡因等；多糖类如葡萄糖、果糖、木糖等。

部分化合物分子结构图如下：

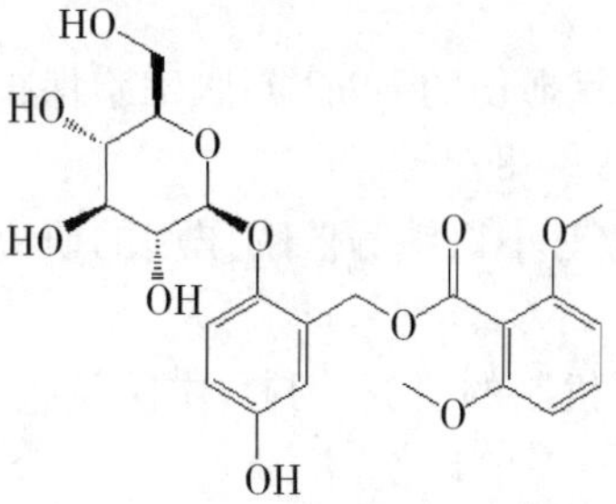

仙茅苷 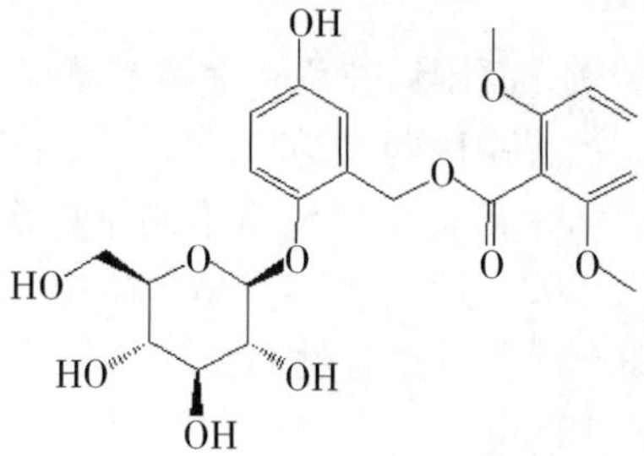　　　　　　　　　　　　仙茅苷丙 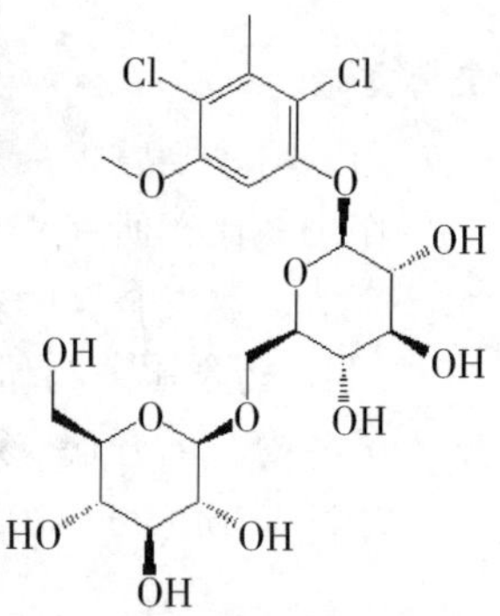　　　　　　　　　　　　仙茅素 A

【现代药理与毒理研究】

（1）抗氧化作用。研究表明仙茅对羟基自由基、DPPH 自由基和 ABTS+ 自由基均具有较强的清除活性，并对细胞氧化损伤具有保护作用[1-2]。

（2）抗肿瘤作用。仙茅对宫颈癌细胞（HeLa）、肝癌细胞（HCCC）、骨肉瘤细胞（MG-63）和乳腺癌（M231）的增殖均有抑制作用。

（3）免疫调节作用。仙茅不同炮制品能够提高小鼠单核巨噬细胞 RAW 264.7 的增殖活性和吞噬活性，并促进其对一氧化氮和肿瘤坏死因子（TNF-α）的分泌[3]。

（4）其他作用。仙茅还具有一定的抗抑郁作用。

（5）毒理作用。仙茅苷为仙茅主要毒性物质之一。

【传统功效、民间与临床应用】味辛，性热，有毒；归肾、肝、脾经；补肾阳，强筋骨，祛寒湿；用于治疗阳痿精冷、筋骨痿软、腰膝冷痛、阳虚冷泻、小便失禁、下肢拘挛。内服煎汤，3 ～ 10 g；或入丸、散；或浸酒。外用捣敷。

【使用注意】阴虚火旺者禁服。

【黎医用药】地下根茎 5～10 g，水煎内服，用于阳痿、遗尿、四肢麻木、风湿性关节炎。

参考文献

[1] 汪小玉，李婷，税丕先，等. 仙茅总黄酮提取纯化工艺及其抗氧化、抗肿瘤活性 [J]. 中成药，2022，44（3）：907－912.

[2] 白鸿爱，何勇静，张奇，等. 基于 FoxO1 通路探讨仙茅苷对 H_2O_2 诱导成骨细胞氧化损伤的保护作用及机制 [J]. 中药新药与临床药理，2020，31（11）：1296－1304.

[3] 蔡琨，王平，杨翠萍，等. 仙茅多糖辅助流感裂解疫苗对小鼠免疫原性和保护性研究 [J]. 中药药理与临床，2020，36（5）：84－87.

咸虾花

【黎药名】雅那能。

【别名】狗仔菜、狗仔花、展叶斑鸠菊。

【来源】菊科 Asteraceae 咸虾花 Vernonia patula（Aiton）Merr. 的全草。

【产地】产于中国福建、台湾、广东、广西、贵州及云南等地区，常见于荒坡、旷野、田边及路旁；在印度、菲律宾、印度尼西亚等地有分布。

【植物形态】一年生粗壮草本。根垂直，具多数纤维状根。茎直立，基部茎直径 4～8 mm，多分枝，枝圆柱形，开展，具明显条纹，被灰色短柔毛，具腺。基部和下部叶在花期常凋落，中部叶具柄，卵状椭圆形，长 2～9 cm，宽 1～5 cm，顶端钝或稍尖，基部宽楔状狭成叶柄，边缘具圆齿状，具小尖的浅齿，常波状，侧脉 4～5 对，弧状斜升，腹面绿色，被疏短毛或近无毛，背面被灰色绢状柔毛，具腺点，叶柄长 1～2 cm，下部无翅，上部叶向上渐小。头状花序常 2～3 个生于枝顶端，或排列成分枝宽圆锥状或伞房状；具 75～100 个花；花序梗长 5～25 mm，密被绢状长柔毛，无苞片；总苞扁球状基部圆形，稍凹入；总苞片 4。瘦果近圆柱状，具 4～5 棱（图 131，见附录三）。

【采收加工】全年均可采收，洗净，晒干或鲜用。

【药材性状】主茎粗 4～8 mm，茎枝均呈灰棕色或黄绿色，有明显的纵条纹及灰色短柔毛，质坚而脆，断面中心有髓。叶互生，多破碎，灰绿色或至黄棕色，被灰色短柔毛。小枝通常带果序。瘦果圆柱形，有 4～5 棱，无毛，有腺点，冠毛白色，易脱落。气微，味微苦。

【化学成分】

（1）萜类：如降香萜醇乙酸酯、无羁萜酮、表无羁萜醇等。

（2）有机酸类：如咖啡酸、咖啡酸甲酯、绿原酸等[1]。

【现代药理与毒理研究】

（1）抗肿瘤作用。咸虾花的乙酸乙酯成分对人肝癌细胞、人胃癌细胞、人乳腺癌细胞具有较强的增殖抑制作用[2]。

【传统功效、民间与临床应用】味苦、辛，性平；疏风清热，利湿，消肿；用于治疗感冒发热、疟疾、肝阳头痛、高血压病、泄泻、痢疾、风湿痹痛、湿疹、荨麻疹、疮疖、乳痈、瘰疬、跌打损伤、疮口不合、木薯中毒。内服煎汤，干品 15～30 g，鲜品 30～60 g；外用煎水洗或捣烂水调敷。

【黎医用药】全草 30 g，水煎内服，用于急性肠胃炎、肠下血、头痛、痢疾；配伍茜草、韭菜根，用于治疗痛经、闭经。

参考文献

[1] 邱潍，陈新，章慧. 咸虾花的化学成分研究［J］. 安徽农业科学. 2018，46（4）：181-183.

[2] 史资. 斑鸠菊属植物咸虾花抗肿瘤活性成分研究［D］. 武汉：武汉轻工大学，2018.

香　茅

【黎药名】垦亚。

【别名】菁茅、大风茅、茅香草。

【来源】禾本科 Poaceae 香茅 *Cymbopogon citratus*（DC.）Stapf 的全草。

【产地】中国浙江、湖北、贵州、云南、福建、台湾、广东、海南等地区有种植；现在全世界热带地区广泛种植。

【植物形态】多年生密丛型具香味草本。秆高达 2 m，粗壮，节下被白色蜡粉。叶鞘无毛，不向外反卷，内面浅绿色；叶舌质厚，长约 1 mm；叶片长 30～90 cm，宽 5～15 mm，顶端长渐尖，平滑或边缘粗糙。伪圆锥花序具多次复合分枝，长约 50 cm，疏散，分枝细长，顶端下垂；佛焰苞长 1.5～2 cm；总状花序不等长，具 3～4 或 5～6 节，长约 1.5 cm；总梗无毛；总状花序轴节间及小穗柄长 2.5～4 mm，边缘疏生柔毛，顶端膨大或具齿裂；无柄小穗线状披针形；第一颖背部扁平或下凹成槽，无脉，上部具窄翼，边缘有短纤毛；第二外稃狭小，长约 3 mm，先端具 2 微齿，无芒或具长约 0.2 mm 之芒尖。有柄小穗长 4.5～5 mm（图 132，见附录三）。

【采收加工】全年均可采，洗净，晒干。

【药材性状】全草长可达 2 m，秆粗壮，节处常被蜡粉。叶片条形，宽约 15 mm，长可达 1 m，基部抱茎；两面粗糙，均呈灰白色；叶鞘光滑；叶舌厚，鳞片状。全株具柠檬香气，味苦。

【化学成分】

（1）萜类：如橙花醛、香叶醛、香茅醛、香叶醇、柠檬烯、月桂烯、紫苏烯、香叶醇、香茅醇、橙花醇、芳樟醇、桉油精、桃金娘醇、顺式-马鞭草烯醇、反-香芹醇、香叶酸、胡椒酮等。

（2）黄酮及黄酮苷：如异荭草素、异金雀花素、7-O-甲基异荭草素、异荭草素-

2′－O－鼠李糖苷、荭草素、香茅素等。

（3）多酚类：如绿原酸、咖啡酸等。

（4）苯丙素类：如丁香酚、榄香素、丁香酚甲醚、反异榄香素等[1]。

部分化合物分子结构图如下：

香叶醇　　　　　　　　　　　　　　　　香茅醛

【现代药理与毒理研究】

（1）抗氧化作用。香茅精油对羟基自由基、DPPH自由基和ABTS$^+$自由基均具有较强的清除活性。

（2）抗菌作用。香茅精油具有广谱抗菌活性，对黑曲霉、沙雷氏菌、伤寒杆菌、痢疾杆菌、大肠杆菌、白色念珠菌、大肠埃希菌、枯草芽孢杆菌、金黄葡萄球菌、铜绿假单胞菌和紫色杆菌等均具有较好的抑菌作用。

（3）抗肿瘤作用。香茅对乳腺癌细胞MCF-7和喉癌上皮细胞Hep-2的增殖均具有较好的抑制活性。

（4）其他作用。香茅精油能够抑制脂多糖诱导炎症模型一氧化氮的生成[1-2]。

（5）毒理作用。香茅精油纳米乳剂具有较低的细胞毒性。

【传统功效、民间与临床应用】味甘、辛，性温；祛风通络，温中止痛；用于治疗感冒头身疼痛、风寒湿痹、脘腹冷痛、泄泻、跌打损伤。内服煎汤，6～15 g；外用煎水洗或研末敷。

【黎医用药】叶10 g，水煎内服，用于头痛；捣烂外敷，用于止痒。

参考文献

［1］石小翠，曹冬花，李佳，等. 三种香茅精油的化学成分及体外抗氧化和抗炎活性评价［J］. 食品工业科技，2021，42（21）：83－90.

［2］杨辉祥，黄小芹，潘磊，等. 香茅精油的抑菌和抗氧化活性研究［J］. 亚热带植物科学，2021，50（2）：92－95.

肖梵天花

【黎药名】夏何芒。

【别名】野棉花。

【来源】锦葵科 Malvaceae 肖梵天花 *Urena lobata* Linn 的干燥根或全草。

【产地】产于中国长江以南各地区，常见于干热的空旷地、草坡或疏林下；在中南半岛、印度和日本也有分布。

【植物形态】多年生直立亚灌木。茎下部的叶近圆形，先端浅3裂，基部圆形或近心形，边缘具锯齿，中部叶卵形，上部的叶长圆形至披针形；小枝被星状绒毛。花单生或近簇生叶腋；花梗长 2 ~ 3 mm，被绵毛；小苞片5，长 4 ~ 6 mm，基部1/3合生，被星状柔毛；花萼杯状，5 裂，较小苞片略短，被星状柔毛；花冠淡红色，花瓣5，倒卵形，长约 1.5 cm，被星状柔毛；雄蕊柱长约 1.5 cm，无毛；花柱分枝 10，疏被长硬毛。分果扁球形，分果片被星状柔毛和锚状刺。种子肾形，无毛（图 133，见附录三）。

【采收加工】全草全年均可采，除去杂质，切碎，晒干。根部于冬季挖取，洗去泥沙，切片，晒干。

【药材性状】干燥根呈圆柱形，略弯曲，支根少数，上生多数须根，表面淡黄色，具纵皱纹；质硬，断面呈破裂状。茎灰绿色至暗绿色，具粗浅的纵纹，密被星状毛和柔毛，上部嫩枝具数条纵棱；质硬，木断断面不平坦，皮部富纤维，难以折断。叶多破碎，完整者多卷曲，上表面深绿色，下表面粉绿色，密被短柔毛和星状毛，掌状网脉，背面突出，叶腋有宿存的托叶。气微，味淡。

【化学成分】

（1）黄酮类：如山奈酚、槲皮素、紫云英苷、芦丁、阿福豆苷、银锻苷等。

（2）有机酸类：如水杨酸、丁香、丁香酸葡萄糖苷、原儿茶酸、咖啡酸等。

（3）酮类：如黄芩素、黄芩苷、杨梅苷、异槲皮苷、木樨草素、杧果苷等。

（4）糖苷类：如芹菜素 – 6 – C – （6″ – O – 反式咖啡酰基）– β – D – 吡喃葡萄糖苷、山奈酚 – 3 – O – （6″ – O – 顺式对香豆酰基）– β – D – 吡喃葡萄糖苷、山奈酚 – 3 – O – β – D – 吡喃葡萄糖 – （1→2）– β – D – 吡喃半乳糖苷等[1]。

部分化合物分子结构图如下：

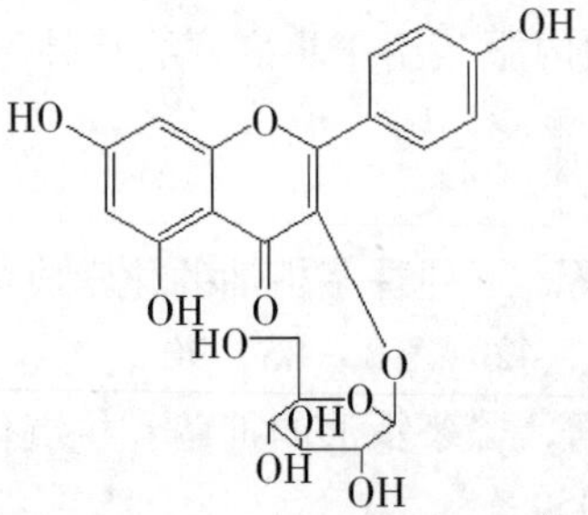

山奈酚 – 3 – O – β – D – 葡萄糖吡喃糖苷

【现代药理与毒理研究】

（1）抗菌作用。肖梵天花根甲醇提取物对枯草芽孢杆菌、金黄色葡萄球菌、表皮葡萄球菌、藤黄微球菌、大肠埃希菌、肺炎克雷伯菌、痢疾志贺氏菌、霍乱弧菌均具有一定的抑制活性。

（2）抗炎作用。肖梵天花水提物可有效抑制对二甲苯致小鼠耳郭肿胀和对角叉菜胶致小鼠足趾肿胀。

（3）抗氧化作用。肖梵天花各部位均有一定的抗氧化活性。

（4）抗肿瘤作用。肖梵天花甲醇提取物可明显降低人乳腺癌 MDA-MB-435 细胞增殖能力[1]。

【传统功效、民间与临床应用】甘、辛，性凉；归脾、肺经；祛风利湿，消肿，解毒；用于治疗感冒、风湿痹痛、痢疾、泄泻、水肿、淋证、带下、月经不调、跌打肿痛、甲状腺肿大、喉痹、乳痈、痈疮、毒蛇咬伤。内服煎汤，30～60 g；或捣汁；或浸酒。外用捣敷。

【使用注意】脾胃虚寒者禁服。

【黎医用药】根或全草适量，水煎内服，用于痢疾、风湿痹痛。鲜叶适量，捣烂外敷，用于治疗跌打损伤。

参考文献

［1］陈贵，夏稷子，史娟，等. 地桃花化学成分、药理作用及质量控制研究进展［J］. 中成药. 2020，42（7）：1858 - 1864.

小驳骨

【黎药名】墨家嘎。

【别名】接骨草、接骨木。

【来源】爵床科 Acanthaceae 小驳骨 Justicia gendarussa L. f. 的新鲜或干燥茎叶或全株。

【产地】产于中国广东、海南、广西、云南、台湾、福建等地区，见于村旁或路边的灌丛中；在印度、斯里兰卡、中南半岛也有分布。

【植物形态】多年生直立草本或亚灌木，无毛，高约 1 m；茎圆柱形，节膨大，嫩枝常深紫色。叶窄披针形或披针状线形，长 5～10 cm，先端渐尖，基部渐窄，全缘，侧脉每边 6～8，呈深紫色或有时半透明；叶柄长在 1 cm 以内，或上部叶近无柄。穗状花序下部间断，上部密苞片对生，花序下部的 1 或 2 对呈叶状，长于花萼，上部小，披针状线形，短于花萼，内含 2 至数花；萼裂片披针状线形；花冠白或粉红色，上唇长圆状卵形，下唇 3 浅裂。蒴果无毛（图 134，见附录三）。

【采收加工】夏、秋季采收，洗净，切段，晒干或鲜用。

【药材性状】茎呈圆柱形，有分枝，长 40～90 cm，直径 0.3～0.6 cm；表面黄绿色，稍带紫绿色，有稀疏的黄色小皮孔；质脆，易折断，断面黄白色。叶片卷缩，破碎，完整者展平后呈狭披针形至条状披针形，长 5～17 cm，宽 0.5～3.5 cm；黄绿色，先端渐尖，基部渐狭，全缘，叶脉稍带紫色。穗状花序顶生或生于上部叶腋，棕黄色。气微，味辛、酸。

【化学成分】

小驳骨含有 4′-羟基苯乙酮、apocynin、岩白菜素、白首乌二苯酮、对羟基苯甲醛、水杨酸、2,4-二羟基苯乙酮、2,5-二羟基苯乙酮、1,3,5-三甲氧基苯、丁香酮、壬二酸、（+）-松脂素-O-β-D-吡喃葡萄糖苷、corchoionoside C、patuletin-3-O-glucoside、 commicarpiflavonol glucoside A、1,2,3 – 三甲氧基 –5 – 硝基苯、4 – 硝基苯酚、单油酸甘油酯、tetradecanoate、硬脂酸、棕榈酸等化合物[1]。

部分化合物分子结构图如下：

4′ – 羟基苯乙酮　　　　　　　apocynin　　　　　　　　岩白菜素

【现代药理与毒理研究】

小驳骨具有抗炎、抗氧化、止痛和肝保护等多种活性[2]。

【传统功效、民间与临床应用】味辛，性温；归肝、肾经；祛瘀止痛，续筋接骨；用于跌打损伤、筋伤骨折、风湿骨痛、血瘀经闭、产后腹痛。内服煎汤，9 ~ 15 g；或研末；或泡酒。外用适量，鲜品捣敷；或煎汤熏洗。

【使用注意】孕妇慎用。

【黎医用药】地上部分适量，捣烂外敷，用于骨折。50 ~ 100 g 干品，水煎服，或鲜品捣烂或干品研粉，酒醋调敷患处，用于风湿性关节炎。

参考文献

[1] 张海新，夏召，许天启，等. 小驳骨乙酸乙酯部位的化学成分研究［J］. 天然产物研究与开发，2020，32：1148 – 1155.

[2] JOTHIMANIVANNAN C, KUMAR R S, SUBRAMANIAN N. Anti-inflammatory and analgesic activities of ethanol extract of aerial parts of Justicia gendarussa Burm［J］. International journal pharmacology，2010，6：278 – 283.

鸦胆子

【黎药名】意枝浩。

【别名】老鸦胆、苦参子。

【来源】苦木科 Simaroubaceae 鸦胆子 Brucea javanica（L.）Merr. 的干燥果实。

【产地】产于中国福建、台湾、广东、广西、海南和云南等地区，见于旷野、山麓灌丛或疏林中；在亚洲东南部至大洋洲北部也有分布。

【植物形态】多年生灌木或小乔木。小叶 3 ~ 15 对，卵形或卵状披针形，长 5 ~ 13 cm，先端渐尖，基部宽楔形或近圆，有粗齿，两面被柔毛，背面较密；小叶柄长 4 ~ 8 mm；嫩枝、叶柄和花序均被黄色柔毛。核果 1 ~ 4，分离，长卵形，熟时灰黑色，干后有不规则多角形网纹，外壳硬骨质而脆。种仁富含油脂，味极苦（图135，见附录三）。

【采收加工】秋、冬季果实成熟，待果皮变黑时，分批采收，扬净，晒干。

【药材性状】核果卵形或椭圆形，略扁，0.6～1 cm，直径4～7 mm；表面黑色，有隆起网状皱纹；顶端具鸟嘴状短尖的花柱残基，腹背两侧有较明显棱线；基部钝圆，有凹点状果柄痕，果肉易剥落；果核坚硬，破开后内面灰棕色平滑；种子1颗。种子卵形，长4～7 mm，直径3～5 mm，表面乳白色或黄白色，有稍隆起的网纹；顶端短尖呈鸟嘴状，其下有长圆形种脐，近基部有棕色圆形合点，种脐与合点间有稍隆起的种脊；种皮薄，胚乳和胚富油性。气微特异，味极苦。

【化学成分】

（1）苦木素及其苷类：如 bruceanol A/B、javanicolide E、brujavanol、鸦胆子素、bruceantinol、bruceajavanin A/B/C、bruceosides、yadanziosides、javanicosides。

（2）酮酸类：如 bruceaketolic acid、dihydrobruceine A、bruceanic acid a methyl ester、bruceanic acid A、dihydrobrusatol、isobruceine B、bruceanic acid B 等。

（3）其他：如 quassin A、bruceene、javanicin 等[1]。

部分化合物分子结构图如下：

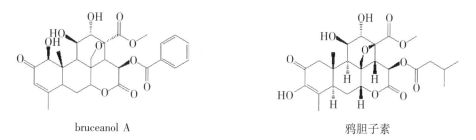

bruceanol A   鸦胆子素

【现代药理与毒理研究】

（1）抗肿瘤作用。研究表明鸦胆子油、鸦胆子苦醇和鸦胆子素 D 对肝癌细胞 HCC、胃癌细胞 HGC-27、非小细胞肺癌 A549、乳腺癌细胞 BT-549 和结直肠癌 HCT-116 均具有显著的抑制活性[1]。

（2）抗炎作用。鸦胆子对巴豆所致小鼠耳郭肿胀模型、琼脂诱导小鼠肉芽肿胀模型均具有抗炎作用。

（3）抗高血脂作用。鸦胆子油乳注射液能改善患者高血脂和高凝血状态，降低患者血清三酰甘油水平。

（4）毒理作用。鸦胆子具有一定毒性，对机体中枢系统具有抑制效应，同时对肝脏和肾脏等器官具有较强的损害作用，并可导致脏器血管显著扩张，引发出血。

【传统功效、民间与临床应用】味苦，性寒，有小毒；归大肠、肝经；清热解毒，截疟，止痢；外用腐蚀赘疣；用于治疗痢疾、疟疾、痔疮、痈肿、阴痒、白带；外治赘疣、鸡眼。内服多去壳取仁，0.5～2 g，用龙眼肉包裹或装入胶囊吞服。外用适量，捣敷；或制成鸦胆子油局部涂敷；或煎水洗。

【使用注意】对胃肠道有刺激作用，可引起恶心，呕吐，腹痛，对肝肾亦有损害，故不宜多服久服。脾胃虚弱呕吐者禁服。

【黎医用药】根 15 g，水煮内服，用于治疗乙肝、感冒高烧等。种子适量，捣烂外敷，用于治疗乳头瘤、鸡眼。

参考文献

[1] 徐水宇，庄怡雪，詹志来，等. 鸦胆子的化学成分、药理作用研究进展及其质量标志物的预测分析 [J]. 中国中药杂志. 2022，47（19）：5158 – 5170.

盐肤木

【黎药名】千诺老。

【别名】盐霜柏、盐酸木、蒲连盐。

【来源】漆树科 Anacardiaceae 盐肤木 *Rhus chinensis* Mill. 的根和茎。

【产地】在中国（除黑龙江、吉林、辽宁、内蒙古和新疆外）广布，见于向阳山坡、沟谷、溪边的疏林或灌丛中；在印度、东南亚及东亚其他地区也有分布。

【植物形态】多年生小乔木或灌木状；小枝被锈色柔毛。复叶具 7 ～ 13 小叶，叶轴具叶状宽翅，小叶椭圆形或卵状椭圆形，具粗锯齿。圆锥花序被锈色柔毛，雄花序较雌花序长；花白色，苞片披针形，花萼被微柔毛，裂片长卵形，花瓣倒卵状长圆形，外卷；雌花退化，雄蕊极短。核果红色，扁球形，直径 4 ～ 5 mm，被柔毛及腺毛（图 136，见附录三）。

【采收加工】全年均可采挖，除去泥沙，切段或块片，晒干。

【药材性状】为不规则的段或块片，直径 1.5 ～ 12 cm。外皮黄棕色至棕褐色，粗糙，常薄片状剥落。表面黄棕色或红棕色，散有多数点状、疣状或短线状突起的皮孔。质坚硬，难折断。断面木质部黄棕色或黄白色，有的具明显的年轮纹理及髓部。气微，味淡、微涩。

【化学成分】

（1）黄酮类：如槲皮素、漆黄素、二氢漆黄素、盐肤木查尔酮、梨根苷、盐肤木双黄酮、3′, 4′, 7 – 三羟基黄酮、芹菜素、山萘酚等。

（2）酚酸类：如盐肤木内酯、5 – 羟基 – 7 (3, 7, 11, 15 – 四甲基 – 2, 6, 10, 11 – 十六碳四烯) – 2 (3) – 苯并呋喃酮、3 – 羟基 – 5 – 甲基苯酚 – 1 – O – β – D – (6′ – 没食子酰) 葡萄糖呋喃苷等。

（3）萜类：如白桦酮酸、桦木醇、3 – 酮 – 6 – 羟基 – 齐墩果烷 – 12 – 烯 – 28 – 酸、3 – 酮 – 6 – 羟基 – 齐墩果烷 – 18 – 烯 – 28 – 酸等；

（4）其他类：如木脂素类：（＋）– 异落叶松树脂醇等；甲基新南美牛奶菜三糖苷、3, 5 – 二羟基甲苯、二甲基咖啡酸、梨根苷、β – 谷甾醇、胡萝卜苷等。

部分化合物分子结构图如下：

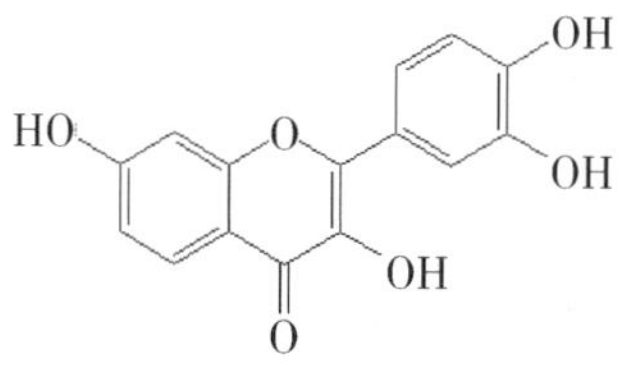

漆黄素

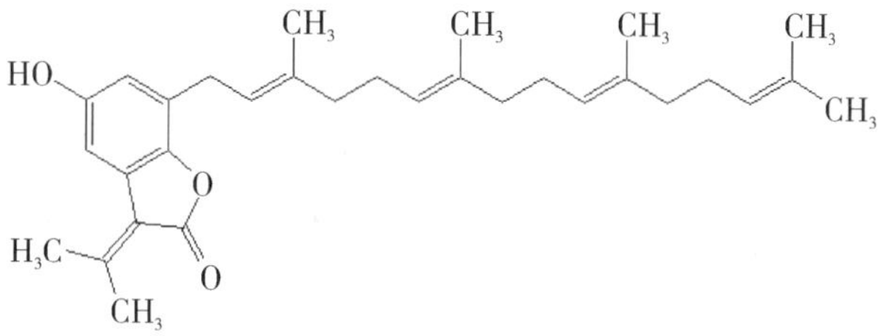

盐肤木内酯

【现代药理与毒理研究】

（1）抗氧化作用。盐肤木对 DPPH 自由基和羟基自由基具有较强的清除活性。

（2）抗心肌缺血作用。盐肤木多酚和黄酮类成分具有抗心肌缺血作用，其对小鼠和大鼠心肌缺血模型均具有预防性保护作用[1-2]。

（3）抗肿瘤作用。盐肤木对前列腺癌、肺癌、肝癌和宫颈癌等均具抑制作用。

（4）其他作用。盐肤木还具有抗菌和抗病毒等作用。

【传统功效、民间与临床应用】味酸、咸，性微寒；归脾、肾经；清热解毒，凉血止血，沽血化瘀，祛瘀生新；用于感冒发热、咳嗽咯血、风湿痹痛、痢疾、痔疮出血、小儿疳积、蛔虫腹痛；外用治跌打损伤、毒蛇咬伤、顽癣。内服煎汤，9～15 g。外用适量，鲜品捣敷或煎水洗患处。

【黎医用药】根、茎10～20 g，内服煎汤，用于治疗感冒发热、腹泻、风湿痹痛、跌打损伤。

参考文献

［1］林亚娟，徐伟，叶森，等. 盐肤木总酚酸微丸对大鼠急性心肌缺血的保护作用［J］.福建医科大学学报，2020，54（2）：86－90.

［2］戈福星，马晓静，李俊俊，等. 盐肤木总酚抗小鼠心肌缺血的作用研究［J］. 中国中药杂志，2021，46（9）：2254－2259.

眼树莲

【黎药名】雅有海。

【别名】瓜子金、瓜子藤。

【来源】萝藦科 Apocynaceae 眼树莲 *Dischidia chinensis* Champ. ex Benth. 的新鲜或干燥全草。

【产地】产于中国海南、广东和广西，见于山地潮湿杂木林中或山谷、溪边，常攀附在树上或附生石上。

【植物形态】多年生附生草本，长达 2 m；除花外全株无毛。叶卵状椭圆形，长1.5～3 cm，先端尖，基部楔形，侧脉 4～5 对；叶柄长 2～3 mm。伞形花序可具 9 朵花，花序梗长约 2 mm；花梗长约 1 mm；花萼裂片卵形，具缘毛；花冠黄白色，喉部被长柔毛，裂片卵状三角形；副花冠裂片锚状，具柄，先端线形，2 裂，开展下弯，中部被乳点；花药顶端附属物尖。蓇葖果披针状或线状圆柱形，长 5～8 cm，直径约 4 mm，平滑。种子卵状长圆形，种毛长约 2.5 cm（图 137，见附录三）。

【采收加工】夏、秋季采收，切断，晒干或鲜用。

【药材性状】有乳汁，茎肉质，节上生根。叶对生，肉质，卵状椭圆形，长约 1.5 cm，宽 1 cm，顶端急尖，基部楔形。侧脉每边约 3 条，明显。蓇葖果披针状圆柱形。气微，味微苦。

【化学成分】

（1）萜类：如 β - 香树素、羽扇豆醇、β - 香树素乙酸酯、3 - 表木栓醇等。

（2）其他：如香草醛、4 - 羟基 - 3,5 - 二甲氧基苯甲醛、2 - 羟基 - 1 - (4 - 羟基 - 3 - 甲氧基 - 苯基) - 丙基 - 1 - 酮、1-(4-hydroxy-3-methoxyphenyl)-1-methoxypropan-2-ol 等[1]。

部分化合物分子结构图如下：

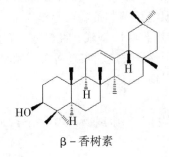

β - 香树素

【现代药理与毒理研究】

（1）抗氧化作用。眼树莲对 DPPH 自由基和 $ABTS^+$ 自由基具有较好的清除作用，并对铁离子具有较强的还原能力[2]。

（2）抗炎作用。眼树莲对二甲苯所致小鼠耳肿胀、鸡蛋清诱导大鼠足肿胀和醋酸所致小鼠腹腔毛细血管通透性增加均具有抑制作用。

（3）抗肿瘤作用。眼树莲乙醇提取物体外对胃癌 SGC 细胞株、宫颈癌 HeLa 细胞株、乳腺癌 MCF-7 细胞株和肺癌 A549 细胞株等细胞增殖均有抑制作用[3]。

（4）毒理作用。眼树莲具有较低毒性。

【传统功效、民间与临床应用】味甘、微酸，性寒；清肺化痰，凉血解毒；用于治疗肺热痰咳、咳血、百日咳、小儿疳积、痢疾、疔疮疖肿、跌打肿痛、毒蛇咬伤。内服煎汤，干品 9～15 g，鲜品 30～60 g；外用鲜品捣敷，或煎水洗。

【黎医用药】全草适量，水煮熏眼，明目，软坚散结，用于明翳。全草适量捣烂外敷，用于脚皮皲裂。

参考文献

[1] 何柳艳，梁艳，唐云丽，等. 眼树莲化学成分研究 [J]. 广西中医药大学学报，2022，25（1）：51 - 53.

[2] 张天花，曾慧慧，樊自强，等. 超声法提取海南眼树莲总三萜的工艺优化及其抗氧化性 [J]. 食品工业科技，2020，41（15）：167 - 172.

［3］洪家立，蔡彩虹，樊好飞，等. 眼树莲提取物的体外抗肿瘤活性研究［J］. 热带作物学报. 2018，39（10）：2054 – 2059.

洋金花

【黎药名】雅朗。

【别名】闹洋花、风茄花、风茄花。

【来源】茄科 Solanaceae 洋金花 *Datura metel* L. 的干燥花。

【产地】中国海南、广东、广西、云南、贵州、台湾、福建等地区常为野生，常见于向阳的山坡草地或住宅旁；在全世界热带、亚热带及温带地区普遍种植。

【植物形态】一年生直立草木而呈半灌木状，全体近无毛。叶卵形或广卵形，顶端渐尖，基部不对称圆形，边缘有不规则的短齿或全缘而波状。花单生，花萼筒状，裂片狭三角形，果实宿存部分增大成浅盘状；花冠长漏斗状，筒中部之下较细，向上扩大呈喇叭状、白色、或浅紫色，雄蕊 5。蒴果近球状或扁球状，疏生粗短刺，不规则 4 瓣裂。种子淡褐色（图 138，见附录三）。

【采收加工】4—11 月花初开时采收，晒干或低温干燥。

【药材性状】多皱缩成条状，完整者长 9 ～ 15 cm。花萼呈筒状，长为花冠的 2/5，灰绿色或灰黄色，先端 5 裂，基部具纵脉纹 5 条，表面微有茸毛；花冠呈喇叭状，淡黄色或黄棕色，先端 5 浅裂，裂片有短尖，短尖下有明显的纵脉纹 3 条，两裂片之间微凹；雄蕊 5，花丝贴生于花冠筒内，长为花冠的 3/4；雌蕊 1，柱头棒状。烘干品质柔韧，气特异；晒干品质脆，气微，味微苦。

【化学成分】

（1）醉茄内酯类：如醉茄内酯、白曼陀罗素 A—G、白曼陀罗素 I—X、白曼陀罗苷 A—H、白曼陀罗苷、daturanolide A/B/C 等；

（2）生物碱类：如东莨菪碱、半枝莲碱、胡桃苷、白术内酯Ⅱ、托品酸、松脂酚、天仙子胺、大麻酰胺 D—G 等；

（3）黄酮类：如山奈酚衍生物、槲皮素衍生物、樱桃苷、金线莲碱、草夹竹桃、柑橘苷 A 和 L – 色氨酸等；

（4）苯丙素类：如七叶内酯、异嗪皮啶、落叶松脂醇、淫羊藿苷 E5 等。

部分化合物分子结构图如下：

醉茄内酯　　　　　　　　白曼陀罗素 I　　　　　　　　东莨菪碱

【现代药理与毒理研究】

（1）抗氧化作用。洋金花总生物碱能显著提高机体内源性超氧化物歧化酶活力，并降低其体内脂质过氧化物的生成，减少血液和肠组织丙二醛含量[1]。

（2）治疗银屑病作用。洋金花胶囊对银屑病具有治疗作用，其主要具有促进小鼠尾背部皮肤鳞片角化[2]。

（3）抗炎镇痛作用。洋金花所含的黄酮类和生物碱类成分均具有较好的抗炎作用。洋金花伤膏对二甲苯所致的小鼠耳肿胀具有抑制作用，并降低小鼠痛阈值，并抑制脂多糖诱导 RAW 264.7 细胞对一氧化氮的分泌。

（4）其他作用。洋金花还具有麻醉作用、免疫抑制活性、抑制单胺氧化酶 B 活性和抗肿瘤活性等[3]。

（5）毒理作用。过量服用洋金花易引起中毒。中毒表现为脸部及皮肤潮红，内心躁动不安，脉搏增快，还伴随头晕、幻觉、瞳孔放大和对光反射消失等症状，严重者会出现抽搐和死亡。

【传统功效、民间与临床应用】味辛，性温，有毒；归肺、肝经；平喘止咳，解痉定痛；用于治疗哮喘咳嗽、脘腹冷痛、风湿痹痛、小儿慢惊；外科麻醉。内服 0.3～0.6 g，宜入丸散；亦可做卷烟分次燃吸（一日量不超过 1.5 g）；外用适量，煎水洗或研末调敷。

【使用注意】内服宜慎。孕妇、外感及痰热咳喘、青光眼、高血压、心脏病及肝肾功能不全患者禁用。

【黎医用药】全草 5 g，水煎或泡酒内服，用于治疗偏头痛、老年性哮喘、支气管炎。鲜品 30 g 捣烂外敷，用于祛毒止痛。

参考文献

[1] 朱金莲，邓颖嘉，何燕珊，等. 洋金花的化学成分、药理作用及临床应用研究进展 [J]. 中国实验方剂学杂志，2021，27（23）：201-209.

[2] 魏政，苏慧琳，匡海学. 基于 ERK 和 NF-κB 途径探讨洋金花醉茄内酯 Daturataturin A 抑制 HaCaT 细胞增殖和迁移的作用 [J]. 中医药信息，2020，37（4）：1-8.

[3] 王贵罗，樊顺克. 洋金花制剂在人工流产手术麻醉中的应用研究 [J]. 新中医，2022，54（6）：136-138.

野牡丹

【黎药名】初娥开。

【别名】倒罐草、毛足杆。

【来源】野牡丹科 Melastomataceae 野牡丹 *Melastoma malabathricum* L. 的全株。

【产地】产于中国浙江、江西、湖南、四川、贵州、云南、西藏、福建、台湾、广东、广西、海南等地区，常见于荒坡林旁；在尼泊尔、印度、缅甸、马来西亚、菲律宾等地也有分布。

【植物形态】多年生灌木；茎钝四棱形或近圆柱形，密被平展的长粗毛及短柔毛。叶卵形、椭圆形或椭圆状披针形，先端渐尖，基部圆或近心形，长 4 ～ 10.5 cm，全缘，基出脉 5，腹面密被糙伏毛，背面密被糙伏毛及密短柔毛；叶柄长 0.5 ～ 1 cm，密被糙伏毛。花梗密被糙伏毛；花萼裂片披针形，与萼管等长或稍长于萼管，里面上部、外面及边缘均有鳞片状糙伏毛及短柔毛，裂片间具 1 小裂片；花瓣紫红色，倒卵形，长约 2.7 cm，具缘毛；子房密被糙伏毛，顶端具 1 圈密刚毛。蒴果坛状球形，顶端平截，宿存花萼与果贴生，直径 5 ～ 7 mm，密被鳞片状糙伏毛。种子镶于肉质胎座内（图 139，见附录三）。

【采收加工】秋季采挖全株，洗净，切碎，晒干。

【药材性状】茎四棱形，有伏贴或稍伏贴的鳞片状毛；表面灰褐色，有节，直径 2 ～ 5 mm，质坚韧，断面纤维性。叶对生，多皱缩，破碎，展开后呈宽卵形，长 4.4 ～ 6.8 cm，宽 2.5 ～ 3.5 cm，基部浅心形，两面有毛，棕褐色。花聚生于枝头，粉红色；萼筒长 8 ～ 10 mm，密生伏贴的，稍分枝的鳞片状毛，裂片 5，有毛，花瓣 5。气微，味酸。

【化学成分】

（1）黄酮类：如山奈酚、槲皮素、3,7,4 - 三甲氧基槲皮素、3′,4′,5,7 - 四甲基槲皮素、木樨草素、芹菜素、柚皮素、紫云英苷等。

（2）糖苷类：如山奈酚 - 3 - O - β - D - 木糖苷、山奈酚 - 3 - O - α - L - 鼠李糖苷、山奈酚 - 3 - O - （6′ - O - 没食子酰）- 葡萄糖苷、异槲皮苷、槲皮苷、槲皮素 - 3 - O - 半乳糖苷等。

（3）萜类：如 24 - 甲基环木菠萝烷醇、齐墩果酸、熊果酸等。

（4）氨基酸类：如精氨酸、酪氨酸、羟脯氨酸、缬氨酸、丝氨酸、蛋氨酸、天冬氨酸、异亮氨酸、亮氨酸、甘氨酸、谷氨酸等。

（5）其他：如十二烷酸、二十二烷酸辛酯、32 - 甲基 - 三十四烷醇、十六烷酸、十二烯酸、硬脂酸（十八烷酸）、亚油酸、亚麻酸、焦粘酸、苍术内酯酮等。

【现代药理与毒理研究】

（1）抗菌作用。野牡丹对白假丝酵母菌、热带假丝酵母菌、光滑假丝酵母菌、克柔假丝酵母菌和近平滑假丝酵母菌均具有较好的抑制作用[1]。

（2）抗氧化作用。野牡丹乙醇提取物对 DPPH 自由基具有较强的清除作用，同时具有较强的还原力。

（3）其他作用。野牡丹中所含的鞣花酸类成分具有抗肿瘤和保肝作用[2]。

【传统功效、民间与临床应用】味酸、涩，性凉；清热解毒，消积化滞，活血止血；用于治疗泄痢、食积腹痛、肠痈、咳血、崩漏、跌打肿痛、疮肿、毒蛇咬伤。内服煎汤，9～15 g；或研末；或泡酒；或绞汁。外用捣敷或研末调敷；煎汤洗或口嚼（叶）敷。

【使用注意】孕妇慎服。

【黎医用药】根或枝60～100 g，水煎内服，用于结核咯血、贫血、经痛、胃肠胀气。

参考文献

[1] 王智宇，刘东，刘侠，等. 紫毛野牡丹提取物抑真菌活性研究 [J]. 海南医学，2020，31（17）：2181-2183.
[2] 韩奇亨，张春红，龚雪，等. 鞣花酸类化合物在野牡丹科植物中的分布与药理活性研究 [J]. 中药材，2018，41（12）：2962-2967.

叶下珠

【黎药名】术反靠。

【别名】珠仔草、假油甘、龙珠草。

【来源】大戟科 Phyllanthaceae 叶下珠 *Phyllanthus urinaria* L. 的干燥全草。

【产地】产于中国华东、华中、华南、西南等地，常见于低海拔旷野平地、旱田、山地路旁或林缘；在南亚、东南亚及南美洲也有分布。

【植物形态】一年生草本，高达60 cm；基部多分枝。叶纸质，长圆形或倒卵形，长0.4～1 cm，背面灰绿色，近边缘有1～3列短粗毛，侧脉4～5对；叶柄极短，托叶卵状披针形，长约1.5 mm。花雌雄同株；雄花2～4朵簇生叶腋，常仅腹面1朵开花；花梗长约0.5 mm，基部具苞片1～2枚；萼片6，倒卵形；雄蕊3，花丝合生成柱；花盘腺体6，分离。蒴果球形，直径1～2 mm，红色，具小凸刺，花柱和萼片宿存（图140，见附录三）。

【采收加工】夏、秋季采集全草，去杂质，晒干。

【药材性状】主根不发达，直径2～4 mm；须根多数。茎呈圆柱形，表面棕色、棕红色或绿色，可见纵皱。嫩枝可见极狭膜质翅状纵棱线，体轻，质脆，易折断；断面淡黄色或淡黄白色，髓部中空。单叶互生，叶片易脱落，呈长椭圆形或卵状椭圆形，纸质，全缘，无毛，叶柄极短或近无柄。蒴果扁圆形，气微；叶味苦、涩；茎味淡、微涩。

【化学成分】

（1）鞣质类：如鞣花酸 A/B、furosin、mallotinin、老鹳草素等。

（2）香豆素和木脂素类：如叶下珠脂素、次叶下珠素、珠子草素、珠子草次素、甲氧基鞣花酸、短叶苏木酚酸、短叶苏木酚酯等。

（3）黄酮类：如槲皮素鼠李糖苷、芸香苷、槲皮素、山奈酚、山奈酚鼠李糖苷、木樨草素、蒙花苷、柚皮苷、橙皮苷等。

（4）酚酸类：如原儿茶酸、没食子酸、阿魏酸、咖啡酸、绿原酸、原儿茶醛等。

（5）其他：如 4 - 乙氧基苯甲酸、邻苯二甲酸二丁酯、邻苯二甲酸二异丁酯、亚油酸甲酯、豆甾醇、正十八烷、胡萝卜苷、去氢诃子次酸三甲酯等。

部分化合物分子结构图如下：

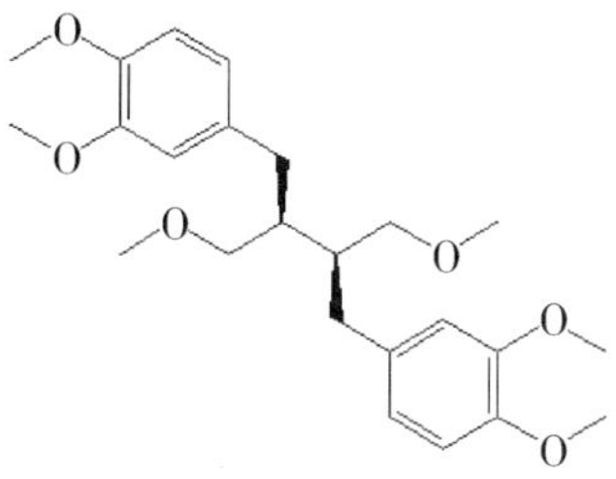

叶下珠脂素 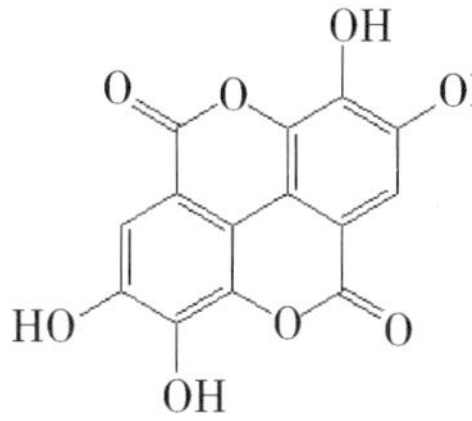　　　　　　　　鞣花酸 A 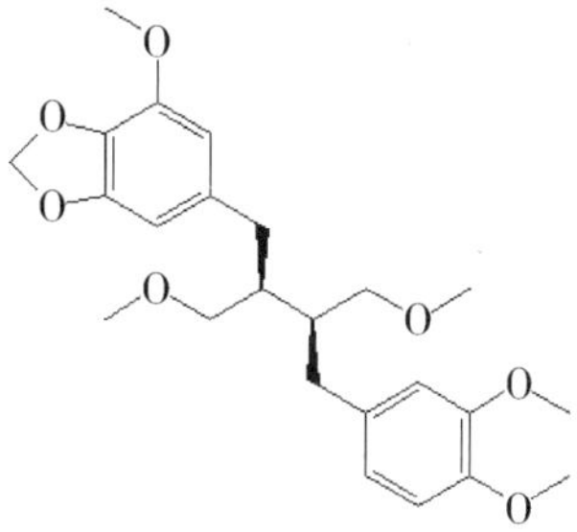　　　　　　　　　珠子草素

【现代药理与毒理研究】

（1）抗乙型肝炎病毒作用。叶下珠能显著抑制雏鸭乙型肝炎模型病毒表面抗原的表达，同时对慢性乙型肝炎患者具有一定的治疗作用。

（2）保肝作用。叶下珠对四氯化碳所致的大鼠急慢性肝损伤模型具有保护作用，阻止肝纤维化的发生发展。叶下珠对肝损伤均具有保护作用[1]。

（3）抗肿瘤作用。叶下珠对肾细胞癌、胃癌和肝癌细胞的增殖具有显著抑制作用，并对胃癌细胞的迁移和侵袭具有显著抑制作用。

（4）其他作用。叶下珠还具有抗氧化和抗炎作用[2-3]。

【传统功效、民间与临床应用】味微苦，性凉；清热，利尿，明目，消积；用于治疗痢疾、泄泻、黄疸、水肿、热淋、石淋、目赤、夜盲、疳积、痈肿、毒蛇咬伤。内服煎汤，15 ～ 30 g；外用捣敷。

【黎医用药】全草 10 g，水煎内服，用于治疗肝大、结石、肠炎。鲜品汁液外敷用于皮肤病、青蛇咬伤等。

参考文献

[1] 李梓萌，张可锋，朱依谆，等. 复方叶下珠汤对四氯化碳致急性肝损伤大鼠的保护作用及机制研究［J］. 中药药理与临床，2020，36（1）：158 - 163.

[2] 闫世玉，许立伟，黄彩图，等. 叶下珠水提物通过 NF-κB 信号通路改善脂多糖诱导的大鼠神经炎症模型的认知功能障碍［J］. 中南药学，2021，19（4）：627 - 631.

[3] 刘挺，张原，陈雄，等. 叶下珠醇提物对肠炎沙门菌毒素致小鼠炎症的影响［J］. 中兽医医药杂志，2022，41（1）：54 - 58.

夜香牛

【黎药名】雅烘赶。

【别名】寄色草、消山虎、伤寒草。

【来源】菊科 Asteraceae 夜香牛 *Vernonia cinerea*（L.）Less. 的全草或根。

【产地】在中国浙江、江西、福建、台湾、湖北、湖南、广东、广西、云南和四川等地区广布，常见于山坡旷野、荒地、田边、路旁；在印度、日本、印度尼西亚等地区也有分布。

【植物形态】一年生或多年生草本。茎上部分枝，被灰色贴生柔毛，具腺体；下部和中部叶具柄，菱状卵形、菱状长圆形或卵形，长 3～6.5 cm，基部窄楔状成具翅柄，疏生，具小尖头锯齿或波状，侧脉 3～4 对，腹面被疏毛，背面沿脉被灰白或淡黄色柔毛，两面均有腺点。叶柄长 1～2 cm；上部叶窄长圆状披针形或线形，近无柄。头状花序直径 6～8 mm，具 19～23 花，多数在枝端成伞房状圆锥花序；花序梗细长，具线形小苞片或无苞片，被密柔毛；总苞钟状，直径 6～8 mm；总苞片 4 层，绿色或近紫色，背面被柔毛和腺，外层线形，长 1.5～2 mm，中层线形，内层线状披针形，先端刺尖；花淡红紫色。瘦果圆柱形，被密白色柔毛和腺点；冠毛白色，2 层，外层多数而短，宿存（图 141，见附录三）。

【采收加工】夏、秋季采收全草，洗净，晒干切或鲜用；秋冬挖根，洗净，切片，晒干。

【药材性状】干燥全草，茎长 15～60 cm，粗 3～5 mm，绿褐色，有纵皱纹，被淡黄色茸毛，质硬。叶多皱缩，或脱落，披针形至卵形或倒卵形，质脆。茎顶带有头状花序，花冠黄棕色，或结有瘦果，呈圆柱形，灰褐色，冠毛多数，白色。气微，味淡。

【化学成分】

（1）黄酮类：如木樨草苷、洋芹素、金圣草素、木樨草素、金圣草素 - 7 - O - β - D - 葡萄糖苷、木樨草素 - 7 - O - β - D - 葡萄糖苷、槲皮素、金丝桃苷等。

（2）萜类：如 α/β/δ - 醋酸香树精、β - 香树精、α - 香树精等。

（3）甾醇类：如羽扇豆醇、β - 谷甾醇、豆甾醇、α - 菠菜甾醇、酚醛树脂等。

部分化合物分子结构图如下：

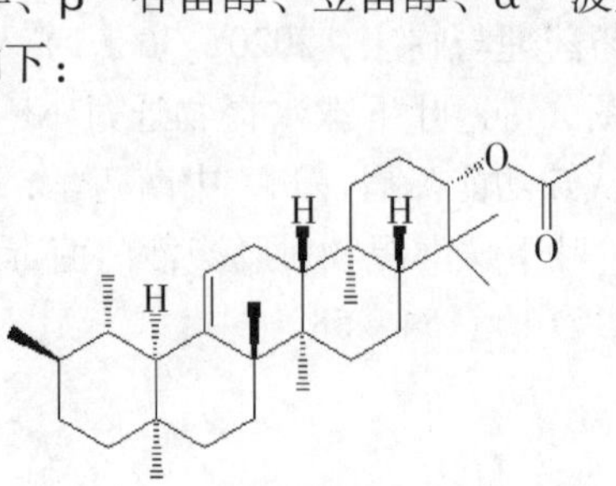

α - 醋酸香树精

【现代药理与毒理研究】

夜香牛甲醇总提取物、石油醚萃取物、乙酸乙酯萃取物、正丁醇萃取物和水萃取物具有一定抗氧化活性[1]。

【传统功效、民间与临床应用】味苦、辛，性凉；疏风清热，除湿，解毒；用于治疗外感发热、咳嗽、急性黄疸型肝炎、湿热腹泻、白带、疔疮肿毒、乳腺炎、鼻炎、毒蛇咬伤。内服煎汤，15～30 g，鲜品30～60 g；外用研末调敷，或鲜品捣敷。

【黎医用药】全草10～15 g，水煎内服，配伍用于感冒发热、神经衰弱、失眠、痢疾。

参考文献

[1] 韦志英，何家慧，赵河，等. 夜香牛不同提取部位木樨草素的含量测定及体外抗氧化活性研究 [J]. 中国医药科学，2020，10（23）：72-76.

益母草

【黎药名】艾罗。

【别名】益母艾、红花艾、坤草、野天麻。

【来源】唇形科 Lamiaceae 益母草 *Leonurus japonicus* Houtt. 的新鲜或干燥地上部分。

【产地】在中国各地分布，见于多种生境；在俄罗斯、朝鲜、日本以及亚洲其他热带地区、非洲以及美洲也有分布。

【植物形态】一年生或二年生草本，主根上密生须根。茎直立，通常高30～120 cm，钝四棱形，微具槽，有倒向糙伏毛，在节及棱上尤为密集；在基部有时近于无毛，多分枝，或仅于茎中部以上有能育的小枝条。叶轮廓变化很大，茎下部叶轮廓为卵形；基部宽楔形，掌状3裂，裂片呈长圆状菱形至卵圆形，通常长2.5～6 cm，宽1.5～4 cm；裂片上再分裂，腹面绿色，有糙伏毛；叶脉稍下陷，背面淡绿色，被疏柔毛及腺点；叶脉突出，叶柄纤细，长2～3 cm，叶基下延，上部略具翅，腹面具槽，背面圆形，被糙伏毛。茎中部叶轮廓为菱形，较小，通常分裂成3个长圆状线形的裂片，基部狭楔形，叶柄长0.5～2 cm。花序最上部的苞叶近于无柄，线形或线状披针形，长3～12 cm，宽2～8 mm，全缘或具稀少锯齿；轮伞花序腋生，具8～15花。小坚果长圆状三棱形，长2.5 mm，顶端截平而略宽大，基部楔形，淡褐色，光滑（图142，见附录三）。

【采收加工】鲜品春季幼苗期至初夏花前期采割；干品夏季茎叶茂盛、花未开或初开时采割，晒干，或切段晒干。

【药材性状】幼苗期无茎，基生叶圆心形，边缘5～9浅裂，每裂片有2～3钝齿。花前期茎呈方柱形，上部多分枝，四面凹下成纵沟，长30～60 cm，直径0.2～0.5 cm。表面青绿色，质鲜嫩，断面中部有髓。叶交互对生，有柄；叶片青绿色，质鲜嫩，揉之有汁；下部茎生叶掌状3裂，上部叶羽状深裂或浅裂成3片，裂片全缘或具少数锯齿。气微，味微苦。

【化学成分】

（1）萜类：如 leonjapone A—H、heteronone A、4-hydroxy-2,6-dimethoxybenzoic acid methyl ester、良姜素、4－羟基－3－甲氧基苯甲酸甲酯等。

（2）有机酸类：如香草酸、4－（甲氧基甲基）－苯酚、4－羟基－苯甲酸、4－甲氧基－苯甲酸、尿嘧啶、亚油酸甲酯等。

（3）有效成分：益母草碱、水苏碱、前西班牙夏罗草酮、西班牙夏罗草酮、鼬瓣花二萜、前益母草二萜、益母草二萜等[1]。

部分化合物分子结构图如下：

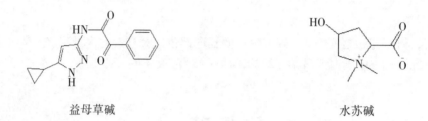

益母草碱　　　　　　　　　　　　　　水苏碱

【现代药理与毒理研究】

（1）抗氧化作用。研究表明益母草对 DPPH 自由基和 $ABTS^+$ 自由基具有较强的清除活性[1]。

（2）抗炎镇痛作用。益母草具有抗非特异性炎症的反应和镇痛作用，其能显著降低肉芽肿的重量，减少小鼠扭体反应次数，延迟扭体反应出现的时间，减轻二甲苯所致的小鼠耳郭肿胀和角叉菜所致的大鼠足肿胀。

（3）对子宫作用。益母草胶囊和益母草注射液能够促进女性产后子宫残留物的排出，减少产后出血和排卵障碍性异常子宫出血[2]。

（4）毒理作用。益母草具有一定毒性，其毒性症状表现为俯卧昏睡、怠动、呼吸急促和抽搐等，同时还具有胚胎毒性，并具有一定的致死性和致畸性。

【传统功效、民间与临床应用】味苦、辛，性微寒；归肝、心包、膀胱经；活血调经，利尿消肿，清热解毒；用于月经不调、痛经经闭、胞衣不下、恶露不尽、产后血晕、瘀血腹痛、跌打损伤、水肿尿少、疮疡肿毒。内服煎汤，干品 9～30 g；鲜品 12～40 g，熬膏或入丸、散。外用煎水洗；或鲜品捣敷。

【使用注意】阴虚血少、月经过多、瞳仁散大者均禁服。孕妇慎用。

【黎医用药】全草 10～30 g，水煎内服，与它药配伍用于月经过多、痛经、贫血。

参考文献

[1] 彭芳，熊亮，何育霖，等. 益母草化学成分及其抗氧化活性研究［J］. 中国药学杂志，2020，55（21）：1775－1779.

[2] 张丽. 益母草胶囊对产后子宫残留物排出的促进作用分析［J］. 内蒙古中医药，2021，40（2）：22－23.

益　智

【黎药名】给泰。

【别名】益智子、益智仁。

【来源】姜科 Zingiberaceae 益智 *Alpinia oxyphylla* Miq. 的干燥果实。

【产地】主产于中国海南，在广东、广西、云南、福建亦有少量种植，见于林下阴湿处或种植。

【植物形态】多年生草本，植株高达 3 m。叶披针形，长 25 ～ 35 cm，宽 3 ～ 6 cm，先端尾尖，基部近圆，边缘具脱落性小刚毛；叶柄短，叶舌膜质，2 裂，长 1 ～ 2 cm，被淡棕色疏柔毛。总状花序花蕾时全包于帽状总苞片中，开花时整个脱落，花序轴被极短柔毛；花梗长 1 ～ 2 mm，棕色；小苞片极小；花萼筒状，长 1.2 cm，被柔毛；花冠管长 0.8 ～ 1 cm，裂片长圆形，长约 1.8 cm，白色，被疏柔毛；侧生退化雄蕊钻状，长约 2 mm；唇瓣倒卵形，长约 2 cm，粉白色，具红色脉纹，先端边缘皱波状；花丝长 1.2 cm，花药长约 7 mm。蒴果球形，干后纺锤形，长 1.5 ～ 2 cm，被柔毛，有隆起维管束线条。种子不规则扁圆形，被淡黄色假种皮（图 143，见附录三）。

【采收加工】6—7 月果实呈浅褐色、果皮茸毛脱落时，选晴天将果穗剪下，除去果柄，晒干或烘干。

【药材性状】果实纺锤形或椭圆形，两端渐尖，长 1.2 ～ 2 cm，直径 1 ～ 1.3 cm。表面棕色或灰棕色，有凹凸不平的断续状隆起线 13 ～ 20 条；先端有花被残基，基部残留果柄或果柄痕，果皮薄韧，与种子紧贴。种子团中间有淡棕色隔膜分成 3 室，每室有种子 6 ～ 11 颗。种子成不规则多面形，直径 3 ～ 4 mm，灰褐色，具淡黄色假种皮，腹面中央有凹陷的种脐，种脊沟状。气芳香，味辛、微苦。

【化学成分】

（1）萜类：如香橙烯、圆柚酮、桉油精、对 – 聚伞花烃、芳樟醇和桃金娘醛等。

（2）黄酮类：如白杨素、杨芽黄素、伊砂黄素等。

（3）二芳基庚烷类：如益智酮甲、益智酮乙、益智醇、益智新醇等。

（4）有机酸类：如棕榈油酸、油酸、亚油酸、亚麻酸、木焦油酸等。

（5）甾醇类：如 β – 谷甾醇、胡萝卜苷及其棕榈酸酯、豆甾醇等。

部分化合物分子结构图如下：

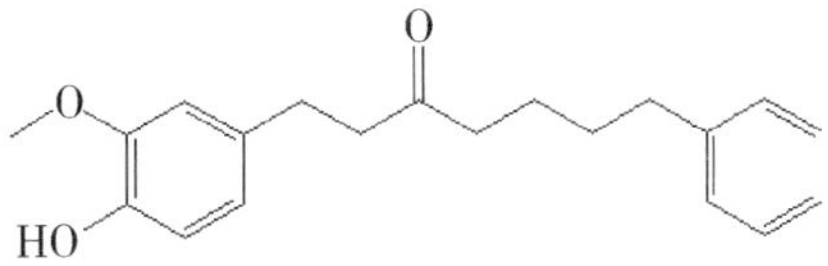

益智酮甲

【现代药理与毒理研究】

（1）抗氧化作用。益智对 DPPH 自由基、超氧阴离子自由基、羟基自由基和 ABTS$^+$ 自由基均具有显著清除作用[1]。

（2）抗神经退行性疾病作用。益智能够显著改善阿尔兹海默病模型小鼠的认知状况。对脑缺血、脑梗死后认知功能障碍、帕金森病、阿尔兹海默病和癫痫等神经退行性疾病起保护作用[2]。

（3）抗肿瘤作用。益智仁对胆管癌 TFK-1 的增殖和侵袭具有显著抑制作用[3]，并对乳腺癌细胞、肝癌细胞和神经胶质瘤细胞的增殖具有显著抑制作用。

（4）其他作用。益智具有温脾止泻、抑制胃肠运动、调节睡眠和抗菌作用。

（5）毒理作用。益智无急性毒性和蓄积性毒性，且无致突变作用。

【传统功效、民间与临床应用】 味辛，性温；归脾、肾经；暖肾固精缩尿，温脾止泻摄唾；用于治疗肾虚遗尿、小便频数、遗精白浊、脾寒泄泻、腹中冷痛、口多唾涎。内服煎汤，3～10 g；或入丸、散。

【使用注意】 阴虚火旺者禁服。

【黎医用药】 果仁、叶 5～10 g，水煮内服，用于治疗胃痛、胃胀气、小儿尿床、小儿流涎。

参考文献

［1］李生茂，李倩茹，张馨予，等. 益智总黄酮超声辅助提取工艺的响应面法优化及其抗氧化活性评价［J］. 保鲜与加工，2021，21（8）：43 – 49.

［2］崔格，谭支文. 自拟益智通窍汤对大面积脑梗塞后认知功能障碍患者神经功能、认知功能及生活自理能力的影响观察［J］. 四川中医，2021，39（10）：132 – 135.

［3］陈益耀，陈轶，何周桃，等. 益智仁乙酸乙酯提取物对胆管癌 TFK-1 细胞株的实验研究［J］. 中国临床药理学杂志，2020，36（22）：3670 – 3673.

余甘子

【黎药名】 细带哼。

【别名】 油甘子、米含。

【来源】 大戟科 Phyllanthaceae 余甘子 *Phyllanthus emblica* Linn 的干燥成熟果实。

【产地】 产于中国江西、福建、台湾、广东、海南、广西、四川和云南等地区，见于山地疏林、灌丛、荒地或山沟向阳处；在印度及东南亚地区等地也有分布。

【植物形态】 多年生乔木，高达 23 m，胸直径约 50 cm。枝被黄褐色柔毛。叶线状长圆形，长 0.8～2 cm，先端平截或钝圆，有尖头或微凹，基部浅心形，背面淡绿色，侧脉 4～7 对；叶柄长 0.3～0.7 mm。多朵雄花和 1 朵雌花或全为雄花组成腋生聚伞花序；萼片 6；雄花花梗长 1～2.5 mm；萼片膜质，长倒卵形或匙形，长 1.2～2.5 mm；雄蕊 3，花丝合生成柱；雌花花梗长约 0.5 mm；萼片长圆形或匙形，边缘膜质，具浅齿；花盘杯状，包子房一半以上，边缘撕裂；花柱3，基部合生，顶端2裂，裂片顶部2裂。核果球状，直径1～1.3 cm，外果皮肉质，淡绿色或者淡黄白色，内果皮壳质（图144，见附录三）。

【采收加工】冬季至次年春果实成熟时采收，除去杂质，干燥。

【药材性状】呈球形或扁球形，直径1.2～2 cm。表面棕褐色至墨绿色，有浅黄色颗粒状突起，具皱纹及不明显的6棱，果梗约1 mm。中果皮厚1～4 mm，质硬而脆。内果皮黄白色，硬核样，表面略具6棱，背缝线偏上部有数条维管束，干后可裂成6瓣。种子6，近三棱形，棕色。气微，味酸涩、回甜。

【化学成分】

（1）鞣酸类：如诃黎勒酸、诃子酸、诃子宁、新诃子酸、柯里拉京、老鹳草素、杜英鞣质、石榴叶鞣质、夫罗星鞣质等。

（2）酸酯类：如粘酸-2-O-没食子酸酯、粘酸-6-甲酯-2-O-没食子酸酯、粘酸1,4-内酯-2-O-没食子酸酯、粘酸1,4-内酯-6-甲酯-2-O-没食子酸酯、粘酸1,4-内酯-6-甲酯-5-O-没食子酸酯等。

（3）黄酮类：如槲皮素、芦丁、槲皮素-3-O-鼠李糖苷、槲皮素-3-O-葡萄糖苷、槲皮素-7-O-葡萄糖苷、山奈酚、二氢山奈酚、山奈酚-3-O-鼠李糖苷等。

部分化合物分子结构图如下：

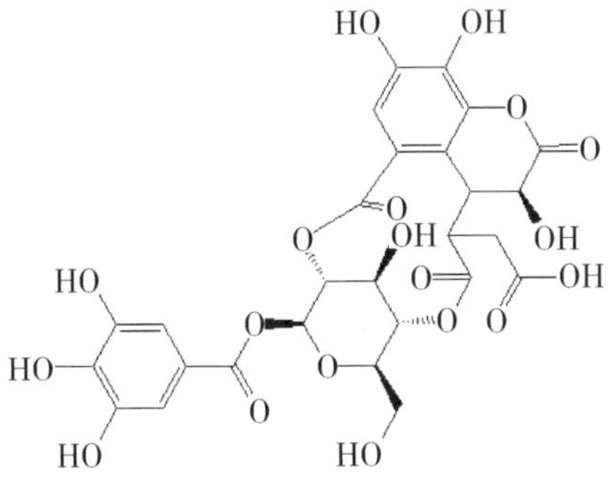

诃子宁 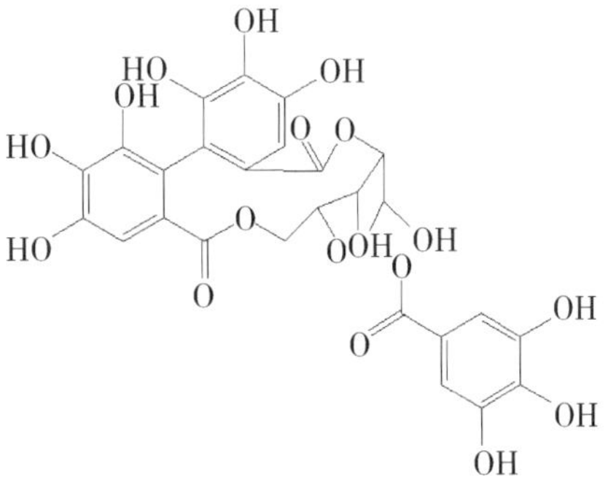　　　　　　柯里拉京

【现代药理与毒理研究】

（1）抗氧化作用。余甘子对DPPH自由基、ABTS+自由基和羟基自由基均具有显著的抗氧化活性[1]。

（2）抗炎作用。余甘子能够有效抑制脂多糖诱导巨噬细胞RAW 264.7炎症模型对一氧化氮和细胞因子（TNF-α、IL-1β、IL-6和IL-8）的分泌。余甘子对急性痛风关节炎大鼠模型具有抗炎镇痛作用。

（3）保肝作用。余甘子体外对BRL-3A细胞酒精性肝损伤模型具有保护作用。同时研究发现余甘子对小鼠酒精性损伤模型具有保护作用，能够显著缩短小鼠醒酒时间，下调脂肪酸合成酶和脂肪分化相关蛋白的表达，抑制脂肪酸合成和向肝脏转运，并减少肝脏细胞凋亡发挥保肝作用[2-3]。

（4）其他作用。余甘子还具有抗动脉粥样硬化、抗衰老、调节肠道菌群、改善脂质代谢和防脱生发作用。

【传统功效、民间与临床应用】味甘、酸、涩，性凉；归肺、胃经；清热凉血，消食健胃，生津止咳，利咽，润肺化痰；用于治疗血热血瘀、消化不良、腹胀、感冒发热、咳嗽、喉痛、口干、白喉、高血压病。内服煎汤，3～9 g，多入丸散服；或鲜品取汁。

【使用注意】脾胃虚寒者慎服。

【黎医用药】果、根、皮、叶 10 g，水煎内服，与它药配伍用于咽喉肿痛、消化不良。

参考文献

[1] 于丽娟，吴丽华，王金香，等. 余甘子提取物抗氧化能力分析和对酪氨酸酶活性的影响 [J]. 西南农业学报，2020，33 (7)：1435 – 1440.

[2] 刘晓丽，杨冰鑫，陈柳青，等. 余甘子多酚对体外酒精性肝损伤的保护作用 [J]. 中国食品学报，2021，21 (10)：108 – 115.

[3] 尹可欢，罗晓敏，丁翼，等. 余甘子及其活性成分肝保护作用及机制的研究进展 [J]. 中草药，2022，53 (1)：295 – 307.

鱼腥草

【黎药名】干号海。

【别名】楚菜、蕺菜、载儿根。

【来源】三白草科 Saururaceae 鱼腥草 *Houttuynia cordata* Thunb. 的干燥地上部分。

【产地】产于中国中部、东南至西南各地区，见于沟边、溪边或林下湿地；广布于亚洲东部和东南部。

【植物形态】多年生草本，高达60 cm；具根茎。茎下部伏地，上部直立，无毛或节被柔毛，有时紫红色。叶薄纸质，密被腺点，宽卵形或卵状心形，先端短渐尖，基部心形，背面常带紫色。穗状花序顶生或与叶对生，基部多具4片白色花瓣状苞片；花小，雄蕊3，长于花柱，花丝下部与子房合生，花柱3，外弯。蒴果近球形，顶端开裂，花柱宿存（图145，见附录三）。

【采收加工】夏季茎叶茂盛花穗多时采割，除去杂质，晒干。

【药材性状】茎呈扁圆柱形，扭曲，长20～35 cm，直径0.2～0.3 cm；表面棕黄色，具纵棱数条，节明显，下部节上有残存须根；质脆，易折断。叶互生，叶片卷折皱缩，展平后呈心形，长3～5 cm，宽3～4.5 cm；先端渐尖，全缘；上表面暗黄绿色至暗棕色，下表面灰绿色或灰棕色；叶柄细长，基部与托叶合生成鞘状。穗状花序顶生，黄棕色。搓碎有鱼腥气，味微涩。

【化学成分】

（1）萜类：如甲基正壬酮、α - 蒎烯、β - 蒎烯、莰烯、β - 月桂烯、柠檬烯、桉树精、丁香酚、芳樟醇、石竹烯等。

（2）黄酮类：如槲皮素、金丝桃苷、鱼腥草素、异槲皮苷、槲皮苷、芦丁、瑞诺苷、阿福豆苷、广寄生苷、芹黄素、野黄芩素等。

（3）有机酸和脂肪酸类：如熊果酸、齐墩果酸、绿原酸、棕榈酸、亚油酸、油酸、硬脂酸、癸酸、十烷酸等。

（4）氨基酸类：如丝氨酸、丙氨酸、组氨酸、苏氨酸、精氨酸、缬氨酸等。

（5）甾醇类：如 7α - 羟基 - β - 谷甾醇、文多灵、β - 谷甾醇、豆甾 - 4 - 烯 - 3,6 - 二酮等。

部分化合物分子结构图如下：

鱼腥草素

【现代药理与毒理研究】

（1）免疫调节作用。鱼腥草能够调节巨噬细胞和 T 淋巴细胞的数量，并对免疫细胞因子具有调节作用，如炎症因子（TNF-α）和白介素（IL-1β、IL-4、IL-6、IL-10、IL-17、IL-23 和 IL-γ）[1]。

（2）抗氧化作用。鱼腥草对 DPPH 自由基、羟基自由基和活性氧自由基均具有一定的清除能力，其还可通过抑制氧化应激，减轻多柔比星所致大鼠心肌损伤[2]。

（3）抗炎作用。鱼腥草对哮喘、慢性阻塞性肺疾病和肺炎等多种炎症性疾病具有一定的治疗作用。此外，鱼腥草还能够显著缓解二甲苯所致小鼠耳郭肿胀程度。

（4）其他作用。鱼腥草还具有抗病毒、抗菌、保肝和抗肿瘤作用。

（5）毒理作用。鱼腥草具有一定的急性毒性和胚胎发育毒性[3]。

【传统功效、民间与临床应用】味辛，性微寒；归肺经；清热解毒，消痈排脓，利尿通淋；用于治疗肺痈吐脓、痰热喘咳、喉蛾、痔疮、热痢、热淋、痈肿疮毒、水肿、带下、疥癣。内服煎汤，15 ～ 25 g，不宜久煎；鲜品用量加倍，水煎或捣汁服。外用适量，捣敷或煎汤熏洗患处。

【使用注意】虚寒证慎服。

【黎医用药】全草 9 ～ 15 g，水煎内服，用于治疗感冒咳嗽、肠炎、痢疾、痔疮、无名肿毒。

参考文献

[1] 郭洪麟，徐涛，张乔. 鱼腥草免疫作用及作用机制研究进展 [J]. 黑龙江医药，2022，35（1）：50 - 52.

[2] 吴文英，尹术华，李露，等. 鱼腥草挥发油对多柔比星致大鼠心肌损伤的保护机制 [J]. 食品工业科技，2020，41（14）：302 - 310.

[3] 武营雪，丁倩云，刘静，等. 鱼腥草化学成分、药理及质量控制研究进展 [J]. 药物分析杂志，2022，42（1）：108 - 120.

紫茉莉

【黎药名】雅龙尖。

【别名】胭脂花、状元花。

【来源】紫茉莉科 Nyctaginaceae 紫茉莉 *Mirabilis jalapa* L. 的果实和叶。

【产地】中国南北各地常种植。

【植物形态】一年生草本，高达 1 m；茎多分枝，节稍肿大。叶卵形或卵状三角形，先端渐尖，基部平截或心形，全缘。花常数朵簇生枝顶，总苞钟形，5 裂，花被紫红、黄或杂色，花被筒高脚碟状，檐部 5 浅裂，午后开放，有香气，次日午前凋萎；雄蕊 5。瘦果球形，黑色，革质，具皱纹。种子胚乳白色粉质（图 146，见附录三）。

【采收加工】9—10 月果实成熟进采收，除去杂质，晒干；叶生长茂盛花未开时采摘，洗净，鲜用。

【药材性状】果实呈卵圆形，长 5～8 mm，直径 5～8 mm；表面黑色，有 5 条明显棱脊明显，顶端有花术基痕，基部有果柄痕；质硬。种子黄棕色，胚乳较发达，白色粉质。叶片多卷缩，完整者展平后呈卵状或三角形，长 4～10 cm，宽约 4 cm，先端长尖，基部楔形或心形，边缘微波状，上表面暗绿色，下表面灰绿色，叶柄较长，具茸毛。气微，味甘、淡。

【化学成分】

（1）黄酮类如：balanoinvolin、boeravinone B、boeravinone D、5, 7, 3′－三羟基－4′－甲氧基黄酮、4′, 5, 7－三羟基黄酮等。

（2）糖苷类如：如 β－谷甾醇－D－葡萄糖苷、β－香树脂醇－3－O－α－L－鼠李糖基－O－β－D－葡萄糖苷、丁香树脂酚单－β－D－葡萄糖苷等。

（3）其他：如甾醇类，如 β－谷甾醇、胡萝卜苷等；鱼藤酮类，如 mirabijalone A 等。部分化合物分子结构图如下：

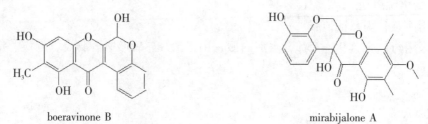

boeravinone B   mirabijalone A

【现代药理与毒理研究】

（1）抗氧化作用。紫茉莉对乙醇诱导 L-02 肝细胞氧化损伤具有一定的保护作用，能降低细胞谷丙转氨酶和谷草转氨酶活性，同时降低丙二醛含量，提高超氧化物歧化酶活性[1]。

（2）抗菌作用。紫茉莉对金黄色葡萄球菌、痢疾杆菌和大肠杆菌均有一定抑制作用。

（3）抗癌作用。紫茉莉对小鼠 S180 肉瘤、肺癌 A549 细胞和人结直肠腺癌细胞 HCT-8 均具有抑制作用。

（4）降血糖作用。紫茉莉能显著降低糖尿病小鼠模型的血糖水平[2]。

（5）其他作用。紫茉莉花具有护肤和肾上腺素样作用。

【传统功效、民间与临床应用】叶入药，味甘、淡，性凉；清热解毒，祛湿活血；用于治疗痈肿疮毒、疥癣、跌打损伤；外用鲜品捣敷或取汁外搽。果实入药，微甘，性凉；清热化斑，利湿解毒；用于面生斑痣、脓疱疮；外用去外壳研末搽，或煎水洗。

【黎医用药】根、茎、叶 10～20 g，与它药配伍，水煎内服，用于红崩白带、月经不调、小便不利、糖尿病。鲜根适量，捣烂外敷，用于跌打损伤。

参考文献

[1] 张成，胡紫薇，罗映，等. 紫茉莉籽黄酮响应面法优化提取及其抗氧化活性研究 [J]. 中国农学通报，2019，35（34）：127 - 133.
[2] 李慧，蒋丹丹，等. 紫茉莉花提取物促进胶原蛋白功能化的功效研究 [J]. 日用化学工业，2019，49（8）：526 - 530.

 复习思考题

（1）简述黎药研究的意义。

（2）简述黎药使用的特色。

（3）简述黎药研究对中国少数民族传统医药文化传承和创新的意义。

（4）简述黎医对民族医药事业的坚守精神及对我们药学相关专业大学生今后工作事业的借鉴意义。

（5）简述对黎药继承发展的方法和步骤。

（6）试分析黎药和中药同一入药部位不同功效的原因。

（7）在海南，黎族医生的居住地主要位于山区，他们在采集黎药药材时非常注意"抓大放小"，一般只采集较大的植物药材，幼小的植物常保留，这种采集方式对药材可持续利用的意义非常重要。据此，试分析人与自然和谐共处的必要性。

（8）现在海南黎族医生采集药材时一般都是采集野生药，主要由动植物而来的药材，且以清热解毒者居多。请结合海南地理环境情况，分析黎药药材功效与地理环境的相关性。

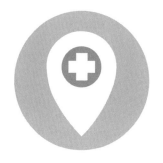

附　录

附录一 本书黎药名索引

（按拼音首字母顺序）

千盾	土沉香	雅丹族	墨旱莲
千哥顿	粗叶榕	雅胆敢	地胆草
千诺老	盐肤木	雅度靠	美丽崖豆藤
千雅办	钩枝藤	雅风迭	东风桔
千意反	千斤拔	雅枫能	大青
千意给	榕树	雅干亲	石韦
千意可	广藿香	雅各族	乌饭树
千意王	八角枫	雅给通龙	马利筋
千至念	簕欓花椒	雅浩仁	卷柏
肉让布藤	海南青牛胆	雅烘赶	夜香牛
塞拉破	降香	雅加牛	红厚壳
噻喃哈	鸡骨香	雅嘉格	海南萝芙木
赛赛帕	九节	雅节龙	破布叶
赛天地	石胡荽	雅金群	了哥王
赛土弯	土坛树	雅咖	海芋
三百草	三白草	雅开圣	桃金娘
三支枪	三桠苦	雅苦南	莪术
桑英万	海南砂仁	雅朗	洋金花
术反靠	叶下珠	雅乐雷	海南地不容
托卡步	赪桐	雅龙尖	紫茉莉
弯垒敖	无根藤	雅龙介	豨莶草
弯雅	白茅	雅卖丹	泥花草
万凌	蝙蝠草	雅芒咩	火炭母
万那	檀香	雅那能	咸虾花
网塔	梵天花	雅弄青	匙羹藤
维维高	广东相思子	雅齐亮	决明子
尾脱	鸡矢藤	雅涛	山香
汶凯	穿心莲	雅屯暇	大尾摇
细带哼	余甘子	雅托	山橘
虾白草	大车前	雅托买	蓖麻
夏何芒	肖梵天花	雅威难	马齿苋
雅爱代	牛眼马钱	雅西德	百足藤
雅宝一	淡竹叶	雅细德	鹅掌藤
雅扁布	白花丹	雅兴男	狗肝菜
雅变补	长春花	雅谣搏寄生	石仙桃
雅布拉拢	白背叶	雅意重	高良姜
雅布特	蔓九节	雅因奥	两面针
雅大干	假烟叶树	雅有海	眼树莲
雅代楠	露兜树	雅扎连	葫芦茶

雅总志	积雪草	忧遁草	鳄嘴花
意翻	假蒟	油皮	黄皮
意颜浩	黄毛楤木	折蒿	木棉
意枝浩	鸦胆子	之贼	桑寄生

附录二　本书药名拉丁学名索引

Centella asiatica（Linn.）Urban	积雪草
Centipeda minima（L.）A. Br. & Asch.	石胡荽
Cephalanthus tetrandrus（Roxb.）Ridsd. et Bakh. f.	风箱树
Christia vespertilionis（L. f.）Bakh. f. ex Meeuwen	蝙蝠草
Chromolaena odorata（Linn.）R. M. King et H. Rob.	飞机草
Clausena lansium（Lour.）Skeels	黄皮
Clerodendrum cyrtophyllum Turcz.	大青
Clerodendrum japonicum（Thunb.）Sweet	赪桐
Clinacanthus nutans（Burm. f.）Lindau	鳄嘴花
Croton crassifolius Geisel.	鸡骨香
Curculigo orchioides Gaertn.	仙茅
Curcuma zedoaria（Christm.）Rosc	莪术
Cymbopogon citratus（DC.）Stapf	香茅
Dalbergia odorifera T. Chen	降香
Daphniphyllum calycinum Benth.	牛耳枫
Datura metel L	洋金花
Davallia trichomanoides Blume	骨碎补
Dendrobium nobile Lindl.	金钗石斛
Desmos chinensis Lour.	假鹰爪
Dicliptera chinensis（L.）Juss.	狗肝菜
Dischidia chinensis Champ. ex Benth.	眼树莲
Dracaena angustifolia Roxb.	长花龙血树
Eclipta alba（L.）Hassk.	墨旱莲
Elaeagnus gonyanthes Benth.	角花胡颓子
Elephantopus scaber L.	地胆草
Ervatamia hainanensis Tsiang	海南狗牙花
Excoecaria cochinchinensis Lour.	红背桂
Ficus hirta Vahl.	粗叶榕
Ficus microcarpa L. f.	榕树
Ficus pumila L.	薜荔
Flemingia prostrata Roxb. f. ex Roxb.	千斤拔
Fortunella hindsii（Champ. ex Benth.）Swingle	山橘
Ganoderma lucidum（Curtis）P. Karst.	灵芝
Grona styracifolia（Osbeck）H. Ohashi & K. Ohashi	广东金钱草
Gymnema sylvestre（Retz.）Schult.	匙羹藤
Hedyotis diffusa Willd.	白花蛇舌草
Helicteres angustifolia Linn.	山芝麻
Heliotropium indicum Linn.	大尾摇
Heptapleurum arboricola Hayata	鹅掌藤

Houttuynia cordata Thunb.	鱼腥草
Hypericum japonicum Thunb. ex Murray	田基黄
Imperata cylindrica（L.）Raeusch.	白茅
Justicia gendarussa L. f.	小驳骨
Lantana camara Linn.	马缨丹
Leonurus japonicus Houtt.	益母草
Lindernia antipoda（Linn.）Alston	泥花草
Liquidambar formosana Hance	枫香树
Litchi chinensis Sonn.	荔枝
Lobelia chinensis Lour.	半边莲
Lonicera confusa（Sweet）DC.	华南忍冬
Lophatherum gracile Brongn.	淡竹叶
Lygodium japonicum（Thunb.）Sw.，	海金沙
Mallotus apelta（Lour.）Müll. Arg.	白背叶
Mallotus peltatus（Geiseler）Müll. Arg.	山苦茶
Melastoma malabathricum L.	野牡丹
Melastoma sanguineum Sims	毛稔
Melia azedarach L.	楝
Melicope pteleifolia（Champ. ex Benth.）Hartley	三桠苦
Mesosphaerum suaveolens（L.）Kuntze	山香
Microcos paniculata L.	破布叶
Micromelum falcatum（Lour.）Tanaka	大管
Millettia speciosa Champ	美丽崖豆藤
Mirabilis jalapa L	紫茉莉
Morindae officinalis Radix	巴戟天
Musa basjoo Siebold	芭蕉
Nauclea officinalis（Pierre ex Pitard）Merr. et Chun	乌檀
Paederia scandens（Lour.）Merr	鸡矢藤
Pandanus tectorius Parkinson	露兜树
Persicaria chinensis（L.）H. Gross	火炭母
Pholidota chinensis Lindl.	石仙桃
Phyllanthus emblica Linn.	余甘子
Phyllanthus urinaria L.	叶下珠
Physalis alkekengi var. *francheti*（Mast.）Makino	灯笼草
Piper nigrum L.	胡椒
Piper sarmentosum Roxb.	假蒟
Plantago major Linn.	大车前
Plumbago zeylanica Linn.	白花丹
Pogostemon cablin（Blanco）Benth.	广藿香

Polygonum hydropiper L.	辣蓼
Portulaca oleracea Linn.	马齿苋
Pothos repens（Lour.）Druce	百足藤
Psidium guajava L.	番石榴
Psychotria asiatica L.	九节
Psychotria serpens Linn.	蔓九节
Pteris multifida Poir.	凤尾草
Pteris semipinnata L	半边旗
Pyrrosia lingua（Thunb.）Farw.	石韦
Quisqualis indica Linn.	使君子
Rauvolfia verticillata var. *hainanensis* Tsiang	海南萝芙木
Rhodomyrtus tomentosa（Aiton）Hassk.	桃金娘
Rhus chinensis Mill.	盐肤木
Ricinus communis L.	蓖麻
Santalum album Linn.	檀香
Sarcandra glabra subsp. *brachystachys*（Blume）Verdc.	海南草珊瑚
Sargentodoxa cuneata（Oliv.）Rehd. et Wils.	大血藤
Saururus chinensis（Lour.）Baill.	三白草
Selaginella tamariscina（P. Beauv.）Spring	卷柏
Siegesbeckia orientalis L	豨莶草
Solanum erianthum D. Don	假烟叶树
Stephania hainanensis Lo et Y. Tsoong	海南地不容
Strychnos angustiflora Benth.	牛眼马钱
Tadehagi triquetrum（L.）Ohashi	葫芦茶
Tamarindus indica L.	酸豆
Taxillus sutchuenensis（Lecomte）Danser	桑寄生
Tinospora hainanensis Lo et Z. X. Li	海南青牛胆
Urena lobata Linn.	肖梵天花
Urena procumbens L.	梵天花
Vaccinium bracteatum Thunb.	乌饭树
Vernonia cinerea（L.）Less.	夜香牛
Vernonia patula（Dryand.）Merr.	咸虾花
Vitex rotundifolia L. f.	单叶蔓荆
Wikstroemia indica（Linn.）C. A. Mey'	了哥王
Zanthoxylum avicennae（Lam.）DC.	簕欓花椒
Zanthoxylum nitidum（Roxb.）DC.	两面针

附录三　本书黎药植物图片

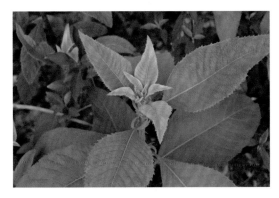

图1　艾纳香

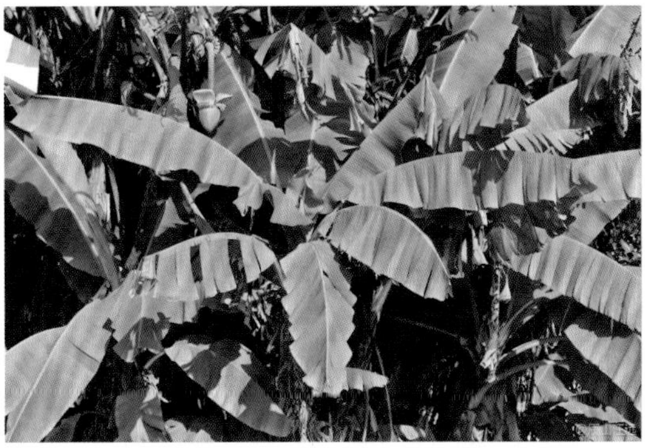

图2　芭蕉

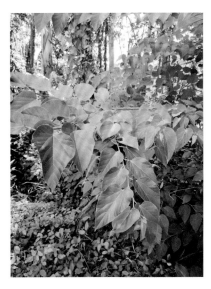

图3　八角枫

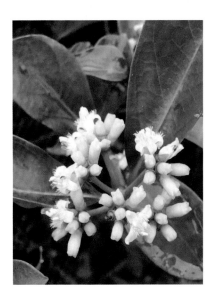

图4　巴戟天

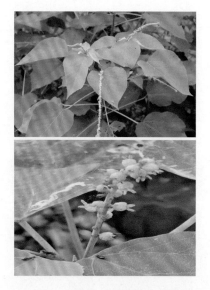

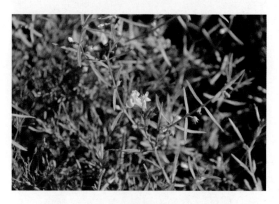

图5　白背叶

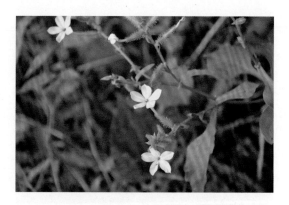

图6　白花丹

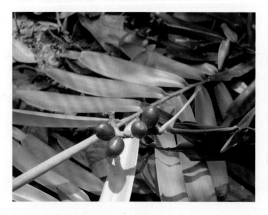

图7　白花蛇舌草

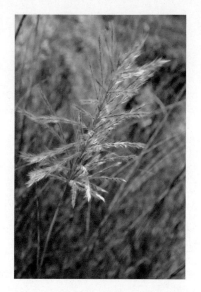

图8　白茅

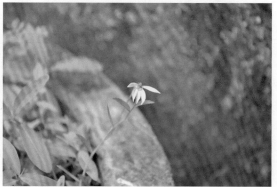

图9　百足藤

图10　半边莲

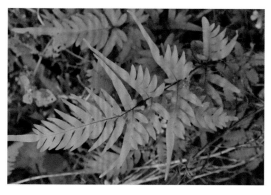

图 11 半边旗

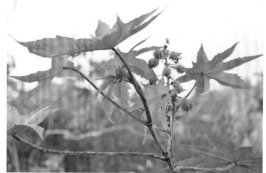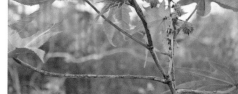

图 12 蓖麻

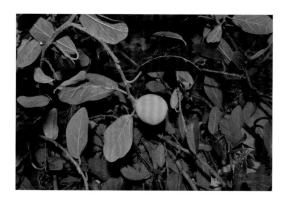

图 13 薜荔

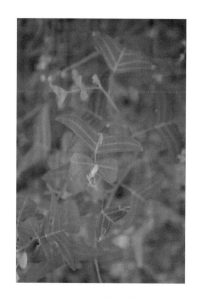

图 14 蝙蝠草

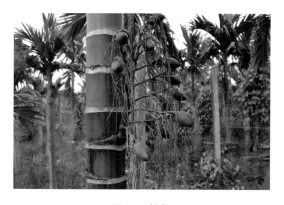

图 15 槟榔

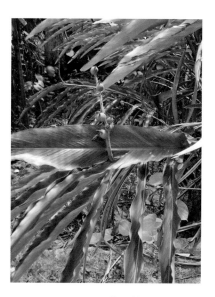

图 16 草豆蔻

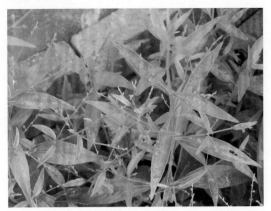

图 17　穿心莲

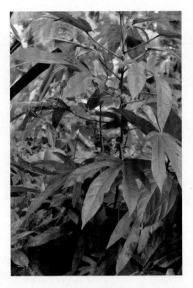

图 18　粗叶榕

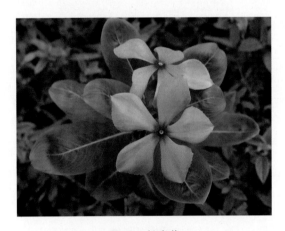

图 19　长春花

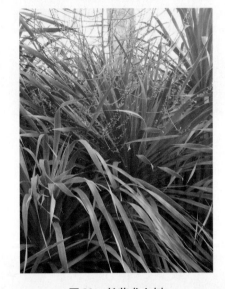

图 20　长花龙血树

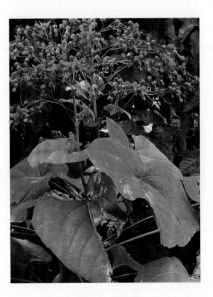

图 21　赪桐

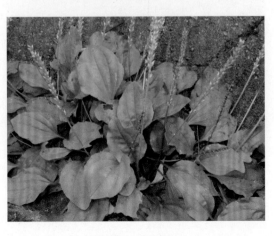

图 22　大车前

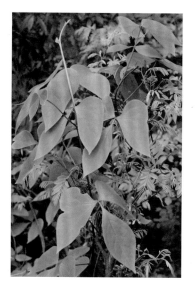

图 23　大血藤

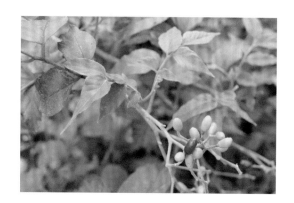

图 24　大管

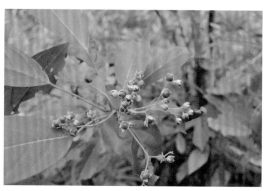

图 25　大青

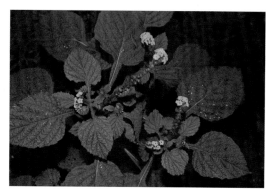

图 26　大尾摇

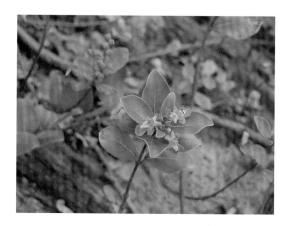

图 27　单叶蔓荆

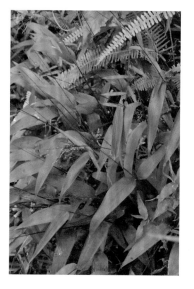

图 28　淡竹叶

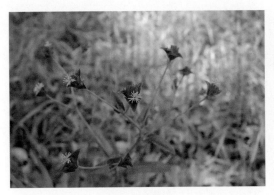

图 29　地胆草

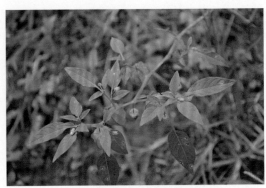

图 30　灯笼草

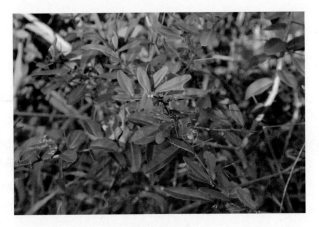

图 31　东风桔

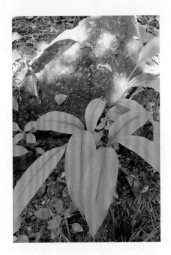

图 32　莪术

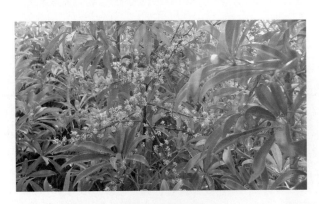

图 33　鹅掌藤

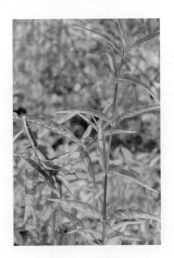

图 34　鳄嘴花

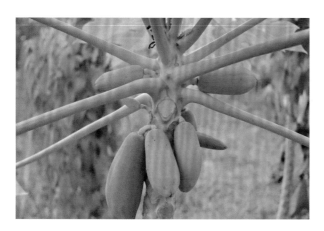

图 35　番木瓜

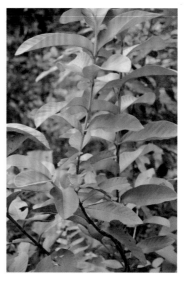

图 36　番石榴

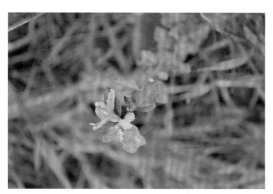

图 37　梵天花

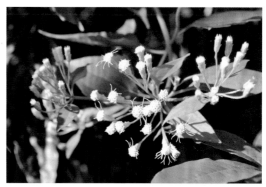

图 38　飞机草

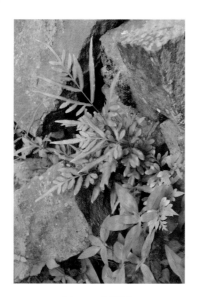

图 39　凤尾草

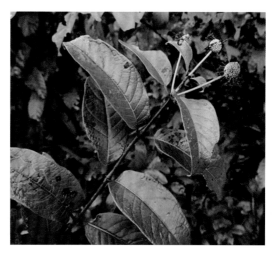

图 40　风箱树

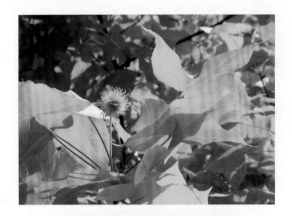

图41 枫香树

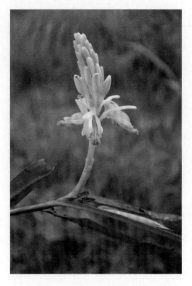

图42 高良姜

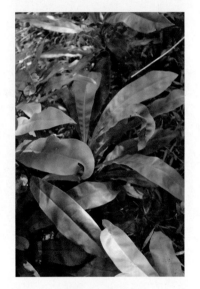

图43 钩枝藤

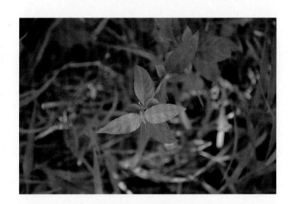

图44 狗肝菜

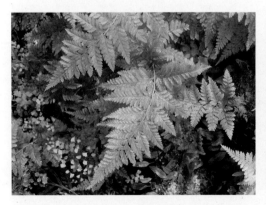

图45 骨碎补

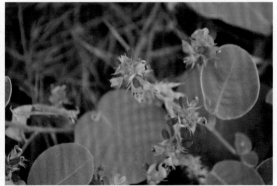

图46 广东金钱草

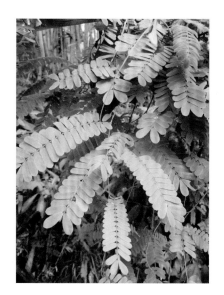

图 47 广东相思子

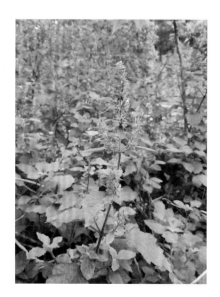

图 48 广藿香

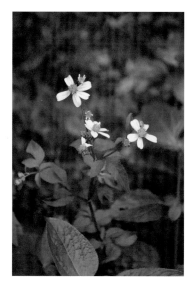

图 49 鬼针草

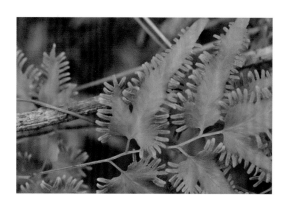

图 50 海金沙

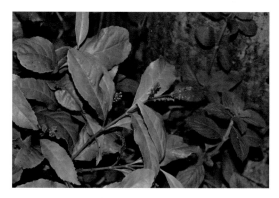

图 51 海南草珊瑚

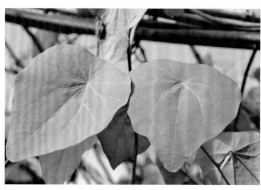

图 52 海南地不容

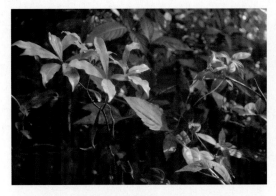

图 53　海南狗牙花

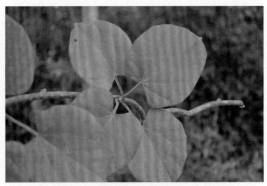

图 54　海南青牛胆

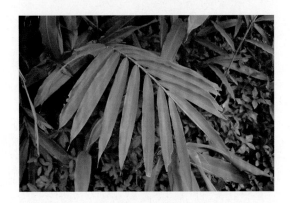

图 55　海南砂仁

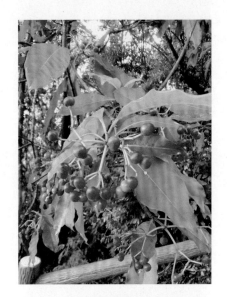

图 56　海南萝芙木

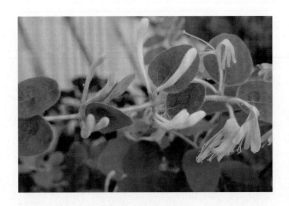

图 57　华南忍冬

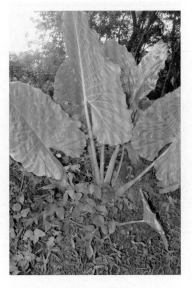

图 58　海芋

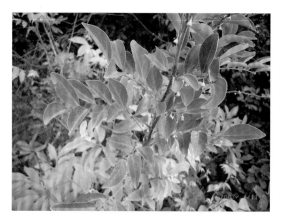

图 59　黑面神

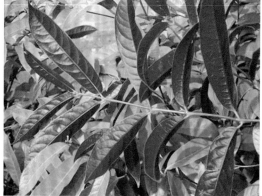

图 60　红背桂

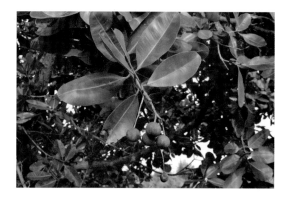

图 61　红厚壳

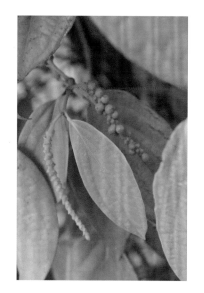

图 62　胡椒

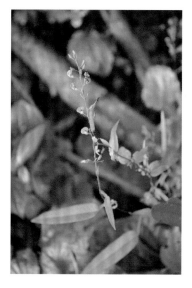

图 63　葫芦茶

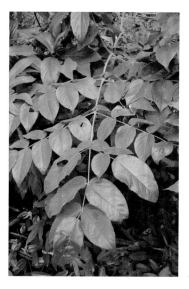

图 64　黄毛楤木

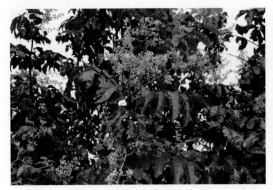

图 65　黄皮

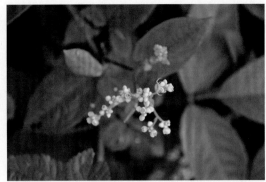

图 66　火炭母

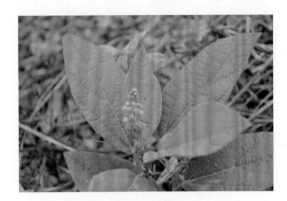

图 67　鸡骨香

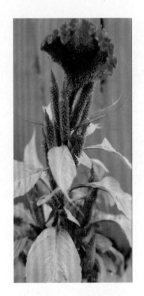

图 68　鸡冠花

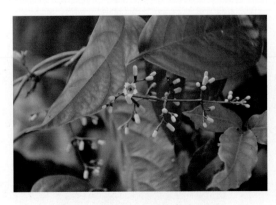

图 69　鸡矢藤

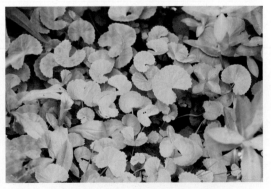

图 70　积雪草

附 录

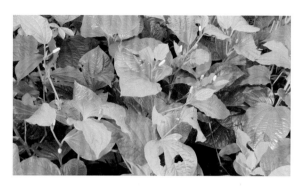

图 71　假蒟

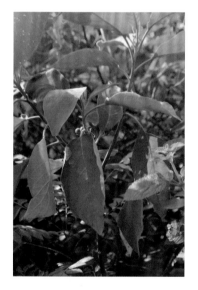

图 72　假烟叶树

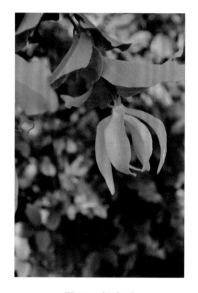

图 73　假鹰爪

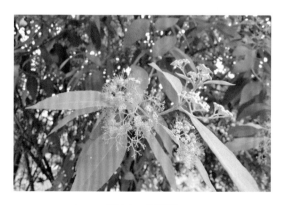

图 74　尖尾枫

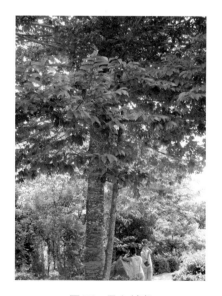

图 75　见血封喉

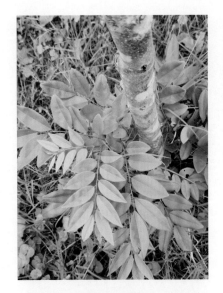

图76　降香

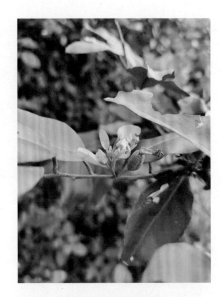

图77　角花胡颓子

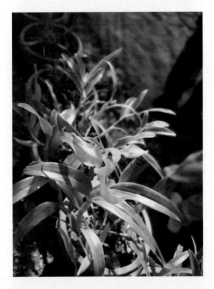

图78　金钗石斛

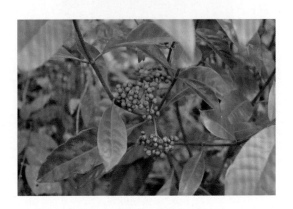

图79　九节

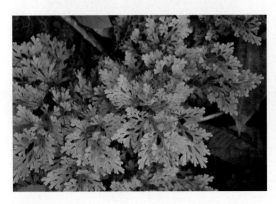

图80　卷柏

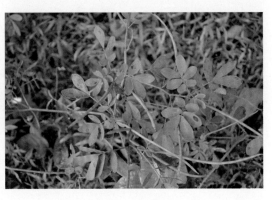

图81　决明子

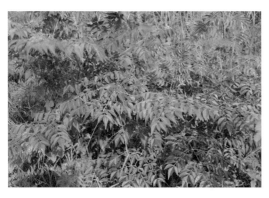

图 82　楝

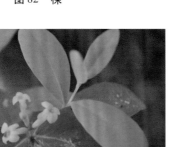

图 84　了哥王

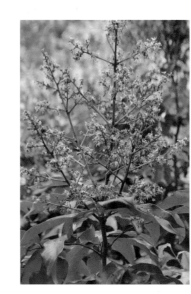

图 83　簕欓花椒

图 85　荔枝

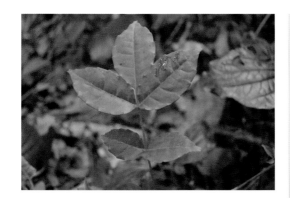

图 86　两面针

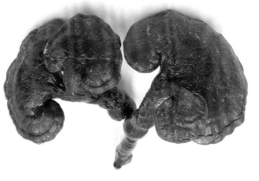

图 87　灵芝

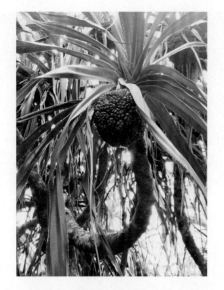

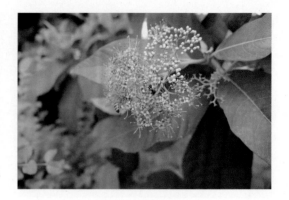

图89 裸花紫珠

图88 露兜树

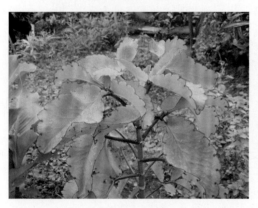

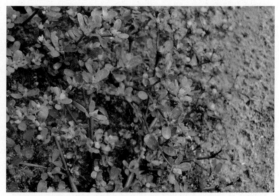

图90 落地生根

图91 马齿苋

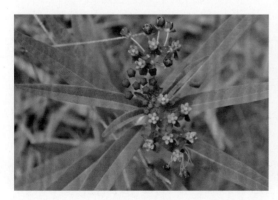

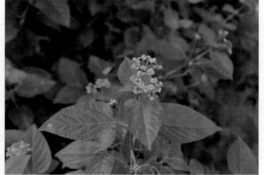

图92 马利筋

图93 马缨丹

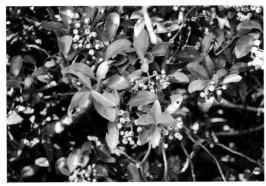

图 94　蔓九节

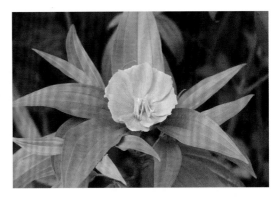

图 95　毛稔

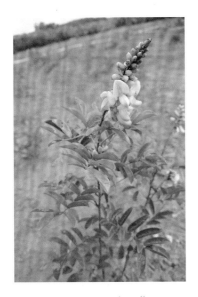

图 96　美丽崖豆藤

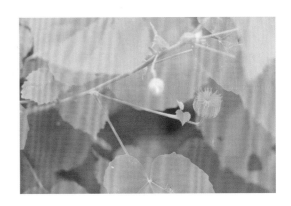

图 97　磨盘草

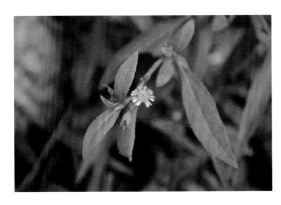

图 98　鳢肠

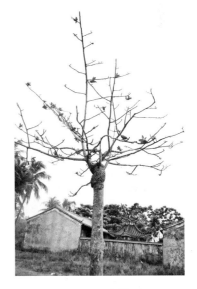

图 99　木棉

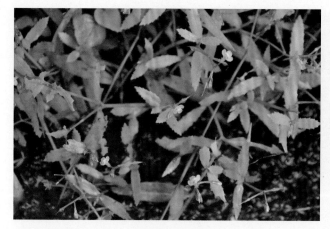

图 100　泥花草

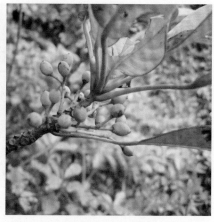

图 101　牛耳枫

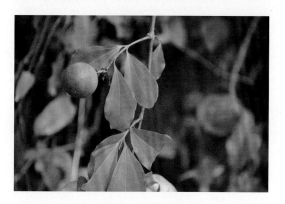

图 102　牛眼马钱

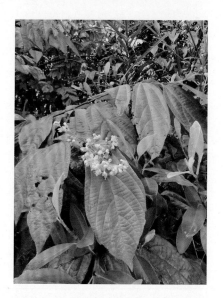

图 103　破布叶

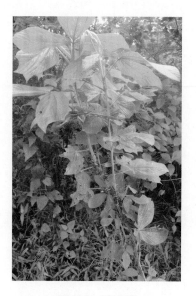

图 104　千斤拔

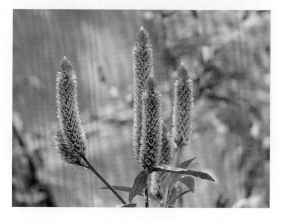

图 105　青葙

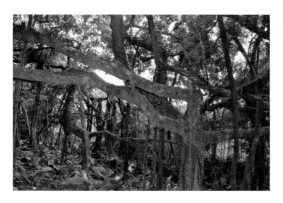

图 106　榕树

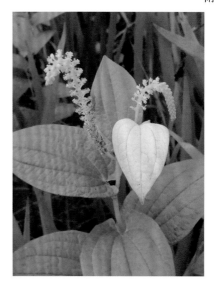

图 107　三白草

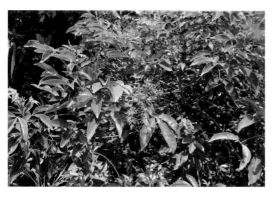

图 108　三桠苦

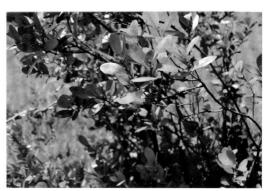

图 109　山橘

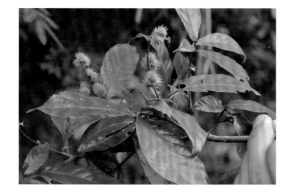

图 110　山苦茶

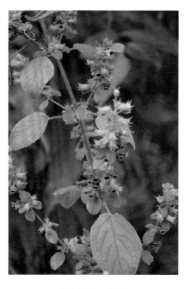

图 111　山香

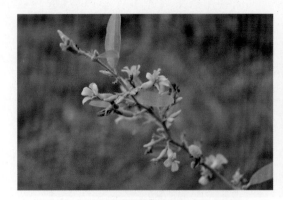

图 112　山芝麻

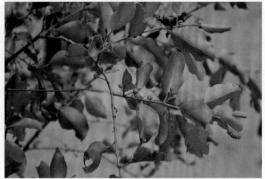

图 113　桑寄生

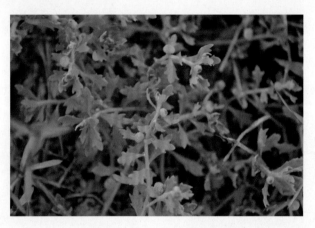

图 114　石胡荽

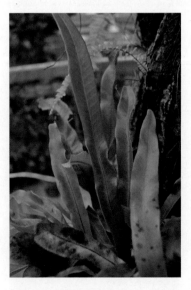

图 115　石韦

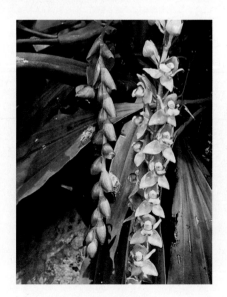

图 116　石仙桃

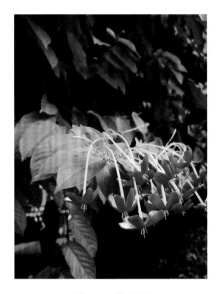

图 117　使君子

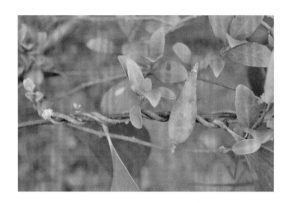

图 118　匙羹藤

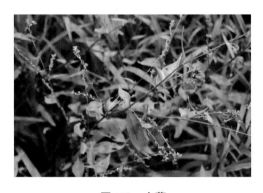

图 119　水蓼

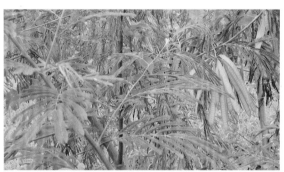

图 120　酸豆

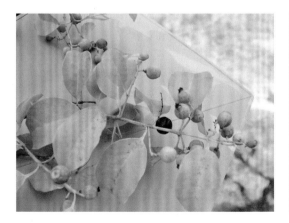

图 121　檀香

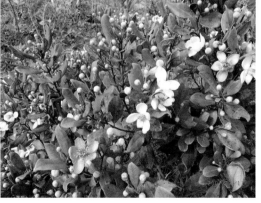

图 122　桃金娘

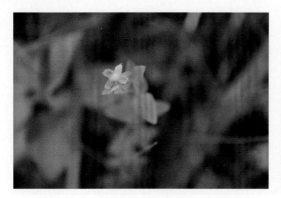

图 123　田基黄

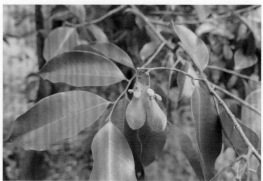

图 124　土沉香

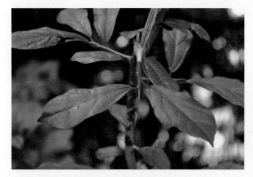

图 125　土坛树

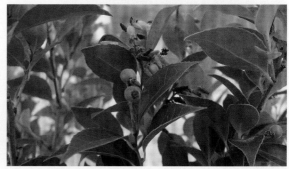

图 126　乌饭树

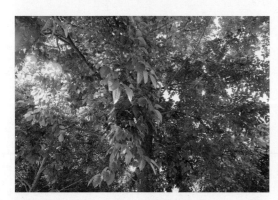

图 127　乌檀

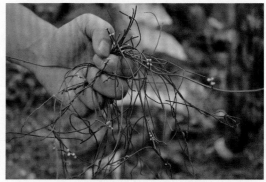

图 128　无根藤

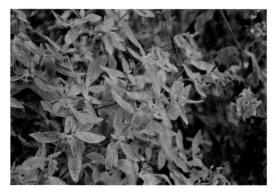

图 129　豨莶草

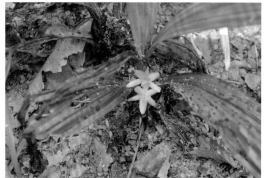

图 130　仙茅

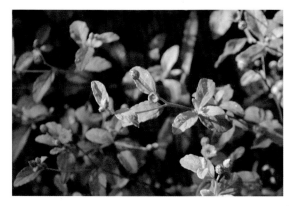

图 131　咸虾花

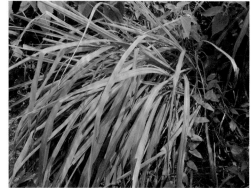

图 132　香茅

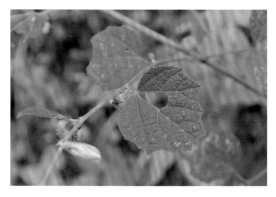

图 133　肖梵天花

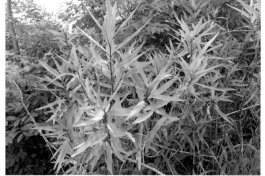

图 134　小驳骨

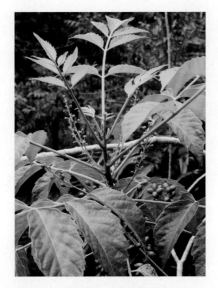

图 135　鸦胆子

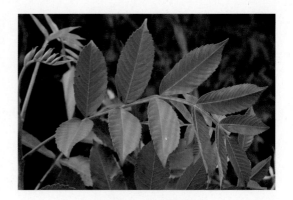

图 136　盐肤木

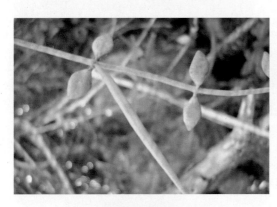

图 137　眼树莲

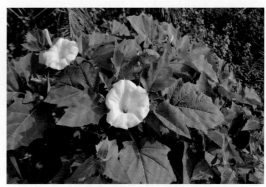

图 138　洋金花

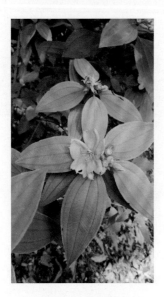

图 139　野牡丹

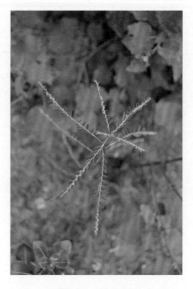

图 140　叶下珠

附　录

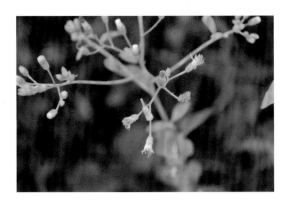

图 141　夜香牛

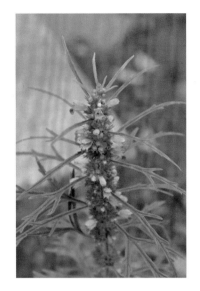

图 142　益母草

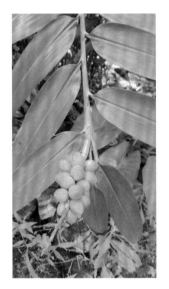

图 143　益智

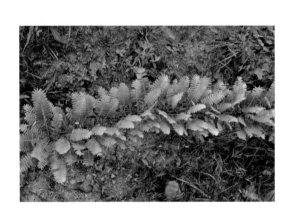

图 144　余甘子

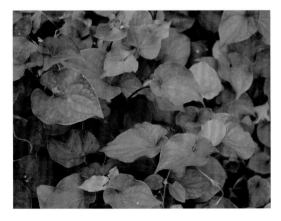

图 145　鱼腥草

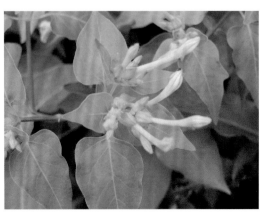

图 146　紫茉莉

265